ピンポイントで読む

チームのための
有病者歯科医療

《監著》
白川正順
日本歯科大学附属病院口腔外科・教授

《監修協力》
西野晴夫
医）恵仁会 松島クリニック・院長

《編著》
石垣佳希／小笠原健文／武内佳依

クインテッセンス出版株式会社　2008

Tokyo, Berlin, Chicago, London, Paris, Barcelona, Istanbul, Milano, São Paulo, Moscow, Prague, Warsaw, New Delhi, Beijing, and Bukarest

推薦のことば

　この度，白川正順教授の監修による50余名の先生方の分担執筆「ピンポイントで読む　チームのための有病者歯科医療」が上梓されることになりました．チーム医療が今日ほど重視されることはなかったようであります．専門分化が極度に進み，そこには歯科医師，医師，薬剤師，歯科医療関係の専門職が一体となった総合医療を実践する「チーム医療」が必然的に求められ，それは，取りも直さず患者さんのために必要な真の医療の姿なのであります．

　本書を繙き内容を一読致しますと，編集方針は臨床歯科医師ならびに医療従事者への周到な指南書であります．有病の患者さんの全身像が過不足なく網羅され，実際に即した対処法がチェックポイントとして纏められ，それらが簡明直截に例示図示されております．全体的に写真説明など一目瞭然，毎日の歯科臨床にきわめて有効適切な説示や解説であることがわかります．全ページが精彩なカラーで疾患を余すところなく完璧に例示し，見やすく理解しやすくなっております．

　従来の成書と異なるところは，全身性基礎疾患をもつ口腔関連の35病態すべてが，口腔ケアとメインテナンスを主に，ルートマップに仕立てられ，実施上の注意点まで順序よく列挙されていて圧巻です．最近とみに重要な感染症予防法など，実技指導がカラーで詳述されております．写真の下には親切丁寧な説明が施され，読者は一目了解，大変便利で理解しやすいこと請け合いです．その他，特別に絵で見る疾患の成り立ちが，イラストとしてカラー表示され，脳・循環器疾患などの病態が即座に理解納得できましょう．

　とくに臨床現場で最重要な対処法が一般医療機関などとの連携協力体制などを含め，現状認識に至適な対応の仕組みとなっております．歯科医療行為に偶発的な事例が，ヒヤリハットの実際例とともに図説で注意を喚起しております．その他，セカンドオピニオン，疾患と検査値の読み方，紹介状の書き方なども例示され，至れり尽くせりです．最近とりわけ重要な医療過誤の法的視点からの再検証や提言もあって，これこそが喫緊の要事と申せましょう．

　本書の発刊の目的は，安心安全な歯科治療です．関係専門職との良好なチーム医療の達成でそれは十分可能であることを示しております．ともに患者さんのために学術研鑽に努める必要があります．日頃歯科医療に尽瘁の読者の皆さんに，歯科臨床に必携で最適な本書の必読をお薦め致す次第であります．

平成20年6月
　日本有病者歯科医療学会前理事長
　東京医科大学名誉教授　　　　　　　内田安信

発刊のことば

　最近では，基礎疾患をもつ患者の歯科治療を『有病者の歯科診療（医療）』とどの歯科医師も表現している．必ずしも適切名称とは思えないが，これ以上の名称は思い浮かばない．基礎疾患をもつ患者の歯科治療を学際的に討議する学術団体があり，『基礎疾患を有する患者』を正式に『有病者』と表現した．「日本有病者歯科医療学会」がそれであるが，当学会は平成3年4月27日に設立（故園山昇初代理事長）された．設立の目的は，超高齢化など人口構造の変化にともない医療，歯科医療においても疾病構造が変化し，基礎疾患を有する歯科患者の対応についても一般歯科臨床家の間でも通常化するので，これらの患者に対する安全な歯科医療体系を構築することが必要である，という趣旨であった．21世紀を境に全世界的に超高齢化が進み，とくにわが国は世界第1位の長寿国に成長した．このような人口構造の変化にともない，医療，歯科医療においても対象となる患者層の多くは圧倒的に高齢者が増加し，これにともなって有病率が高くなるのは容易に理解できる．まさに，「日本有病者歯科医療学会」の設立趣旨に合致した社会状況が到来した．

　"病気を見ずして，病人を診よ"とは，東京慈恵会医科大学創設者の高木兼寛先生が述べた名言である．今でいう全人的診かた（局所をみるのではなく患者を全体像で捉える）の重要性を説いている．"局所的病態に捉われていては病気の根本は治せない"という意味であり，視野の狭い診療姿勢に対する戒めの教訓ともいえる．歯科領域においては，診療の眼が局所に捉われてしまうのは珍しいことではなく，とくに基礎疾患を有する患者においては，この名言を想いだし歯科疾患に捉われないよう留意したいものである．

　昨今の医療，歯科医療はチーム医療である．知識も技術も診療に携わるスタッフが同等に共有する形で推進されなければならない．このような現況を踏まえて，本書は歯科一般臨床家と歯科衛生士あるいは他のコ・メディカルのスタッフを対象として企画した．内容についてはPart1〜6に分けて構成したが，今回一般的な目次立てをまったく逆にしてみた．つまり，字数が多くなりがちな総論編Part5と6を後半にして，見開き2ページで読みきれる『疾患別チェックポイント・フローチャート式解説』をPart1に組み入れた．また，Part2『管理とその手技』，Part3『基礎疾患の顔貌・口腔所見』，Part4『見てすぐわかる疾患と成り立ち』など写真とイラストによる視覚中心のものを前半に組み込んだ．専門あるいは歯科の書籍の体裁としては従来あまりみかけないスタイルで，簡潔なイメージを鮮明にした編集委員の企画力を賞賛したい．

　本書を監修するに際し，歯科医師である不肖私が単独で監修するのは少々荷が重い．医科・歯科連繋医療の推進が強化されている現況を踏まえて，内科医の西野晴夫先生に監修協力者として参画していただいた．西野先生の協力を得て本書が内容の深い専門書として刊行されるものと確信している．

　最後に，本書が多忙な歯科一般臨床家や歯科衛生士あるいはコ・メディカルのチーム医療が安全かつ円滑に推進される一助になることを願っている．

平成20年6月　　日本歯科大学教授　白川正順

目次

Part 1　疾患別チェックポイント

01 循環器系疾患

高血圧症　　佐藤恭則　**12**
狭心症　　和田重人　**14**
心筋梗塞　　今井　裕　**16**
不整脈　　木村博人　**18**
ペースメーカー　　坂下英明／鈴木　円　**20**

心臓弁膜症　　福田仁一／吉岡　泉　**22**
先天性心疾患　　柏崎晴彦／井上農夫男　**24**
脳梗塞　　杉原一正　**26**
脳出血　　篠崎文彦　**28**
心内膜炎　　小早川元博　**30**

02 代謝性疾患

糖尿病　　嶋田　淳　**32**
甲状腺機能亢進症　　山下佳雄／後藤昌昭　**34**

03 呼吸器系疾患

喘息　　倉科憲治　**36**

04 消化器系疾患

非ウイルス性肝炎　　廻　俊一　**38**
ウイルス性肝炎　　宮田　勝　**40**

肝硬変　　多保　学　**42**
胃・十二指腸疾患　　工藤泰一　**44**

05 泌尿器系疾患

ネフローゼ症候群　　太田修司／杉崎正志　**46**
人工透析　　小笠原健文　**48**

06 血液疾患

白血病　　髙戸　毅／西條英人　**50**
血友病　　中嶌　哲　**52**
紫斑病　　鈴木　円／坂下英明　**54**

07 免疫・アレルギー疾患

慢性関節リウマチ　　栗田賢一／阿部　厚　**56**
薬物アレルギー　　大西　真　**58**
全身性エリテマトーデス　　安藤智博　**60**

08 性病

梅毒　　草間幹夫　**62**

09 ウイルス性疾患

HIV 感染症・AIDS　　千葉博茂／伊能智明　**64**

10 精神疾患

てんかん　　坂下英明／鈴木　円　**66**
アルツハイマー・痴呆認知障害　　伊東隆利　**68**
精神病①　うつ病　　中村広一　**70**
精神病②　統合失調症　　中村広一　**72**
神経症　　川口辰彦　**74**

11 心身症

過換気症候群　　池畑正宏　**76**

12 神経・筋疾患

筋ジストロフィー　　石黒　光／横井基夫　**78**
パーキンソン病　　橋本賢二　**80**

もっと詳しく知りたい人のための推薦図書　**82**

Part 2　管理とその手技

1. 脈，血圧の測定　　鈴木雅之　86
2. 生体モニター　　橋本佳代子／小谷順一郎　89
3. AED　　石井宏昭　94
4. 救急蘇生の手順　　佐野公人　98
5. 救急蘇生の薬剤　　中村仁也　102
6. 笑気吸入鎮静法・静脈内鎮静法　　石垣佳希　108
7. 局所止血の方法　　山口昌彦　112
8. スタンダードプリコーション　　武内佳依　116

Part 3　基礎疾患の顔貌・口腔症状

1. 高血圧症患者　　佐藤泰則／安藤俊史　122
2. 鉄欠乏性貧血患者　　武内佳依　124
3. バセドウ病患者　　山下佳雄／後藤昌昭　125
4. 糖尿病患者　　坂井陳作／白川正順　126
5. 肝炎患者　　宮田　勝　128
6. 人工透析患者　　小笠原健文　130
7. 紫斑病患者　　坂下英明／鈴木　円　131
8. 白血病患者　　髙戸　毅／西條英人　132
9. 血友病患者　　髙戸　毅／西條英人　134
10. 筋ジストロフィー患者　　石黒　光／横井基夫　135
11. 抗てんかん薬服用患者　　坂下英明／鈴木　円　136
12. SLE 患者　　安藤智博／扇内秀樹　137
13. 慢性関節リウマチ患者　　安藤智博／扇内秀樹　138
14. 梅毒患者　　草間幹夫　140
15. HIV 感染症者・AIDS 患者　　千葉博茂／伊能智明　142

Part 4　見てすぐわかる疾患と成り立ち

1. 絵で見る動脈硬化の進展過程　　小笠原健文　**146**
2. 絵で見る狭心症と心筋梗塞　　小笠原健文　**147**
3. 絵で見る不整脈の代表的心電図　　小笠原健文　**151**
4. 絵で見るペースメーカー　　小笠原健文　**154**
5. 絵で見る心筋症　　小笠原健文　**156**
6. 絵で見る脳梗塞と脳出血　　小笠原健文　**158**

Part 5　有病者歯科医療の考え方

臨床現場における対応法　　白川正順　**162**

Part 6　有病者歯科医療の周辺

1. 歯科診療行為に関連した偶発的事例と今後の展望　　伊東隆利　**174**
2. 現場でみたヒヤリハット　　伊東隆利　**178**
3. 他の医療機関への紹介状，照会状の書き方　　伊東隆利　**182**
4. 疾患と検査値　　鈴木雅之　**186**
5. 安全対策としての救急トレーニング　　石井宏昭　**190**
6. 有病者歯科医療とその報告事例　　嶋田　淳　**192**
7. 有病者歯科患者の医療過誤に対する法的視点からの再検証と提言　　永松榮司　**198**
8. 妊産婦への対応　　小笠原健文　**203**
9. ビスフォスフォネート系薬剤と顎骨壊死，顎骨骨髄炎について　　小笠原健文　**205**
10. ワルファリン服用患者の抜歯について　　矢郷　香　**207**

索引　**209**

監修者・編集者・執筆者一覧

[監著]
白川正順　日本歯科大学附属病院口腔外科

[監修協力]
西野晴夫　医）恵仁会 松島クリニック

[編著]
石垣佳希　日本歯科大学附属病院歯科麻酔・全身管理科
小笠原健文　町田市民病院口腔外科
武内佳依　前・日本歯科大学附属病院総合診療科

[執筆者一覧]
阿部　厚　愛知学院大学歯学部口腔外科学第一講座
安藤俊史　防衛医科大学校歯科口腔外科
安藤智博　東京女子医科大学医学部歯科口腔外科学教室
池畑正宏　旭川赤十字病院歯科口腔外科
石井宏昭　鶴見大学歯学部口腔外科学第一講座
石黒　光　愛知県心身障害者コロニー中央病院
伊東隆利　医）伊東会 伊東歯科医院
井上農夫男　北海道大学大学院歯学研究科口腔健康科学講座高齢者歯科学教室
伊能智明　東京医科大学医学部口腔外科学講座
今井　裕　獨協医科大学医学部口腔外科学講座
太田修司　社会保険大宮総合病院歯科口腔外科
大西　真　長岡赤十字病院歯科口腔外科
扇内秀樹　東京女子医科大学医学部歯科口腔外科学教室
柏崎晴彦　北海道大学大学院歯学研究科口腔健康科学講座高齢者歯科学教室
川口辰彦　熊本市立熊本市民病院歯科
木村博人　弘前大学医学部歯科口腔外科学講座
草間幹夫　自治医科大学歯科口腔外科学講座
工藤泰一　東邦大学医学部口腔外科
倉科憲治　信州大学医学部歯科口腔外科学教室

栗田賢一　愛知学院大学歯学部口腔外科学第一講座
小谷順一郎　大阪歯科大学歯科麻酔学講座
後藤昌昭　佐賀大学医学部歯科口腔外科学講座
小早川元博　横浜労災病院歯科口腔外科
西條英人　東京大学医学部附属病院顎口腔外科・歯科矯正科
坂井陳作　済生会横浜市東部病院口腔外科
坂下英明　明海大学歯学部病態診断治療学講座口腔顎顔面外科学第2分野
佐藤崇則　防衛医科大学校歯科口腔外科
佐野公人　日本歯科大学新潟病院歯科麻酔・全身管理科
篠崎文彦　愛媛労災病院
嶋田　淳　明海大学歯学部病態診断治療学講座口腔顎顔面外科学第1分野
杉崎正志　東京慈恵会医科大学歯科学教室
杉原一正　鹿児島大学病院口腔顎顔面センター口腔外科
鈴木　円　医）全仁会 高木病院口腔外科
鈴木雅之　東大宮総合病院歯科口腔外科
髙戸　毅　東京大学医学部附属病院顎口腔外科・歯科矯正科
多保　学　日本歯科大学附属病院総合診療科
中嶌　哲　安曇総合病院歯科口腔外科
永松榮司　永松法律事務所
中村仁也　日本歯科大学附属病院歯科麻酔・全身管理科
中村広一　国立精神・神経センター病院歯科
橋本佳代子　大阪歯科大学歯科麻酔学講座
橋本賢二　浜松医科大学医学部歯科口腔外科
千葉博茂　東京医科大学医学部口腔外科学講座
福田仁一　九州歯科大学口腔顎顔面外科学講座病態制御学分野
宮田　勝　石川県立中央病院歯科口腔外科
廻　俊一　浜松労災病院口腔外科
矢郷　香　慶應義塾大学医学部歯科・口腔外科学教室
山口昌彦　東大宮総合病院歯科口腔外科
山下佳雄　佐賀大学医学部歯科口腔外科学講座
横井基夫　名古屋市立大学大学院医学研究科口腔外科学分野
吉岡　泉　九州歯科大学口腔顎顔面外科学講座病態制御学分野
和田重人　富山大学医学部歯科口腔外科学講座

（50音順・敬称略）

Part 1

疾患別チェックポイント

01　循環器系疾患

02　代謝性疾患

03　呼吸器系疾患

04　消化器系疾患

05　泌尿器系疾患

06　血液疾患

07　免疫・アレルギー疾患

08　性病

09　ウイルス性疾患

10　精神疾患

11　心身症

12　神経・筋疾患

もっと詳しく知りたい人のための推薦図書

01 循環器系疾患

高血圧症の患者さんが来院したら

防衛医科大学校歯科口腔外科　佐藤泰則

高血圧症とは

1. くり返しの測定で最高血圧が140mmHg以上，あるいは最低血圧が90mmHg以上のときに高血圧と診断される．正常血圧は収縮期血圧140mmHg未満かつ拡張期血圧90mmHg未満であり，収縮期血圧140mmHg以上160mmHg未満かつ/また拡張期血圧90mmHg以上95mmHg未満を境界域高血圧とする．
2. 本態性高血圧症と二次性高血圧症に分けられる．本態性高血圧症は一次性高血圧症で原因の不明な高血圧症の総称であり，二次性高血圧症は原因がわかっているものでもっとも多いのは腎性高血圧症である．
3. 本態性高血圧症は遺伝的な因子や生活習慣などの環境因子が関与しており，生活習慣病といわれ，助長要因としては過剰な塩分摂取・肥満・飲酒・精神的ストレス・自立神経の調節異常・肉体労働の過剰・タンパク質または脂質の不適切な摂取・喫煙など．
4. 原因がわかっていても治せるとは限らず，基本的にはコントロールする病気だが腎性高血圧や内分泌性高血圧は治療可能な場合もある．その定義は最新の予後調査結果を取り入れるため年とともに変化する．

患者さんに質問すること

1. 高血圧症は，65歳以上の高齢者では65歳未満の5倍との報告もあり，とくに高齢者では自覚していないこともあるので注意が必要である．既往が不明な場合には，家族に高血圧症の方がいるかを尋ねる．
2. 発症初期と最近の血圧の変動，家庭や医療機関での血圧測定結果について．白衣性高血圧（病院では血圧が上がる）があるので，普段の測定結果も大事である．
3. 内科主治医の有無と血圧のコントロールはされているか．内科主治医からの情報提供書等があるとよい．
4. 常用薬の種類と量，薬は規則正しく服用しているか．薬局からの薬剤説明書や薬剤手帳を見せてもらう．
5. 合併症の有無や最近の歯科治療の際に不快事項や偶発症があったか．ほとんどは無症状で，いきなり脳卒中，心臓病，腎臓病などの合併症の症状がでる．重症度の判定を行う．

口腔ケアとメインテナンス

1. 激しい歯痛で不眠や食事ができないと血圧が上昇することがあるため，普段から口腔ケアの指導を行う．
2. 十分口腔ケアを行い，口腔内を健康な状態に保つことが安定した血圧のコントロールにつながる．
3. コントロールがうまくいかず，血圧が不安定な高血圧患者では，負担の大きい歯科処置を受けずにすむよう口腔ケアを念入りに行い健康状態を保つ．
4. 口腔内の観血的処置では血圧が上がると出血量が多くなるので，口腔衛生に気をつけ観血的処置が必要とならないよう指導する．
5. 除石などの歯周処置においても，歯肉からの出血が増加する可能性があるので，定期的に口腔ケアを行う．
6. 降圧薬でカルシウム拮抗薬を服用している患者さんでは，プラークとの関係から歯肉の増殖をきたす（10〜20％）のでさらに十分な機械的，化学的プラークコントロールを行う．

高血圧症

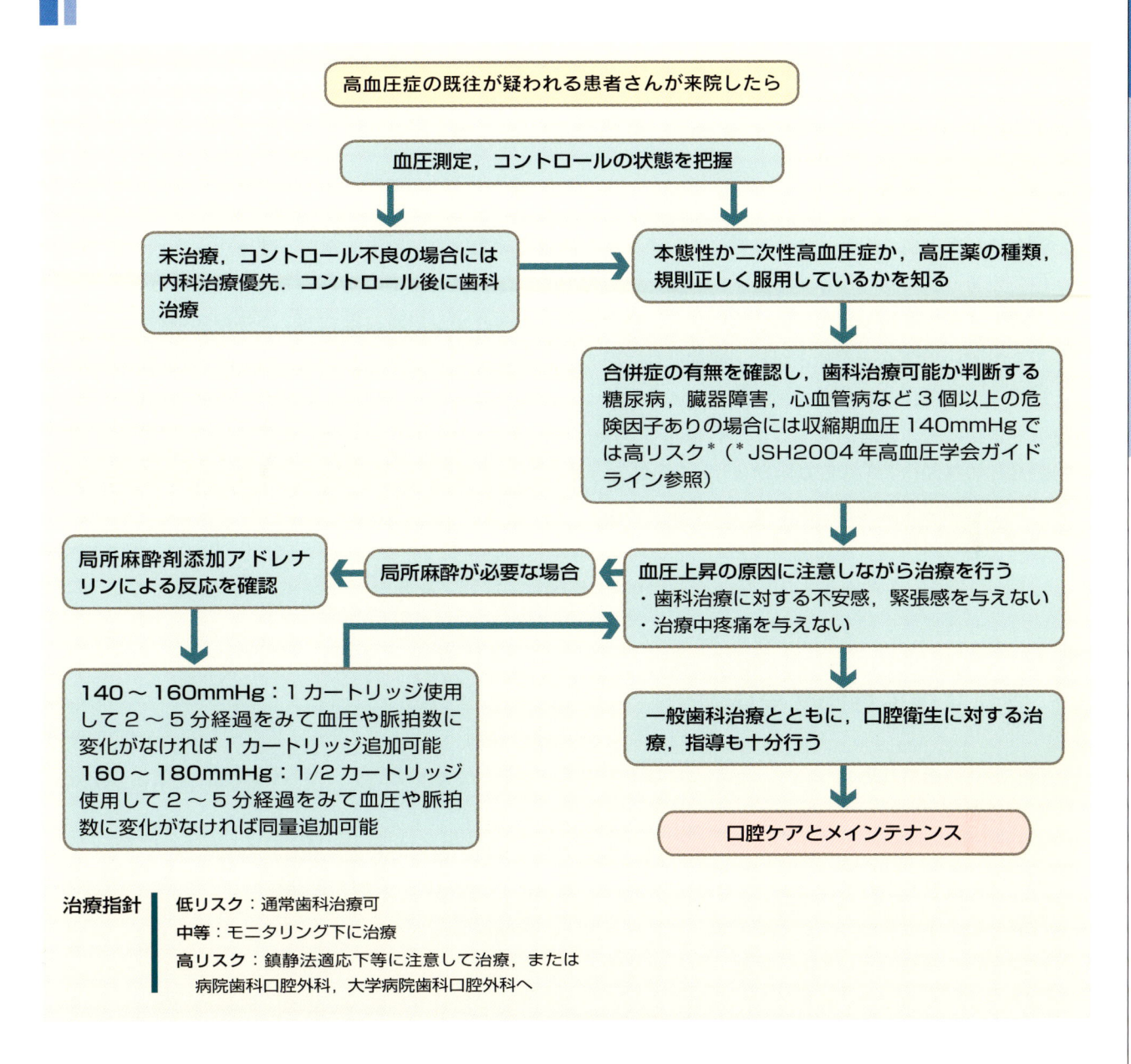

歯科治療，口腔指導の流れ

```
高血圧症の既往が疑われる患者さんが来院したら
            ↓
    血圧測定，コントロールの状態を把握
         ↓           ↓
未治療，コントロール不良の場合には  →  本態性か二次性高血圧症か，高圧薬の種類，
内科治療優先．コントロール後に歯科     規則正しく服用しているかを知る
治療                                    ↓
                              合併症の有無を確認し，歯科治療可能か判断する
                              糖尿病，臓器障害，心血管病など3個以上の危
                              険因子ありの場合には収縮期血圧140mmHgで
                              は高リスク*（*JSH2004年高血圧学会ガイド
                              ライン参照）
                                        ↓
局所麻酔剤添加アドレナ  ←  局所麻酔が必要な場合  血圧上昇の原因に注意しながら治療を行う
リンによる反応を確認                           ・歯科治療に対する不安感，緊張感を与えない
         ↓                                    ・治療中疼痛を与えない
140～160mmHg：1カートリッジ使用              一般歯科治療とともに，口腔衛生に対する治
して2～5分経過をみて血圧や脈拍数に            療，指導も十分行う
変化がなければ1カートリッジ追加可能                    ↓
160～180mmHg：1/2カートリッジ                口腔ケアとメインテナンス
使用して2～5分経過をみて血圧や脈拍
数に変化がなければ同量追加可能
```

治療指針｜低リスク：通常歯科治療可
　　　　　中等：モニタリング下に治療
　　　　　高リスク：鎮静法適応下等に注意して治療，または
　　　　　　病院歯科口腔外科，大学病院歯科口腔外科へ

>>> 歯科治療時の注意点

Check1 ▶ 治療当日まで降圧薬の規則正しい服用，高血圧症にかかわる症状の有無を確認．
Check2 ▶ 歯科治療中は血圧測定と脈拍数の測定も行い，つねに平常血圧値を参考に変動を監視．
Check3 ▶ 歯科治療中は恐怖心や疼痛を与えないよう配慮．
Check4 ▶ 収縮期血圧が180mmHg以上では，歯科治療をいったん中断し安静を図るか，後日に歯科治療を行う．
Check5 ▶ アドレナリン（エピネフリン）を含む局所麻酔薬による血圧上昇の程度はわずかのことが多く，むしろ疼痛が予想される場合には麻酔は確実に行うことが望ましい．
Check6 ▶ アドレナリンを含む局所麻酔薬で血圧変化がある場合には，シタネスト-オクタプレシン®やスキャンドネスト®等を使用．

01 循環器系疾患

狭心症の患者さんが来院したら

富山大学医学部歯科口腔外科学講座　和田重人

狭心症とは

1. 冠状動脈の血流の低下により生じる一過性の心筋虚血に起因し，胸痛や胸部圧迫感を主症状とする．
2. 安定労作狭心症（労作狭心症）と不安定狭心症に大別される．前者は労作（運動や作業）により心筋の酸素消費量が増加したときに発症する．後者は発作の多くが安静時に起こり，心筋梗塞や突然死に移行しやすい病態もあることから，慎重な対応が必要である．
3. 定型的な発作時痛は左胸部や胸の中央部を中心に出現し，しばしば頸部，左腕，下顎部に放散する．ときに歯痛様の症状を呈することもある．
4. 発作の持続は1〜3分以内が多く，5分以上となることは少ない．15秒以下の場合や胸痛の範囲が3cm以下に限局する場合，狭心症は否定的である．
5. 発作への対処は，亜硝酸剤（ニトログリセリンなど）の舌下投与，酸素吸入，安静（肉体的，精神的ストレスの緩和）を基本とする．症状が30分以上持続し，冷汗，嘔吐などのショック状態をともなう場合は，心筋梗塞を疑う必要がある．

患者さんに質問すること

1. 安静時の全身状態について，とくに日常生活における血圧，脈拍のコントロール状態．患者さんが状態を把握していない場合は，これらを待合室で測定する．
2. 発作の頻度（最近の出現状況），持続時間，好発する時間帯，胸痛の程度，発作の随伴症状．
3. 発作時の自己管理方法（とくに亜硝酸剤の種類，服用量，保管場所）とその奏効状況．
4. 狭心症の治療薬としての亜硝酸剤，βブロッカー，抗凝固薬，カルシウム拮抗薬などについて．
5. 狭心症の増悪因子である，貧血，甲状腺機能亢進症，高血圧，糖尿病，高脂血症，不整脈について．
6. 狭心症の既往がない場合でも，高齢者においては労作時や階段昇降時の息切れ，動悸の有無．

口腔ケアとメインテナンス

1. カルシウム拮抗薬は歯肉増殖症の原因薬物の1つであることから，歯周病の管理は入念に行う．重症の場合は，内科主治医に薬剤変更の可否を問う．
2. 抗凝固療法を受けている患者さんにおいては，口腔内出血の対処法（ガーゼ圧迫）や刷掃方法を入念に指導する．
3. 薬剤性の舌着色を認める場合は，舌の刷掃指導を行う．
4. 歯周ポケットのプロービング，SRPなどの簡単な処置も，ときとして患者さんには強いストレスとなることがある．すべてのデンタルスタッフに発作の可能性を周知しておく．
5. う蝕や歯周病を早期の段階で発見し，ストレスの少ない治療ですませるために，定期的な歯科受診が重要であることを患者さんに十分理解してもらう．

歯科治療，口腔指導の流れ

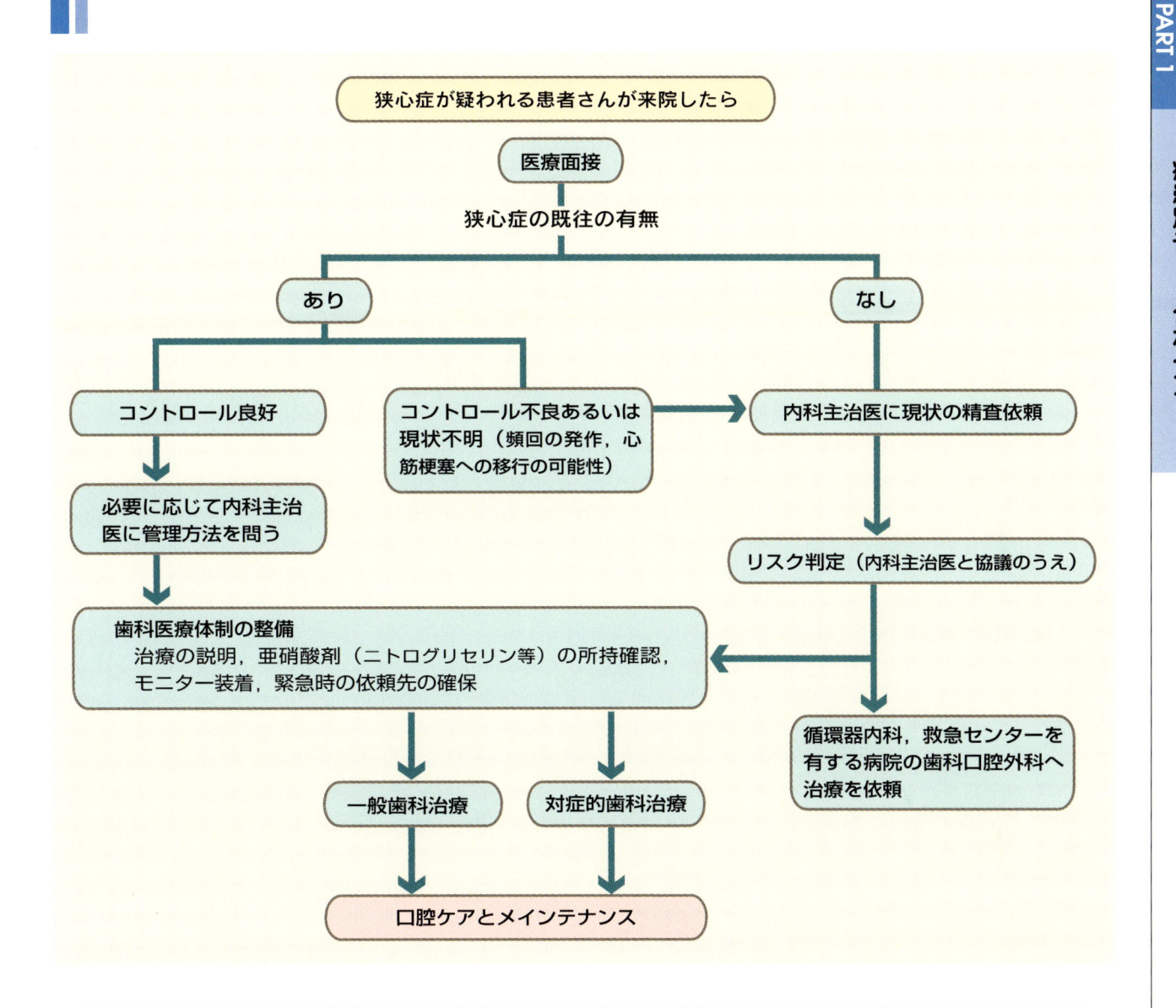

```
狭心症が疑われる患者さんが来院したら
          ↓
       医療面接
    狭心症の既往の有無
    ┌──────┴──────┐
   あり            なし
    │              │
 ┌──┴──┐           │
コントロール  コントロール不良あるいは
良好      現状不明（頻回の発作，
        心筋梗塞への移行の可能性）
 │           │          │
 │           └─────→ 内科主治医に現状の精査依頼
必要に応じて内科主治           │
医に管理方法を問う        リスク判定（内科主治医と協議のうえ）
 │                      │
 ↓                      ↓
歯科医療体制の整備                 循環器内科，救急センターを
  治療の説明，亜硝酸剤（ニトログリセリン等）の所持確認，    有する病院の歯科口腔外科へ
  モニター装着，緊急時の依頼先の確保            治療を依頼
    ┌────┴────┐
 一般歯科治療    対症的歯科治療
    └────┬────┘
      口腔ケアとメインテナンス
```

>>> 歯科治療時の注意点

【治療前】
Check1 ▶ 治療当日の患者さんの状態を把握する（睡眠不足，過労はないか，血圧・脈拍測定など）．
Check2 ▶ 治療内容の詳細な説明する（不安の緩和）．
Check3 ▶ 亜硝酸剤を所持していることを確認．
Check4 ▶ 観血的処置を行う場合は，外科的侵襲の程度に応じて内科主治医と事前に対診しておく．
Check5 ▶ 緊急時の依頼先（内科，救急センターなど）を処置開始前に確保しておく．
Check6 ▶ 患者さんの状態により，血圧計，心電図などのモニターを設置する．

【治療中】
Check1 ▶ 血圧，脈の変動に注意し，定時的に循環動態の把握を行う．
Check2 ▶ 安心感を与えるため手を握ったり，声かけにより疼痛や不快事項のないことを確認する．
Check3 ▶ 除痛は，表面麻酔の後，麻酔薬を数回に分けて緩徐に注入する．
Check4 ▶ 発作が起きてしまったときは，安静下に亜硝酸剤（ニトログリセリン）の舌下投与，酸素吸入を行う．症状の改善が認められない場合は，速やかに緊急支援を依頼する．

01 循環器系疾患

心筋梗塞の患者さんが来院したら

獨協医科大学医学部口腔外科学講座　今井　裕

心筋梗塞とは

1. 冠動脈の閉塞または高度な狭窄のために心筋に対する酸素ならびに栄養源の需要と供給の平衡異常が長引いた結果，心筋壊死を起こし発症する．
2. 診断には，①胸痛が30分以上持続する，②異常心電図（急性期にはSTが上昇，その後，異常Q波・冠性T波が出現），③CPK，CK-MB，AST，LDHなどの血清酵素活性上昇，の3点が重要で，以上のうち2点があれば心筋梗塞と診断される．超急性期で血清酵素の上昇や心電図に典型的な変化が認められない場合は，臨床症状を最優先させる．
3. 発病早期の死亡率が高い重篤な疾患であるので，心筋梗塞が疑われたら，ただちにCCUに移送し治療が開始されなければならない．絞めつけられるような胸部痛みが15分以上持続する場合やニトログリセリン舌下にて寛解しない場合は，救急車を要請しCCUのある施設に速やかに搬送する．

患者さんに質問すること

1. いつごろ心筋梗塞を発症したか．
2. 以前の発症時は，自覚症状があり入院治療を行ったのか，それとも自覚症状はなく単に心電図検査において発見されたのか．
3. 入院治療を受けている場合は，どのような治療を受けたのか．
4. 自覚症状がなかった場合，どの程度の梗塞であったのか．
5. 他の合併した心疾患（とくに，不整脈，うっ血性心不全）の有無．
6. 現在服用している薬（とくに，抗血栓薬）の有無と種類．
7. 合併疾患（とくに心筋梗塞の原因疾患となる高血圧，弁膜症，心奇形，糖尿病，高脂血症など）の有無．
8. 現在の日常生活で易疲労性，呼吸困難または末梢の浮腫などがあるかを確認し，状態を把握する．
9. 歯科初診時だけでなく，毎回治療当日に病状の変化がないか，常用薬を内服しているかを確認する．

口腔ケアとメインテナンス

1. 医科主治医と連携して患者さんの状態を把握し，状況に応じた口腔ケアを心がける．少なくとも，急性期には心臓に負担をかけない口腔ケアを行う．
2. 急性期を過ぎた口腔ケアでは，専門的な口腔ケアと定期的なメインテナンスを行い，口腔の健康保持に努める．
3. 抗血栓薬を内服している場合，容易に出血したり，夜間に歯肉から自然出血したりすることがあるので，プラークコントロールを徹底し歯肉出血を防止する．
4. 歯石除去は一度に広範囲に行わず，1回に1/4〜1/6顎にとどめる．歯肉縁下歯石除去は，超音波スケーラーが軟組織を傷つけることなく効果的に除去できる．

歯科治療，口腔指導の流れ

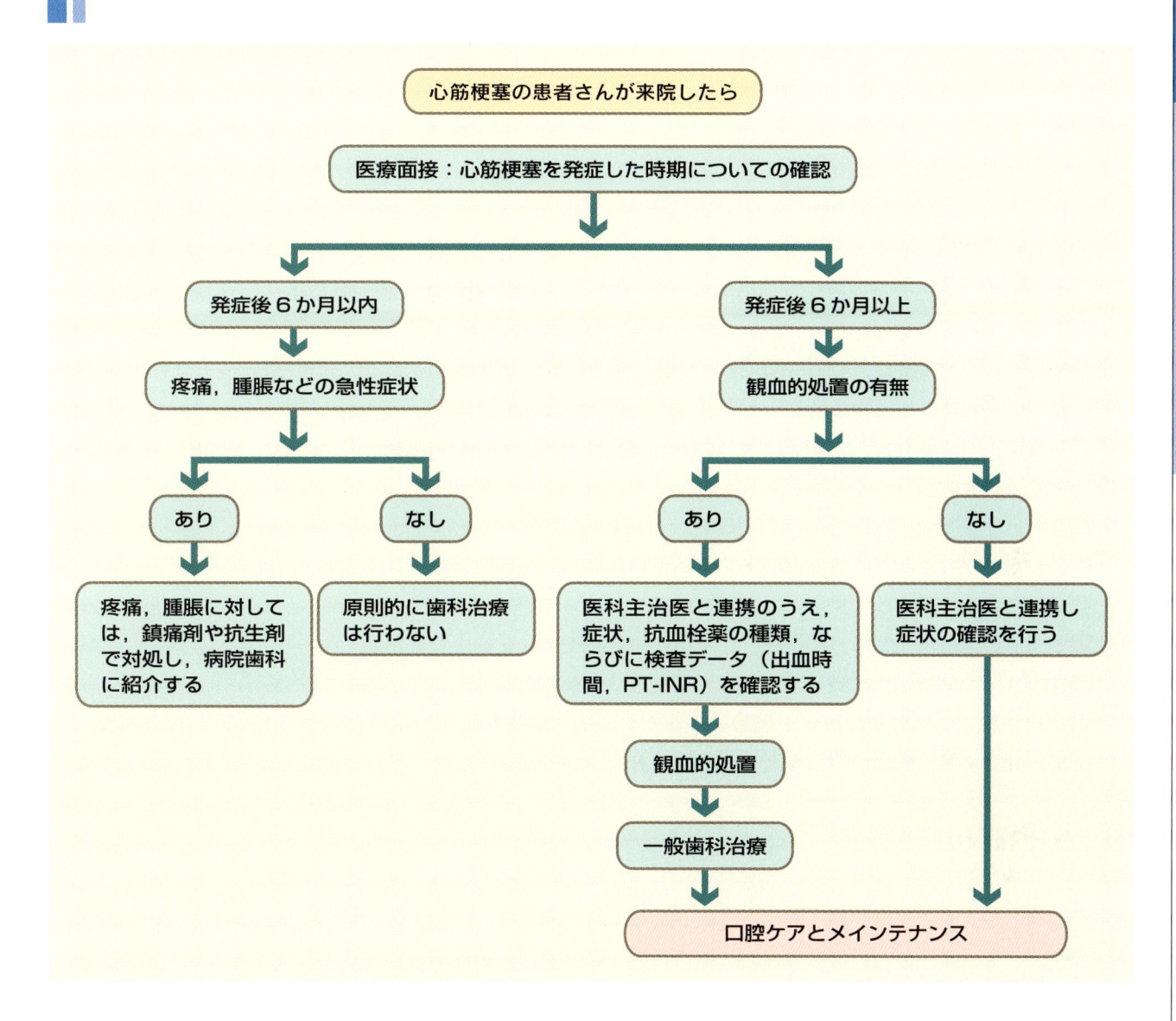

```
心筋梗塞の患者さんが来院したら
          ↓
医療面接：心筋梗塞を発症した時期についての確認
          ↓
  ┌───────────────┴───────────────┐
発症後6か月以内                発症後6か月以上
    ↓                              ↓
疼痛，腫脹などの急性症状         観血的処置の有無
    ↓                              ↓
 ┌──┴──┐                       ┌──┴──┐
 あり   なし                    あり   なし
  ↓      ↓                      ↓      ↓
疼痛，腫脹に  原則的に歯科   医科主治医と連携の   医科主治医と連携し
対しては，鎮  治療は行わない うえ，症状，抗血栓   症状の確認を行う
痛剤や抗生剤                  薬の種類，ならびに
で対処し，病                  検査データ（出血時
院歯科に紹介                  間，PT-INR）を確認する
する                               ↓
                              観血的処置
                                   ↓
                              一般歯科治療
                                   ↓
                         口腔ケアとメインテナンス
```

>>> 歯科治療時の注意点

Check1▶ 心筋梗塞発症後6か月までは，原則として歯科治療は行わず対症的処置にとどめ，対応可能な医療機関へ紹介する．

Check2▶ 偶発症などの可能性などを勘案し，必要な前処置（抗菌薬の投与，酸素吸入など）を実施する．

Check3▶ 不安や緊張，疼痛刺激はストレスとなるため治療中は緊張緩和，鎮痛鎮静に努める．ただし，局所麻酔薬（血管収縮薬）の使用は注意が必要．

Check4▶ 抗血栓薬（抗凝固薬，抗血小板薬）服用患者は，出血傾向を有するので注意が必要であり，検査データ（出血時間，PT-INRなど）を十分把握し，医師と連携し歯科治療を実践する必要がある．

Check5▶ 診療は血圧，脈拍，心電図をモニターし，短時間に行うことが好ましい．また，器具が直接，長時間粘膜に触れることを避けるようにする．

01 循環器系疾患

不整脈の患者さんが来院したら

弘前大学医学部歯科口腔外科学講座　木村博人

不整脈とは

1. 血液が心房から心室へ整然と流れるために，心臓の動きを電気的にコントロールする仕組みを刺激伝導系という．不整脈は刺激伝導系の障害で起こり，心拍数（健常成人では毎分60〜100回）の急激な変動と心電図の異常をともなう．
2. 不整脈は，①頻脈性のもの（頻脈性心房細動，心室細動），②徐脈性のもの（房室ブロック，洞不全症候群），③脈の不整を主徴とするもの（心房細動，期外収縮）に分けられる．
3. 不整脈の自覚症状は，めまい，動悸，胸部不快感（圧迫・閉塞感や胸痛），息切れなどであるが，老人などでは自覚症状を訴えないこともある．
4. 著しい頻脈や徐脈は，急激な血圧低下，心不全，ショックなどを引き起こす．
5. 心疾患の既往があり心機能が低下している場合には，突然死の原因にもなる．
6. 心室細動は心筋梗塞が原因となることが多く，心停止状態となるため速やかな心肺蘇生法の開始が必要．
7. 不整脈の基礎疾患には，心疾患，肺疾患，甲状腺機能亢進症などがある．
8. 狭心症・心筋梗塞，心臓弁膜症などの心疾患は比較的有病者も多く注意を要する．
9. 抗不整脈薬・気管支拡張薬・抗精神薬などの薬剤，発熱・脱水・出血，精神的興奮や過度の不安，過労・睡眠不足，喫煙・飲酒なども増悪因子となる．

患者さんに質問すること

1. 循環器疾患などの既往歴．①不整脈にかかわる動脈硬化症，高血圧症，狭心症，心筋梗塞，心臓弁膜症，先天性心疾患，心内膜炎の既往．②糖尿病，高脂血症，一過性脳虚血発作や脳梗塞，喫煙・飲酒・運動など．③歯科治療のストレスにより心筋梗塞が再発し不整脈に移行することもあるので，心筋梗塞の既往があればその治療歴について入念に聴取する．
2. 不整脈の治療歴．具体的に，ホルター型長時間心電図検査，心臓カテーテル治療，人工ペースメーカー，植え込み型除細動器（ICD）などの有無について．
3. 不整脈治療薬服用の有無．抗不整脈薬として，刺激伝導系を抑制するカルシウム拮抗薬や心拍数を減少させる交感神経抑制（β遮断）薬を服用していることが多い．また，心房細動にともなう左房内血栓による脳梗塞予防のため，ワーファリンなどの抗凝固療法を受けていることも多いので注意を要する．

口腔ケアとメインテナンス

1. 不整脈治療の既往のある患者さんに対する口腔ケアには特別配慮するものは少ない．一般的な口腔ケアとメインテナンスを実施することが肝要である．
2. 抗不整脈治療薬の副作用で口渇を訴える場合は少ないが，種々の薬剤を服用することで口渇が認められることもあるので，う蝕と歯周疾患の予防のため刷掃指導あるいは義歯の清掃・保管指導は重要である．

歯科治療，口腔指導の流れ

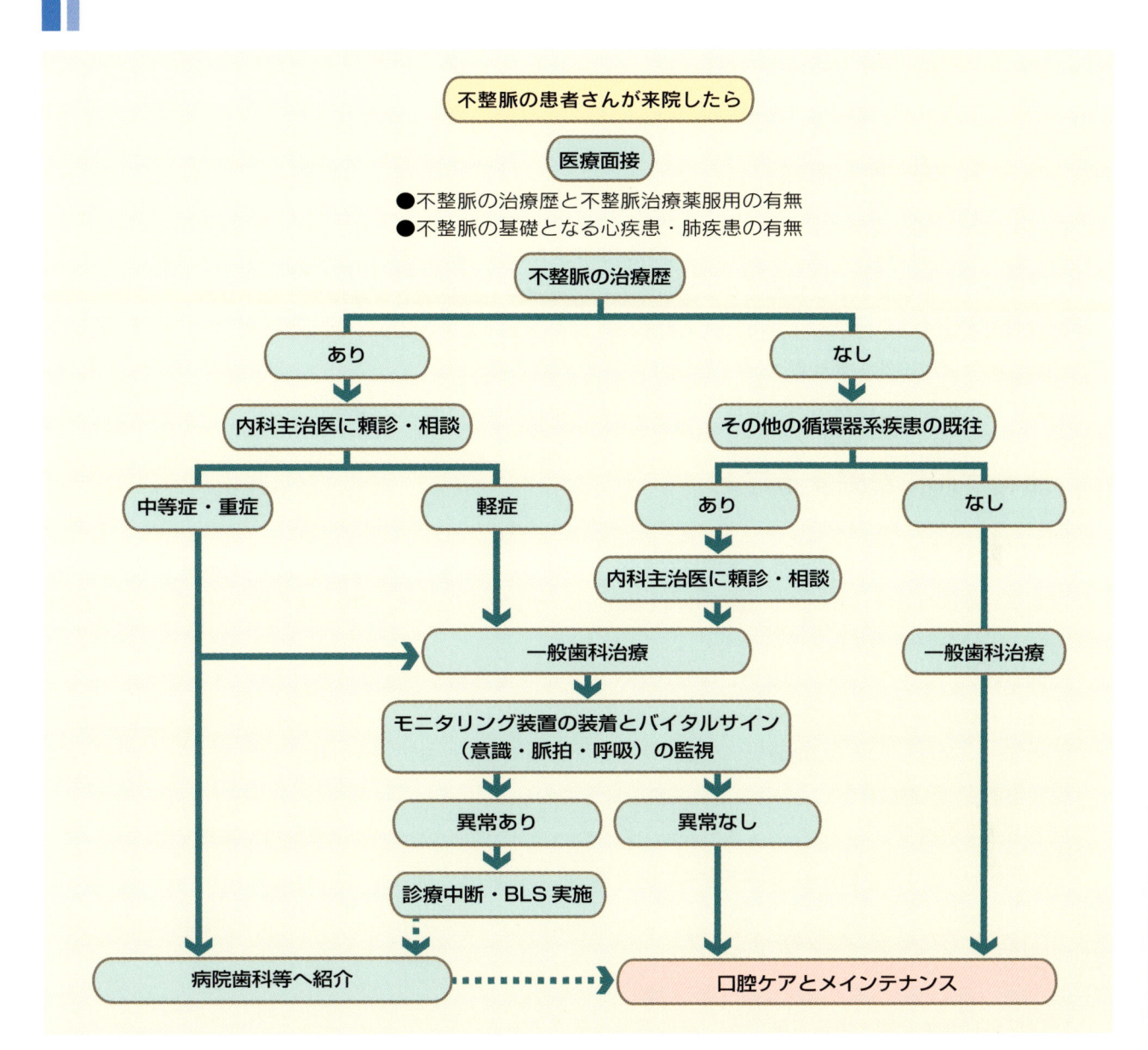

```
不整脈の患者さんが来院したら
        ↓
      医療面接
●不整脈の治療歴と不整脈治療薬服用の有無
●不整脈の基礎となる心疾患・肺疾患の有無
        ↓
    不整脈の治療歴
    ┌──────┴──────┐
   あり            なし
    ↓              ↓
内科主治医に     その他の循環器系疾患の既往
頼診・相談     ┌──────┴──────┐
 ┌──┴──┐     あり           なし
中等症・  軽症     ↓             ↓
重症        内科主治医に       一般歯科治療
  ↓        頼診・相談
  │          ↓
  │       一般歯科治療
  │          ↓
  │    モニタリング装置の装着とバイタルサイン
  │       （意識・脈拍・呼吸）の監視
  │    ┌──────┴──────┐
  │   異常あり        異常なし
  │     ↓
  │  診療中断・BLS実施
  ↓     ↓               ↓
病院歯科等へ紹介 ------→ 口腔ケアとメインテナンス
```

>>> 歯科治療時の注意点

Check1 ▶ 不整脈の自覚症状は動悸と胸部不快感（圧迫感，胸痛），めまいなどであるが，老人などでは症状を訴えないこともある．

Check2 ▶ 心疾患の既往がある患者さんでは，治療中バイタルサインを監視する．脈拍数と血圧の変動は簡易式の指尖脈波モニタリングにより監視する．

Check3 ▶ 人工ペースメーカー装着者には電気メスの使用は絶対禁忌であったが，最近では十分に留意すれば使用できないこともない．また，携帯電話を操作する場合は心臓から22cm以上離して使用する．

Check4 ▶ 診療中，徐脈（心拍数60回／分未満）と頻脈（心拍数100回／分以上）が認められたら，緊急処置が必須となる．

Check5 ▶ 心室細動などの致死的な不整脈が疑われる場合は直ちに診療を中断し，一次救命処置（BLS：Basic Life Support）に移行し，至急，往診可能な専門医へ連絡する．

01 循環器系疾患

ペースメーカー装着の患者さんが来院したら

明海大学歯学部病態診断治療学講座口腔顎顔面外科学第2分野　坂下英明

医）全仁会 高木病院口腔外科　鈴木　円

ペースメーカーとは

1. 心筋に直接電気刺激を与え，人工的に心収縮調律を保持するとともにコントロールする装置．
2. 房室ブロックや洞不全症候群などの徐脈性不整脈などの心疾患患者に適応される．
3. 日本国内においては年間4万例以上の新規ペースメーカー植え込み術や電池交換術が行われ，今後も装着患者の増加が見込まれる．
4. 洞不全症候群患者は左房内に血液がうっ滞しやすく，脳梗塞の原因となることが多いといわれている．

患者さんに質問すること

1. いつペースメーカー埋め込み術を受けたか．
2. 定期的な検査を受けているか（6か月以上検査を受けていない場合は，電池容量の低下や電極異常が放置されている可能性がある）．
3. 胸が痛い，息が苦しい，めまい，手足のむくみ，全身倦怠感などはないか（そのような症状があるときはペースメーカートラブルの可能性がある）．
4. めまい，立ちくらみ，眼前暗黒，失神，痙攣などの洞不全症候群の症状があったか．
5. 薬物療法（抗凝固薬など）を受けている場合はその内容．
6. 患者さんが携帯しているペースメーカー手帳やペースメーカーカードの記載事項を確認する．
7. 合併症（高血圧症，糖尿病，脳梗塞など）の有無．

口腔ケアとメインテナンス

1. 慢性感染病巣を除去する意味でも，刷掃指導は重要である．
2. 抗血栓薬の投与を受けている患者さんでは，歯石除去（とくに歯肉縁下歯石の除去）に際して止血困難となることがあるので注意する．圧迫しても止血しにくいときには歯周包帯などの使用も有用である．
3. 歯石除去に際しても，場合により感染性心内膜炎の危険性があり，抗菌薬の投与が必要となることがあるため内科主治医に確認する．
4. ペースメーカーの多くは左前胸部に植え込まれているため，歯石除去や刷掃指導時も手や器具を胸の上において荷重をかけないように注意する．
5. 磁性アタッチメントはペースメーカーに影響を与えないとされているため，使用は可能である．

歯科治療，口腔指導の流れ

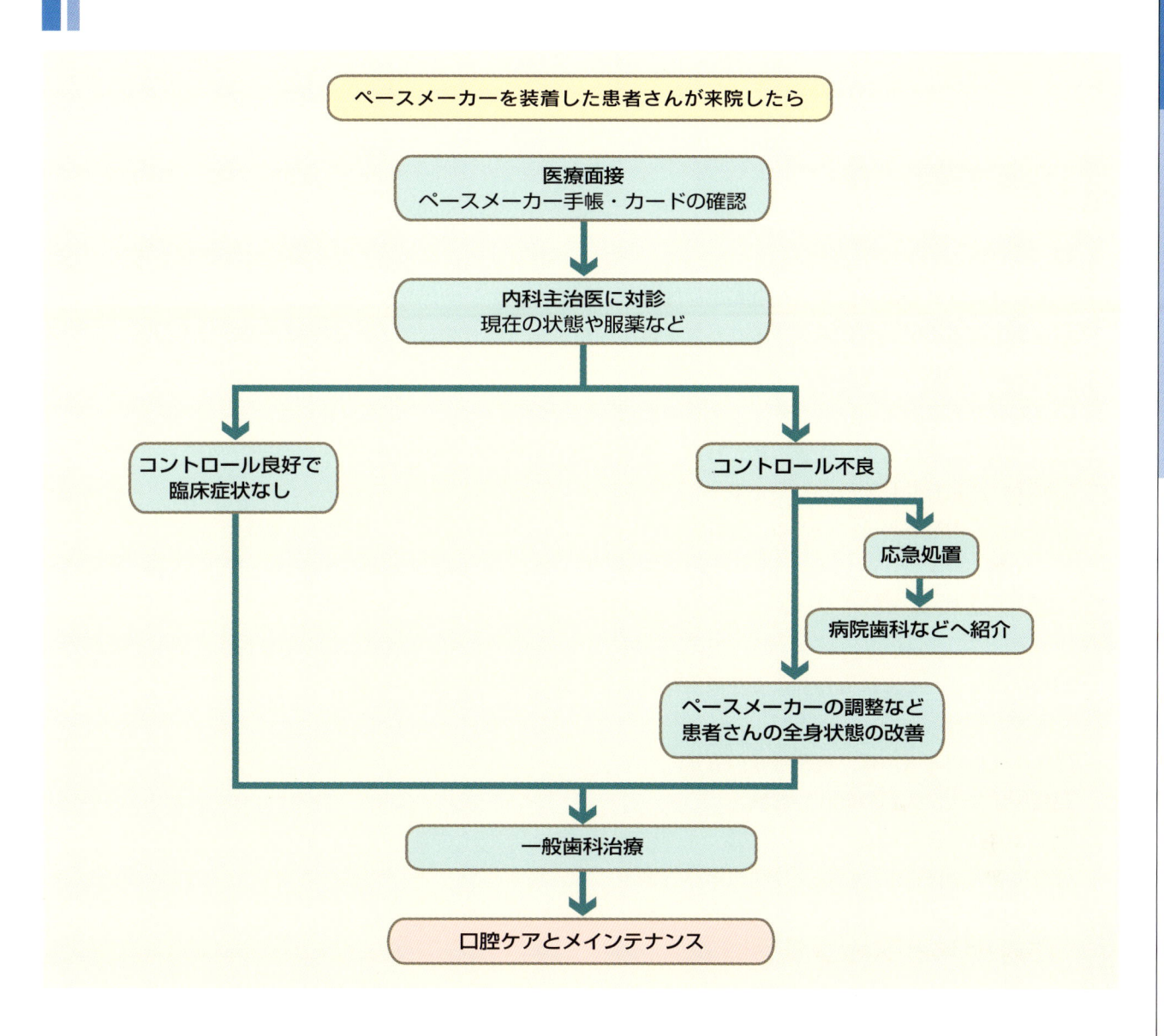

```
ペースメーカーを装着した患者さんが来院したら
          ↓
    医療面接
    ペースメーカー手帳・カードの確認
          ↓
    内科主治医に対診
    現在の状態や服薬など
      ↓         ↓
コントロール良好で    コントロール不良
臨床症状なし          ↓
                   応急処置
                      ↓
                   病院歯科などへ紹介
                      ↓
              ペースメーカーの調整など
              患者さんの全身状態の改善
                      ↓
                  一般歯科治療
                      ↓
              口腔ケアとメインテナンス
```

>>> 歯科治療時の注意点

Check1 ▶ ほとんどの歯科用機器の電磁干渉にはペースメーカーに影響を与えるほどの強さはないため，通常の診療が可能である．

Check2 ▶ 電気メスの使用については，装置と術野との距離があること，使用時間（通電時間）が短時間であることから問題はないが，可能な限り短時間の使用にとどめることが望ましい．またレーザーの使用もその種類を問わず可能である．

Check3 ▶ タービンによる切削やエックス線撮影（MRIは除く）などは，ペースメーカーに影響を与えない．

Check4 ▶ 超音波スケーラーによる超音波エネルギーは，ペースメーカーに影響を与えない．

Check5 ▶ 電気的歯髄診断器は電気を通電するため，使用を控える．

Check6 ▶ 近年，ペースメーカー以外に埋め込み型除細動器（ICD）を装着されている患者さんも増加しているが，ペースメーカー装着患者と同様の配慮で歯科治療を行えばよい．

01 循環器系疾患

心臓弁膜症の患者さんが来院したら

九州歯科大学口腔顎顔面外科学講座病態制御学分野　福田仁一／吉岡　泉

心臓弁膜症とは

1. 心臓にある4つの弁（僧帽弁，大動脈弁，三尖弁，肺動脈弁）が単独あるいは連合して異常を示し，心臓からの血液の排出が阻害される疾患．
2. A群溶連菌の感染症に継発するリウマチ性心内膜炎が原因で発症することがほとんどである．
3. 狭窄症と閉鎖不全がある．
4. 僧帽弁と大動脈弁の異常が多く，全体の約85％を占める．
5. 共通する症状として，呼吸困難，胸痛，易疲労感，不整脈などがある．
6. 抗血栓療法を受けていることが多い．
7. 感染性心内膜炎の予防のため，歯科治療の内容によっては抗菌薬の予防投与が必要である．

患者さんに質問すること

1. 現在の症状，とくに労作による呼吸困難の有無，動悸や易疲労感の有無．
2. 多尿の有無．
3. 発作性夜間呼吸困難，起座呼吸の有無．
4. 狭心症発作，失神の既往の有無．
5. 今までに受けた治療．
6. 常用薬の確認，とくに抗血栓薬服用の有無．

口腔ケアとメインテナンス

1. 感染性心内膜炎の予防，精神的ストレスの軽減に努める．
2. 抗血栓薬を服用している場合，止血困難が考えられるため，とくに丁寧な刷掃指導を心がける．
3. ほとんどの観血処置は，抗血栓療法を継続したままで可能である．
4. 抗血栓薬を中止したり，減量したりしなければならないときは内科主治医と相談する．
5. 器具，器材の滅菌の徹底．
6. 歯石除去の際には，歯肉縁上から始め縁下と進み，無痛処置を心がける．
7. 治療中に症状が悪化した場合には，まず治療を中止してバイタルサインをチェックする．患者を水平位にして，毎分3〜5ℓの酸素を投与する．症状が悪化する場合は患者を搬送する．

歯科治療，口腔指導の流れ

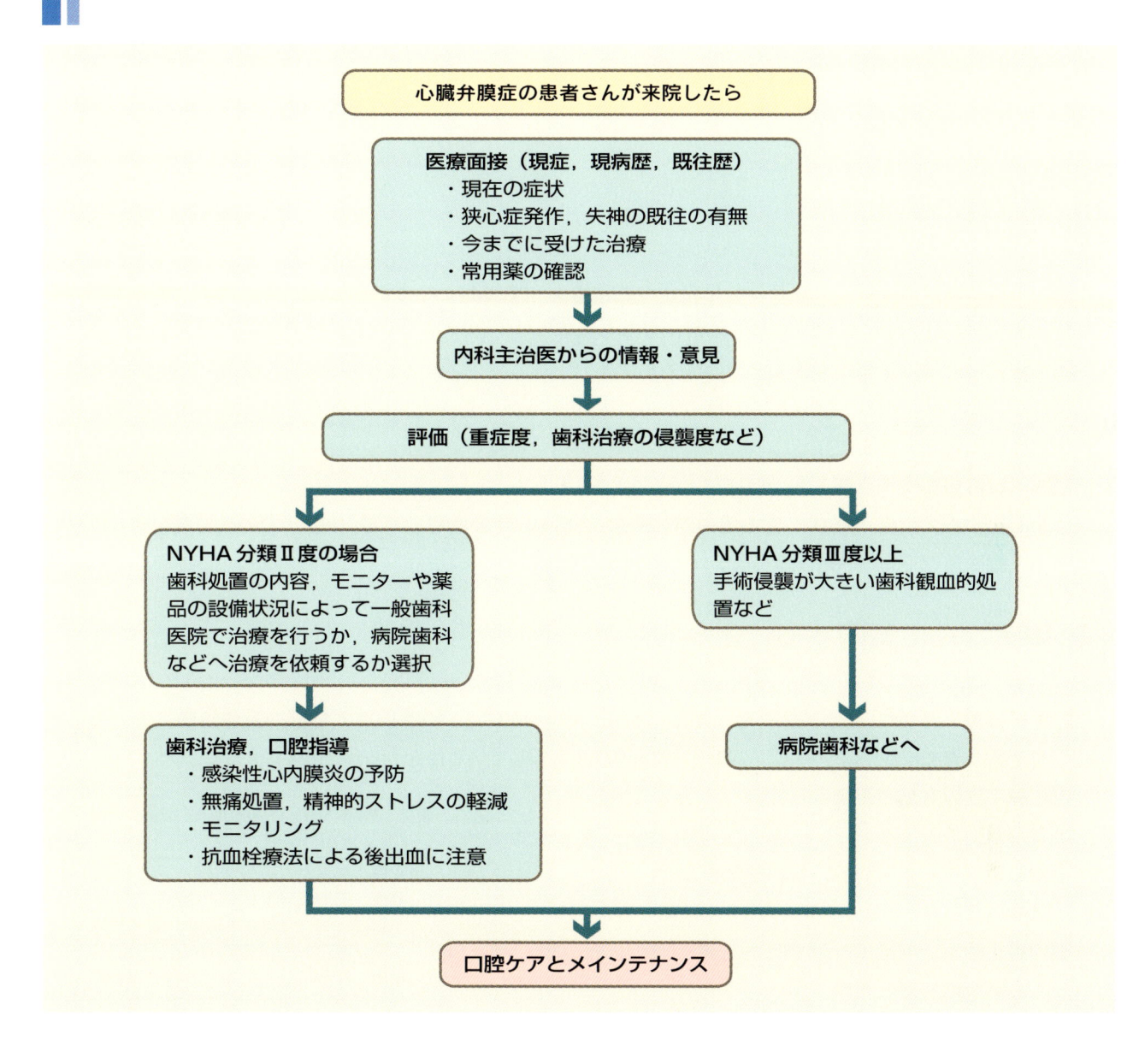

```
心臓弁膜症の患者さんが来院したら
           ↓
医療面接（現症，現病歴，既往歴）
・現在の症状
・狭心症発作，失神の既往の有無
・今までに受けた治療
・常用薬の確認
           ↓
内科主治医からの情報・意見
           ↓
評価（重症度，歯科治療の侵襲度など）
       ↓              ↓
NYHA分類Ⅱ度の場合        NYHA分類Ⅲ度以上
歯科処置の内容，モニターや薬    手術侵襲が大きい歯科観血的処
品の設備状況によって一般歯科    置など
医院で治療を行うか，病院歯科
などへ治療を依頼するか選択
       ↓              ↓
歯科治療，口腔指導         病院歯科などへ
・感染性心内膜炎の予防
・無痛処置，精神的ストレスの軽減
・モニタリング
・抗血栓療法による後出血に注意
       ↓              ↓
         口腔ケアとメインテナンス
```

歯科治療時の注意点

Check1 ▶ 無痛処置と精神的ストレスの軽減を心がける．
Check2 ▶ 循環器系のモニタリングを行う．
Check3 ▶ 心負荷がかかるような歯科治療は，頻脈から継発する心不全に注意する．
Check4 ▶ 抗血栓療法による後出血に注意する．
Check5 ▶ 抗血栓薬を減量あるいは中止しなければならないときは，内科主治医と相談する．
Check6 ▶ 感染性心内膜炎の予防のため，歯科治療の内容によっては抗菌薬の予防投与が必要である（31ページ，心内膜炎参照）．

01 循環器系疾患

先天性心疾患の患者さんが来院したら

北海道大学大学院歯学研究科口腔健康科学講座高齢者歯科学教室　柏崎晴彦／井上農夫男

先天性心疾患とは

1. 胎生期における心臓，大血管の分化発育の異常によって生じた心奇形．
2. 出生1,000人に対して，5～10人の割合でみられる．
3. 病因としては，遺伝と環境の2つの因子が関連．
4. 通常，出生時に症状・徴候から診断されることが多いが，まったく症状を示さずに成人なって初めて発見されることもある．
5. 成人に高頻度でみられるものは，以下の6つである．
　①心房中隔欠損症（ASD），②心室中隔欠損症（VSD），③肺動脈狭窄症（PS），④動脈管開存症（PDA），⑤大動脈縮窄症（CoARC），⑥ファロー四徴症（T/F）

患者さんに質問すること

1. 呼吸困難（息切れ），チアノーゼ，動悸，胸痛，疲れやすい，めまいなど日常の身体活動における心疾患症状（表1参照）について（心臓病管理指導表を所持している場合，それを参考にする）．
2. 心臓手術の有無と術後の合併症．
3. 常用薬のチェック．
・強心薬（ジギタリス剤），抗不整脈薬など．
・抗凝固薬（ワーファリン等），抗血小板薬など．
4. 内科主治医に下記について問い合わせる．
　①心不全の有無と程度
　②不整脈の有無
　③ペースメーカー使用の有無
　④投薬内容：とくに抗凝固薬服用（ワーファリン等），抗血小板薬の投与
　⑤チアノーゼの有無
　⑥心臓手術をしている場合，術後の遺残症・続発症・合併症の有無
　⑦感染性心内膜炎に対する抗菌薬予防投与の必要性

表1　New York Heart Association（NYHA）による心機能の分類．
- Ⅰ度：症状がなく身体活動に制限がない
- Ⅱ度：安静にしていると症状はないが，普通の身体活動でも症状があり身体活動に軽度～中度の制限がある．
- Ⅲ度：安静にしていると症状はないが，普通以下の身体活動でも症状が現れ身体活動が著しく制限される．
- Ⅳ度：安静にしていても症状がある．

口腔ケアとメインテナンス

1. 心内膜炎の感染源となる可能性のある歯の治療（う蝕，辺縁性歯周炎，根尖性歯周炎ならびに智歯周囲炎）．
2. 徹底した刷掃指導と歯周治療の継続．
3. 感染源除去後も定期的に口腔内精査を継続．

歯科治療，口腔指導の流れ

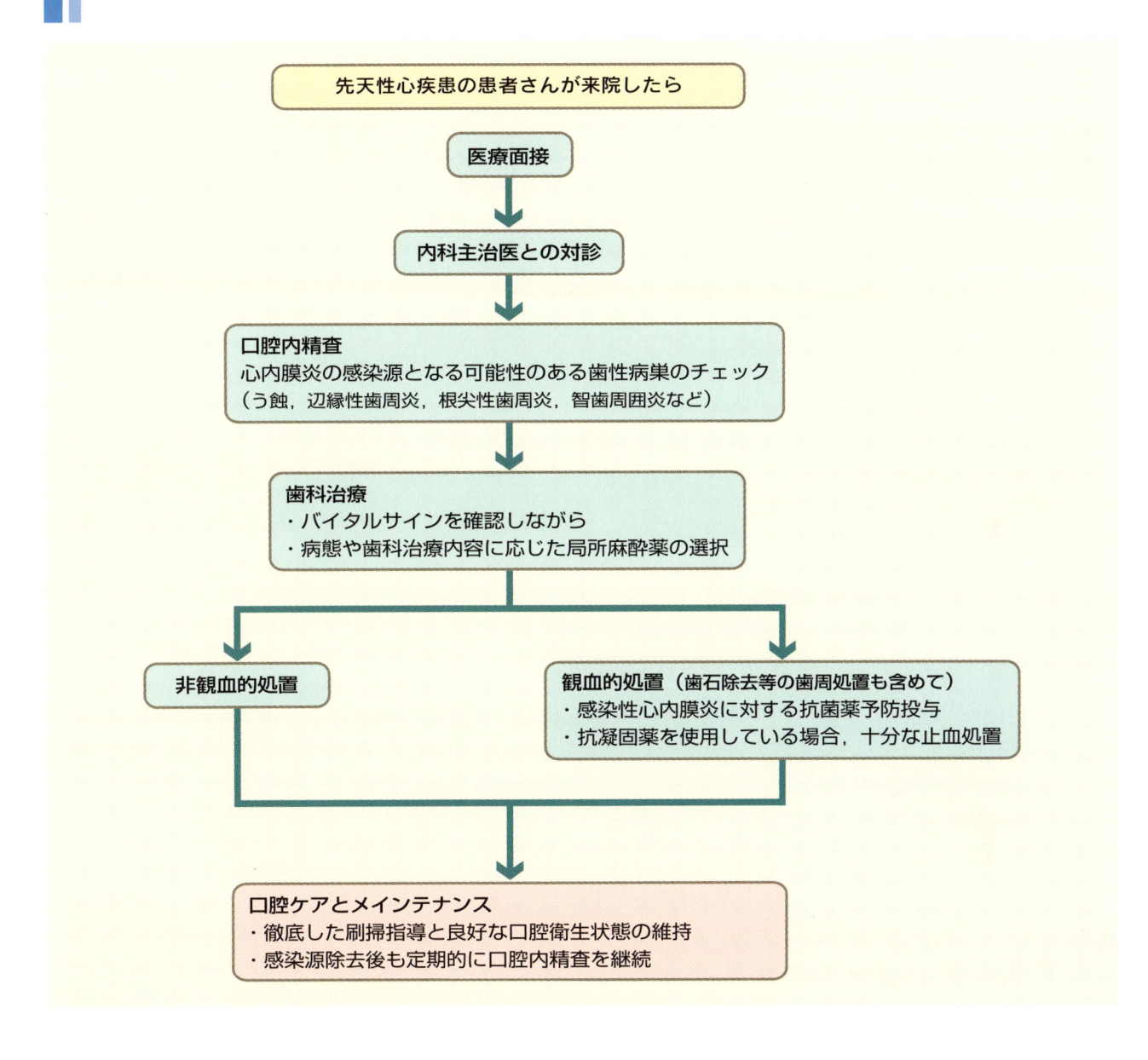

```
先天性心疾患の患者さんが来院したら
          ↓
       医療面接
          ↓
    内科主治医との対診
          ↓
   口腔内精査
   心内膜炎の感染源となる可能性のある歯性病巣のチェック
   （う蝕，辺縁性歯周炎，根尖性歯周炎，智歯周囲炎など）
          ↓
   歯科治療
   ・バイタルサインを確認しながら
   ・病態や歯科治療内容に応じた局所麻酔薬の選択
       ↙        ↘
  非観血的処置    観血的処置（歯石除去等の歯周処置も含めて）
                ・感染性心内膜炎に対する抗菌薬予防投与
                ・抗凝固薬を使用している場合，十分な止血処置
       ↘        ↙
   口腔ケアとメインテナンス
   ・徹底した刷掃指導と良好な口腔衛生状態の維持
   ・感染源除去後も定期的に口腔内精査を継続
```

>>> **歯科治療時の注意点**

Check1 ▶ 血圧，脈拍，チアノーゼの有無，呼吸状態などをチェック．

Check2 ▶ 循環と呼吸をモニタリング（血圧計，心電計，パルスオキシメータなどで）しながら歯科治療をする．必要に応じ酸素吸入の準備をする．

Check3 ▶ 観血的処置を行う場合，感染性心内膜炎に対する抗菌薬予防投与を検討．

Check4 ▶ 病態や歯科治療内容に応じた局所麻酔薬の選択．

Check5 ▶ 内服薬の確認．抗凝固薬を使用している場合，観血的処置後の出血に注意．

01 循環器系疾患

脳梗塞の患者さんが来院したら

鹿児島大学病院口腔顎顔面センター口腔外科　杉原一正

脳梗塞とは

1. 脳血管の狭窄や閉鎖により血流障害が起こり，脳組織の壊死をきたし脳に不可逆的変化が起こった状態．
2. その成因により脳血栓症と脳塞栓症に分けられる．
3. 脳血栓症は症状の出現が緩徐であるが，脳塞栓症は突発的に発症する．
4. 脳血栓症には①ラクナ梗塞，②アテローム血栓性梗塞，③心原性脳梗塞症がある．
5. 脳血栓症は，約半数に一過性脳虚血発作の既往があり，症状は段階的で睡眠中や起床時に起こりやすい．
6. 脳血栓症の症状は意識障害や片麻痺が主で，重篤になると昏睡をきたす．
7. 脳塞栓症は突発的でいつでも起こり，脳血栓症と同じ症状を呈する．
8. 脳塞栓症を起こす栓子は，ほとんどは心臓内や頸部動脈，大動脈弓の血栓が剥離したものである．

患者さんに質問すること

1. 脳梗塞の発症時期（発症後6か月以内は緊急治療以外は行わない）．
2. 現在の症状（血圧，意識レベル，麻痺の程度，ADL，摂食・嚥下障害の有無など）．
3. 脳梗塞の原因となった疾患や合併症の把握（虚血性心疾患，弁膜疾患，心房細動などの心疾患，糖尿病や合併症としてのパーキンソン症候群，てんかんなどのコントロール状態）．
4. 一過性脳虚血性発作の有無（手足のしびれ，麻痺，舌のもつれ，めまい，失神発作などの有無）．
5. 服用薬剤の確認（抗血栓薬：ワーファリンやアスピリンなど．パーキンソン症候群治療薬：L-ドーパなど．抗てんかん薬：ヒダントイン，その他の糖尿病や高血圧症治療薬など）．

口腔ケアとメインテナンス

1. 比較的軽症の場合や発症後6か月以上経過し安定している場合には，患者本人に対して通常の刷掃指導（ブラッシング指導）や歯石除去（スケーリング）を行う．
2. 意識障害，摂食・嚥下障害，麻痺などがあり，ADLが低下している患者では，家族や介助者に口腔ケアを行ってもらう．
3. 口腔ケアは口腔内を清潔に保ち，誤嚥性肺炎を予防したり，舌や味覚を刺激して咀嚼運動を促し，唾液の分泌や嚥下反射を誘発することにより機能回復にもつながるので非常に重要である．
4. 口腔ケアは，ガーゼや綿棒などで口腔内を清拭した後に歯ブラシでプラークを除去し，歯肉や舌のマッサージを行うのが基本となる．
5. 口腔内の清拭は，ポビドンヨードなどの消毒薬や水，お茶を用いて，麻痺のないほうを下にして行う．
6. 定期的な歯科検診と口腔ケアの日常的な実施が重要である．

歯科治療，口腔指導の流れ

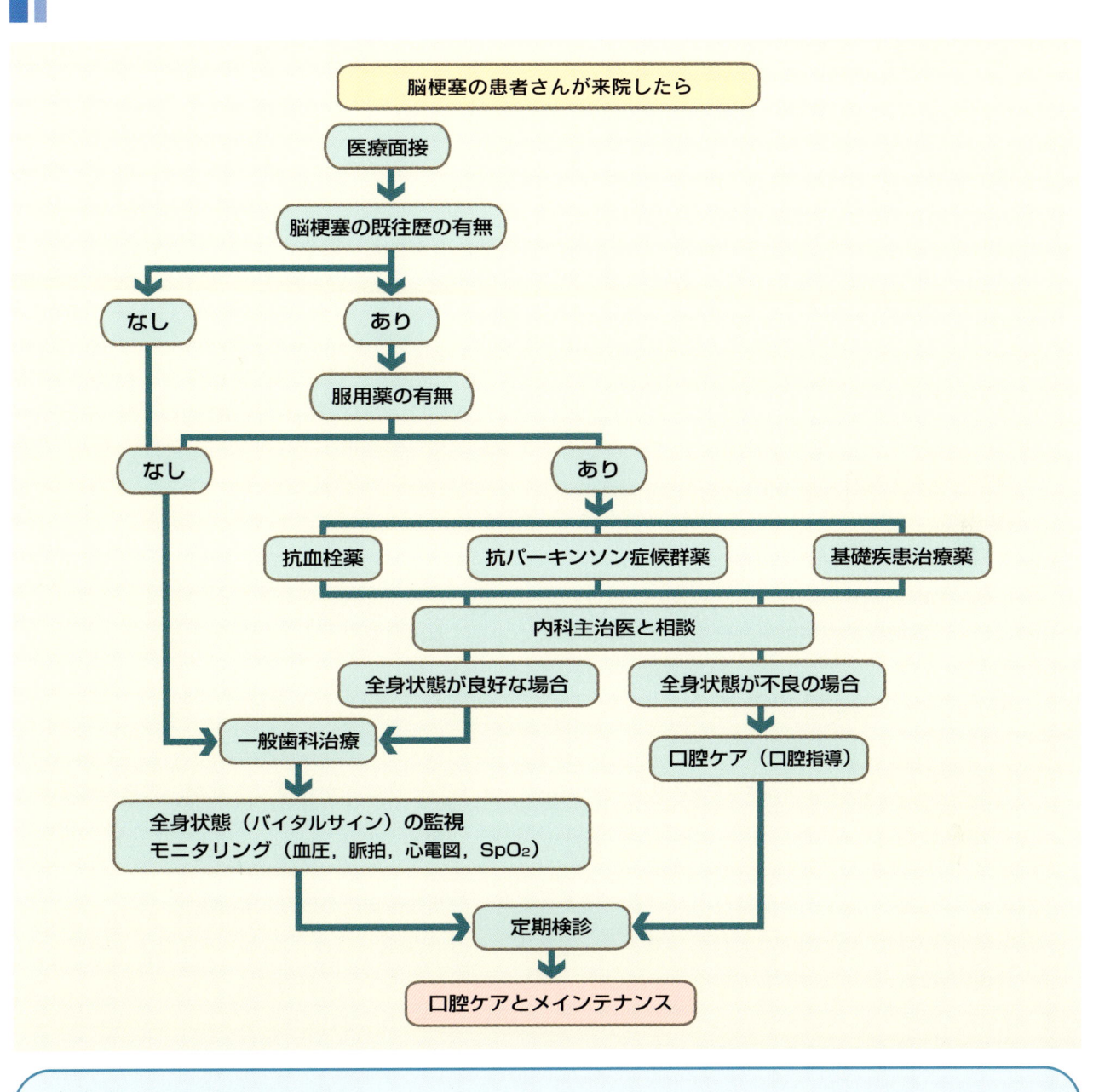

```
脳梗塞の患者さんが来院したら
        ↓
      医療面接
        ↓
   脳梗塞の既往歴の有無
    ↓          ↓
   なし         あり
               ↓
           服用薬の有無
           ↓        ↓
          なし       あり
                    ↓
    ┌───────────┼───────────┐
  抗血栓薬  抗パーキンソン症候群薬  基礎疾患治療薬
    └───────────┼───────────┘
              ↓
          内科主治医と相談
          ↓            ↓
   全身状態が良好な場合   全身状態が不良の場合
          ↓            ↓
       一般歯科治療     口腔ケア（口腔指導）
          ↓            ↓
  全身状態（バイタルサイン）の監視
  モニタリング（血圧，脈拍，心電図，SpO₂）
          ↓            ↓
             定期検診
               ↓
        口腔ケアとメインテナンス
```

>>> 歯科治療時の注意点

Check 1 ▶ 歯科治療の前に医療面接と内科主治医への対診により，脳梗塞の発症時期と現在の症状および状態について把握する．

Check 2 ▶ 患者さんが現在服用中の薬剤について確認する．抗血栓薬の服用患者では抜歯後の後出血が起こりやすい．

Check 3 ▶ 循環器系に影響を及ぼすような歯科治療は，血圧，脈拍，心電図，経皮的動脈血酸素飽和度（SpO₂）などのモニタリング下に行う．

Check 4 ▶ 糖尿病やL-ドーパ服用患者では，エピネフリン含有局所麻酔薬が使用できない場合もあるので注意する．

Check 5 ▶ 麻痺などにより体位の保持や不随意運動のある患者さんでは，誤嚥や口腔内外の軟組織の損傷に注意する．

Check 6 ▶ 発作が起きたら，ただちに治療を中止してバイタルサインをチェックする．

01 循環器系疾患

脳出血の患者さんが来院したら

愛媛労災病院　篠崎文彦

脳出血とは

脳内の血管（微小穿通枝動脈）が破綻して脳の実質内に出血をきたす疾患で，ときに脳室内やくも膜下に及ぶこともある．

【原因】
1. もっとも頻度が高いものは高血圧症に由来し，脳内の穿通枝動脈の類線維素壊死により微小動脈瘤を形成し血圧上昇にともないそれが破綻し発症する．肉体的活動時，精神的興奮時に起こりやすい．
2. 非高血圧性としては動静脈奇形，アミロイドアンギオパシー，脳腫瘍，モヤモヤ病，血液疾患などに起因するものがある．

【前駆症状】
1. 前駆症状はみられないことが多い．
2. ときに発作の数日前から頭痛，めまい，四肢のシビレ感，耳鳴り，脱力感などを認めることがある．
3. これらは高血圧症や脳動脈硬化症にともなう症状であり，脳出血特有のものとは考えにくい．

患者さんに質問すること

1. 医療面接ができるか，発語がはっきりしているか，こちらのいうことが理解できるか，含嗽や嚥下ができるか．
2. ブラッシングができるか．
3. 発症前の症状や血圧，発症前後の服用薬，過去の歯科，口腔外科疾患の既往，治療歴など．
4. 医療面接だけでなく次のことにも留意する．①意識レベルや反射の程度，麻痺の程度をよく観察する．②歯科用ユニットでの患者の体位．③開口度，嚥下反射などをみて，吸引方法などを考える．

口腔ケアとメインテナンス

1. 意識障害や麻痺が強い患者：口腔ケア用のスポンジ，ガーゼなどに口腔洗浄用消毒液で口腔内をよく清拭する．義歯ははずしておく．
2. 意識障害はなく上肢が使える患者：原則は含嗽と歯ブラシによる口腔清掃．
3. 反射がにぶく誤嚥の可能性のある患者：口腔ケア用のスポンジ，ガーゼによる清拭．
4. 舌苔が多く口臭が強い患者：スポンジや舌ブラシで舌苔の除去とうがいや口腔洗浄を頻繁に行う．

歯科治療，口腔指導の流れ

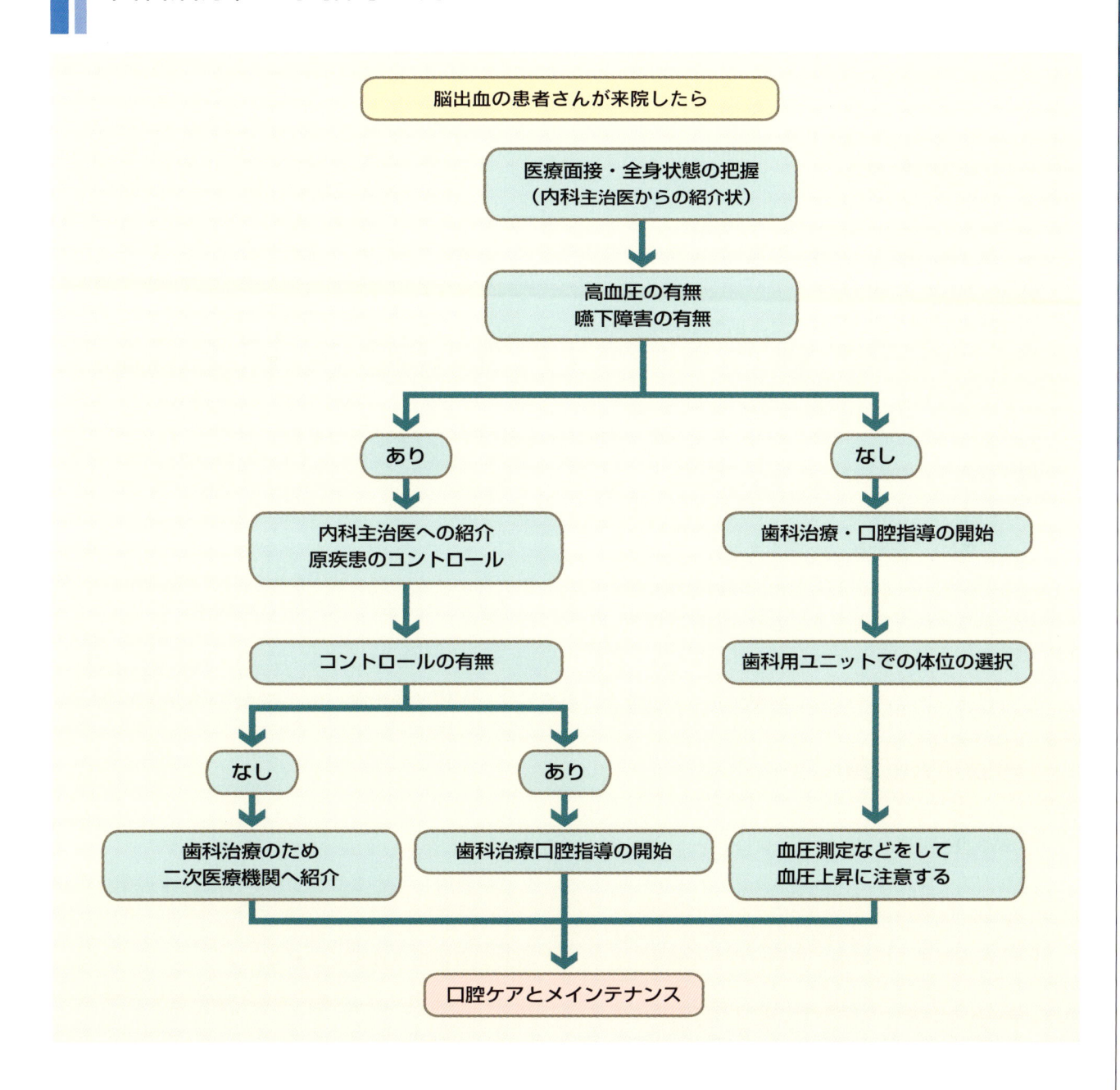

```
脳出血の患者さんが来院したら
            ↓
医療面接・全身状態の把握
（内科主治医からの紹介状）
            ↓
  高血圧の有無
  嚥下障害の有無
      ↓         ↓
    あり        なし
      ↓         ↓
内科主治医への紹介   歯科治療・口腔指導の開始
原疾患のコントロール       ↓
      ↓         歯科用ユニットでの体位の選択
  コントロールの有無        ↓
    ↓    ↓       血圧測定などをして
   なし   あり      血圧上昇に注意する
    ↓    ↓            ↓
歯科治療のため  歯科治療口腔指導の開始
二次医療機関へ紹介
            ↓
    口腔ケアとメインテナンス
```

>>> 歯科治療時の注意点

Check1 ▶ 発語があるか，発語がちゃんと聞きとれるか．意識障害や麻痺，感覚障害の程度．
Check2 ▶ 経口的に食事がとれているか，飲み込めるか，開口度，嚥下反射のチェック．
Check3 ▶ 歯科用ユニットでの体位．通常の体位で治療可能か．
Check4 ▶ 根治的処置か応急処置か．
Check5 ▶ 現在服用中の薬のチェック．

01 循環器系疾患

心内膜炎の患者さんが来院したら

横浜労災病院歯科口腔外科　小早川元博

心内膜炎とは

1. 心臓を覆う膜は，外側の外膜と，心臓の内側で心臓の弁も構成する内膜で構成される．
2. 歯科では，口腔内の常在菌が血流を介して心臓の内膜に感染する感染性心内膜炎が問題となる．適切な治療が奏功しないと死に至る重篤な疾患である．
3. 原因となる処置後，2週間以内に発症することが多く，症状は多彩で，発熱，悪寒・発汗，心雑音，貧血などがある．
4. 感染予防のため，出血をともなう処置では術前から抗菌薬の投与が必要である．
5. 感染性心内膜炎を起こしやすい疾患．
   ① ハイリスク疾患：人工弁置換術後，感染性心内膜炎の既往，チアノーゼ性先天性心疾患（ファロー四徴症など），肺動脈シャント術後．
   ② 中等度リスク疾患：上記，下記を除くほとんどの先天性心疾患，後天性弁膜症（リウマチ熱など），肥大型心筋症，弁逆流をともなう僧帽弁逸脱症．
   ③ 低リスク疾患（予防不要）：心房中隔欠損症（二次口型），心房中隔欠損症・心室中隔欠損症・動脈管開在症術後6か月以上，冠動脈バイパス術後，逆流のない僧帽弁逸脱症，ペースメーカ植え込み後．

患者さんに質問すること

1. 循環器系の既往歴（心臓弁膜症などの基礎疾患が存在する場合に発症しやすいため）．
2. 凝固薬や降圧薬（ワーファリン，アダラート®など）などを使用していることが多いため，常用薬を確認する．
3. 循環器疾患の病院名，担当医氏名を確認し，内科主治医からの情報提供を受ける．

口腔ケアとメインテナンス

1. 歯科治療での感染の原因は，抜歯や刷掃，感染根管治療に関連したものが多いとされていたが，最近の報告では，歯周病や根尖病巣などの慢性感染巣からの菌の侵入も原因と考えられている．
2. 刷掃や歯石除去によって出血部に菌が侵入すると，菌血症が起こりやすくなる．この菌血症が心内膜炎に進展するため，不用意な出血のない口腔ケアとメインテナンスが重要となる．
3. 歯科処置の約30秒前に，リスクのある患者全員にポビドンヨードなどで口腔洗浄をさせる．
4. 歯科治療後，発熱や倦怠感などがあれば，速やかに内科主治医を受診させる．

歯科治療，口腔指導の流れ

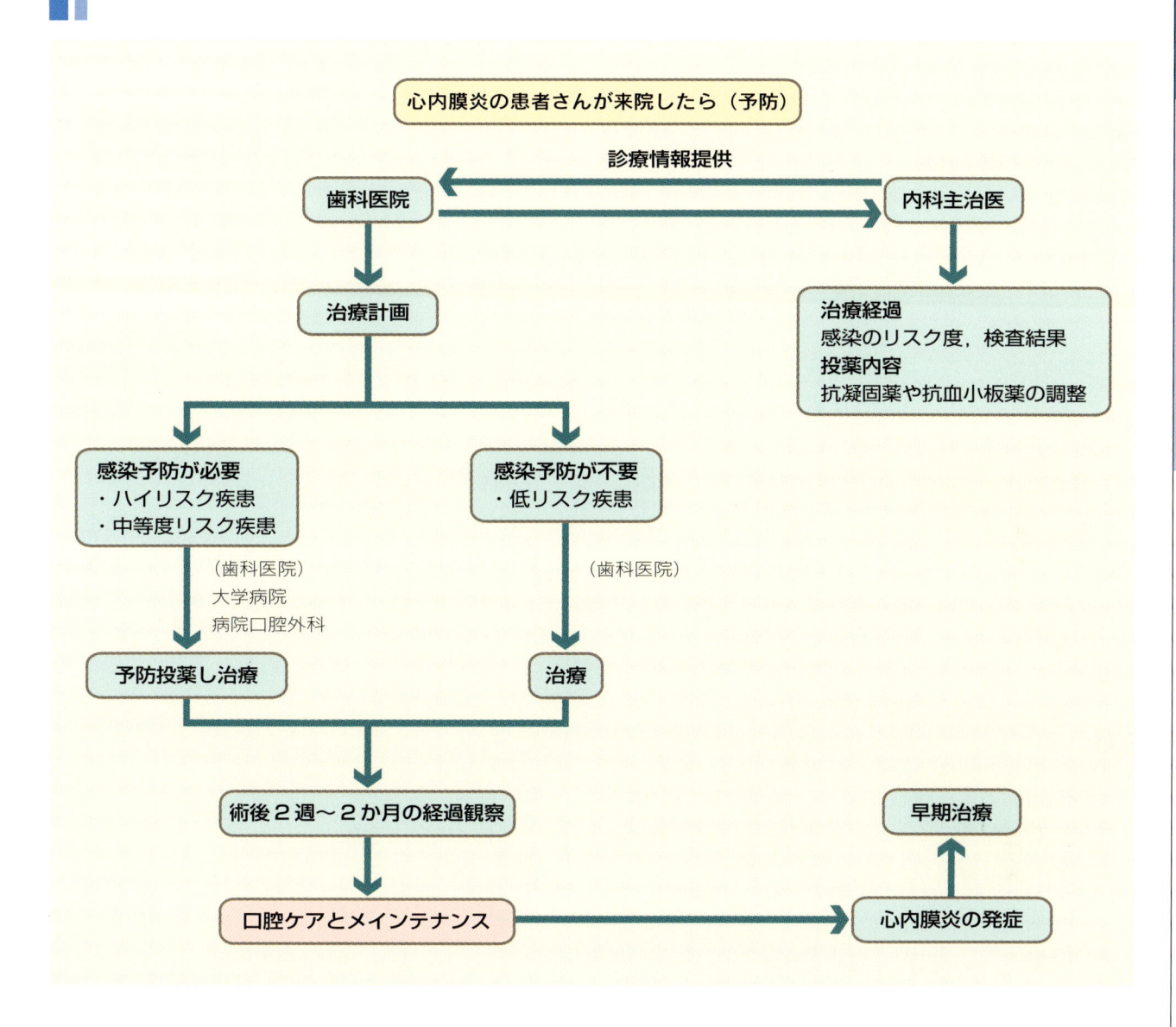

```
心内膜炎の患者さんが来院したら（予防）
                    ↓
歯科医院 ←―― 診療情報提供 ―― 内科主治医
   ↓                              ↓
   → ――――――――――――→          治療経過
                              感染のリスク度，検査結果
治療計画                       投薬内容
   ↓                          抗凝固薬や抗血小板薬の調整
   ├―――――――――┐
   ↓           ↓
感染予防が必要  感染予防が不要
・ハイリスク疾患  ・低リスク疾患
・中等度リスク疾患
   ↓           ↓
（歯科医院）   （歯科医院）
大学病院
病院口腔外科
   ↓           ↓
予防投薬し治療  治療
   ↓           ↓
   └―――――――――┘
           ↓
   術後2週〜2か月の経過観察
           ↓
   口腔ケアとメインテナンス ―――→ 心内膜炎の発症 ――→ 早期治療
```

>>> 歯科治療時の注意点

Check1 ▶ 歯科治療の内容と心臓疾患から，心内膜炎を起すリスクがどの程度であるのか判断する．内科主治医に連絡し，治療経過を確認する（抗凝固薬や抗血小板薬に関しては他の項参照）．

Check2 ▶ 歯科医院で治療可能なのか，大学や病院口腔外科に依頼するのかを決定．

Check3 ▶ 抗菌薬による感染性心内膜炎予防投与方法（成人）．
①アモキシシリン（AMPC）を処置1時間前に2g経口投与．
②経口薬が飲めない場合は，アンピシリン（ABPC）を処置30分前に2gを筋注または静注．
③ペニシリンアレルギーの場合は，クリンダマイシン（CLDM）600mgやクラリスロマイシン（CAM）500mgなどを処置1時間前に経口投与．
④経口薬が飲めず，かつペニシリンアレルギーの場合は，クリンダマイシンやセファゾリン（CEZ）などを筋注または静注．

Check4 ▶ 術後2週間は発熱などの経過観察を行う．

02 代謝性疾患

糖尿病の患者さんが来院したら

明海大学歯学部病態診断治療学講座口腔顎顔面外科学第1分野　嶋田　淳

糖尿病とは

1. インスリンの作用不足による慢性の高血糖状態を主徴とする代謝性疾患群である．
2. 成因に基づき1型と2型に分類する．
3. 1型は膵β細胞の破壊による絶対的インスリン欠乏に至る．
4. 2型はインスリン分泌低下を主体とするものと，インスリン抵抗性が主体でそれにインスリンの相対的不足をともなうものがある．
5. 血糖値はインスリンの作用により65〜110mg/dlの狭い範囲に保たれる．
6. 血糖値が170〜180mg/dlの腎臓での排泄閾値を越えると糖が尿に排泄される．
7. インスリン不足によって遊離脂肪酸が増加し，糖尿病性動脈硬化症の原因となる．その結果，脳梗塞，虚血性心疾患や糖尿病性網膜症と白内障が生じる．
8. 高血糖状態の持続は蛋白尿から腎機能低下，ネフローゼ症候群を呈し，さらに糖尿病性腎症から腎不全となる．

患者さんに質問すること

1. 糖尿病の既往歴の有無．
2. 経口血糖降下薬やインスリン製剤などの糖尿病治療薬の服用の有無と種類．
3. 糖尿病の罹病期間．
4. 糖尿病の病型と原因疾患．
5. 血糖値のコントロール状態と臨床検査結果（尿糖と尿中ケトン体の有無，空腹時血糖値，フルクトサミンとヘモグロビンA1c値）．
6. 糖尿病による慢性合併症（高血圧症，狭心症，心筋梗塞，脳梗塞）の有無．

口腔ケアとメインテナンス

1. 口渇や易感染性により歯周病が重症化しやすい．
2. 歯頸部う蝕が多発する傾向がある．
3. 清掃指導と二次う蝕になりにくい修復法を選択する．
4. 歯性感染症が重篤化しやすい．
5. 創傷治癒が遅延する．
6. 口腔清掃とクリーニングを実施し，口腔内をつねに清潔に保つ．
7. 感染源となるう蝕歯や根尖病巣を有する歯は早期に治療を完了する．
8. 口腔内に重症な炎症があると糖尿病を悪化させる誘因となる．
9. 無歯顎では顎堤が吸収しやすく金属床義歯では早期に不適合になりやすい．

歯科治療，口腔指導の流れ

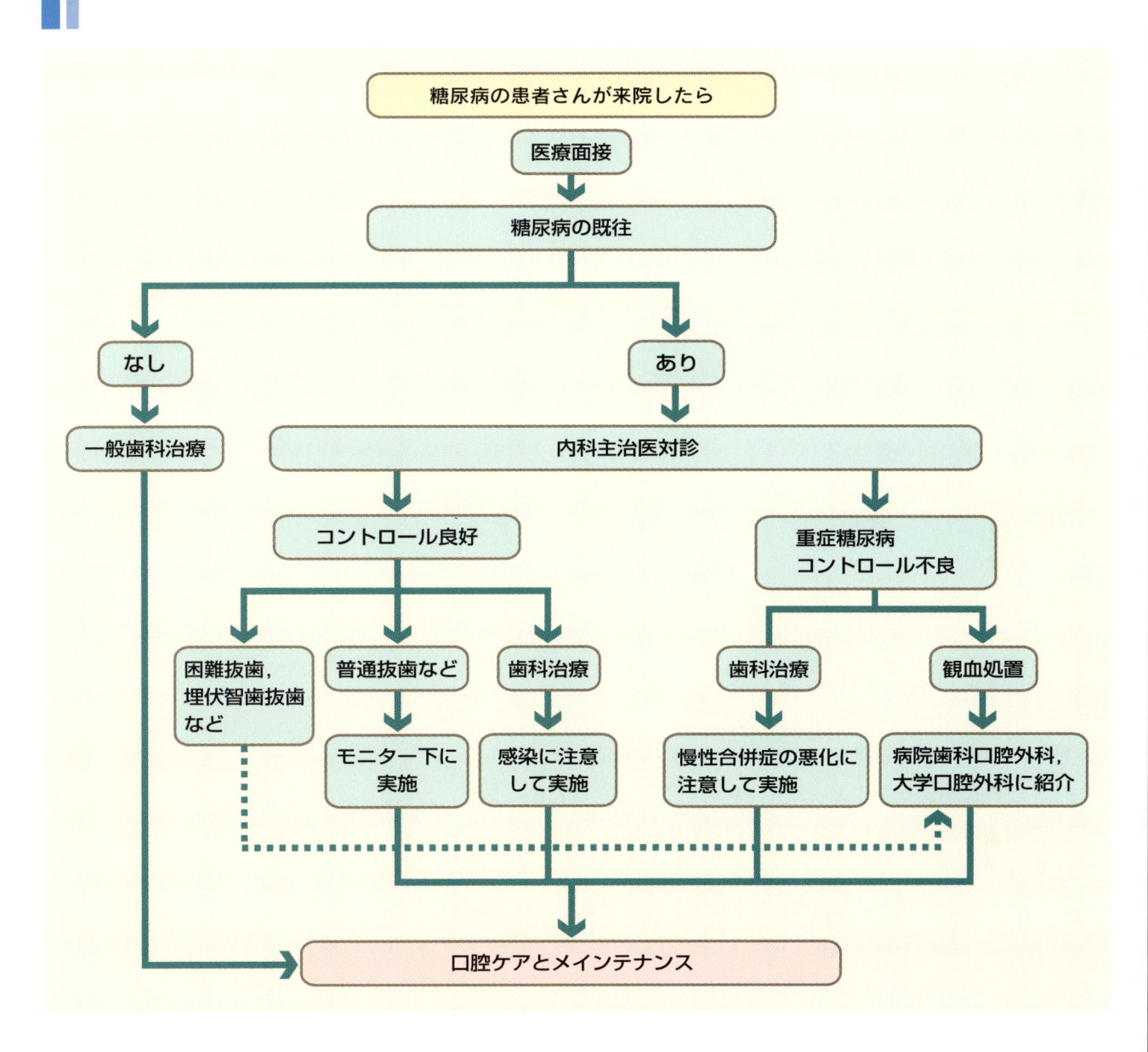

```
糖尿病の患者さんが来院したら
         ↓
      医療面接
         ↓
     糖尿病の既往
      ↓      ↓
     なし     あり
      ↓       ↓
  一般歯科治療  内科主治医対診
           ↓              ↓
       コントロール良好    重症糖尿病
                         コントロール不良
    ↓     ↓      ↓        ↓        ↓
 困難抜歯, 普通抜歯 歯科治療  歯科治療  観血処置
 埋伏智歯  など                      
 抜歯など                            
          ↓      ↓        ↓        ↓
       モニター下 感染に注意 慢性合併症  病院歯科口腔外科,
       に実施   して実施  の悪化に   大学口腔外科に紹介
                       注意して実施
                ↓
        口腔ケアとメインテナンス
```

> ### 歯科治療時の注意点

Check1 ▶ 低血糖発作が生じることがある．
Check2 ▶ 意識障害やあくび，悪心などの症状が急速に起こる．
Check3 ▶ 昼食前や夕食前の治療を避ける．
Check4 ▶ 過血糖の患者さんでは外科処置は禁忌である．
Check5 ▶ 内科で血糖のコントロール後治療を行う．
Check6 ▶ コントロール不良患者では創傷治癒が遅延し，術後感染も生じやすい．
Check7 ▶ 外科処置の範囲は2歯程度とする．
Check8 ▶ 術前から抗生物質を投与する．
Check9 ▶ 高血圧症，狭心症，心筋梗塞，脳梗塞などの合併症がある患者さんでは，重症度を評価して歯科処置の適否と程度を決定する．
Check10 ▶ 治療中は血圧と心電図，酸素飽和度をモニターし，鎮静法などのストレスを少なくする方法を講じる．

02 代謝性疾患

甲状腺機能亢進症の患者さんが来院したら

佐賀大学医学部歯科口腔外科学講座　山下佳雄／後藤昌昭

甲状腺機能亢進症とは

1. 甲状腺から分泌される血中甲状腺ホルモンの量が何らかの原因で増加したために起こる，甲状腺機能の過剰による疾患．
2. 代表的疾患であるBasedow病（Graves病）のほかに，亜急性甲状腺炎，無痛性甲状腺炎などがある．
3. またPlummer病，橋本病，甲状腺刺激ホルモン産生腫瘍などの疾患に稀にともなう．
4. 症状は甲状腺腫，眼球突出，心悸亢進，息切れ，振戦，体重減少，発汗，高血圧，微熱，不眠など．
5. 発症は思春期以後30歳代に多い．Basedow病は全女性の2％近くに発症するが，男性の発症は女性の1/10とされている．
6. 検査所見として血中甲状腺ホルモン（T3；トリヨードサイロニン，T4；サイロキシン）の上昇，TSH（甲状腺刺激ホルモン）の抑制がある．
7. 甲状腺機能亢進症では歯の萌出が早くなる．

患者さんに質問すること

1. 本疾患が疑われる場合，以下のことをたずねる．
①階段途中でうずくまったり，胸痛などはなかったか．②最近の血圧．③温暖な天候時に発汗や暑がりを訴えるか．④疲労感はないか（疲れやすくないか）．⑤食欲はあるのに体重が減少していないか．⑥不眠はないか．⑦注意力が散漫になっていないか（イライラすることがないか）．⑧指先に震えはないか（細かい振戦はないか）．⑨筋力の低下はないか．⑩最近，脱毛はないか．⑪（女性なら）月経不順はないか．とくに高齢者では症状がはっきりしないことが多いので注意する．
2. 本疾患が判明している場合，以下のことをたずねる．
①治療はいつから始まったか，どこで治療しているか．②最近の病状（コントロールはついているのか）．③（内服治療中の場合）内服はきちんとしているか．

口腔ケアとメインテナンス

1. 本疾患の一般的な治療で甲状腺ホルモンを正常に保っておけば，日常生活には何の支障もないとされている．特徴的な口腔内の症状もない．よって一般的なう蝕，歯周病予防のための口腔ケアを心がける．
2. しかし，抗甲状腺薬による治療を受けている患者さんでは，白血球減少症などの副作用を併発していることがあるので，感染予防に配慮しなくてはならない．よって歯性感染症にも十分な注意が必要となる．日々の一般的な口腔ケアの重要性はいうまでもない．
3. 歯科医院でのメインテナンスを定期的に受診することが望ましい．
4. 一部，口腔粘膜にアジソン病に似た斑状の色素沈着（びまん性色素沈着）が起こりうる．しかし，これらの患者さんに対して，歯肉漂白（メラニン色素除去）はあまり有効ではない．

甲状腺機能亢進症

歯科治療，口腔指導の流れ

```
甲状腺機能亢進症が疑われる患者さんが来院したら
            ↓
         医療面接
      ↓     ↓     ↓
    加療中  未治療  疑わしい
      ↓     ↓       ↓
   内科主治医へ問い合わせ  ・口腔ケアの指導
   ・症状確認          ・内科受診を勧める
   ・未治療なら加療依頼
            ↓
       口腔ケアの指導
            ↓
     治療前の十分な説明
     ・コントロールがついてから歯科治療
       を始めることが望ましい
            ↓
     一般歯科治療
     ・抜歯などの比較的侵襲の大きな治療は後にまわす
            ↓
  外科処置が必要な際は
  ・易感染性のため，術前，術後の感染対策を行う
   → 病院歯科へ紹介
            ↓
    口腔ケアとメインテナンス
    ・歯性感染症への十分な注意
```

>>> 歯科治療時の注意点

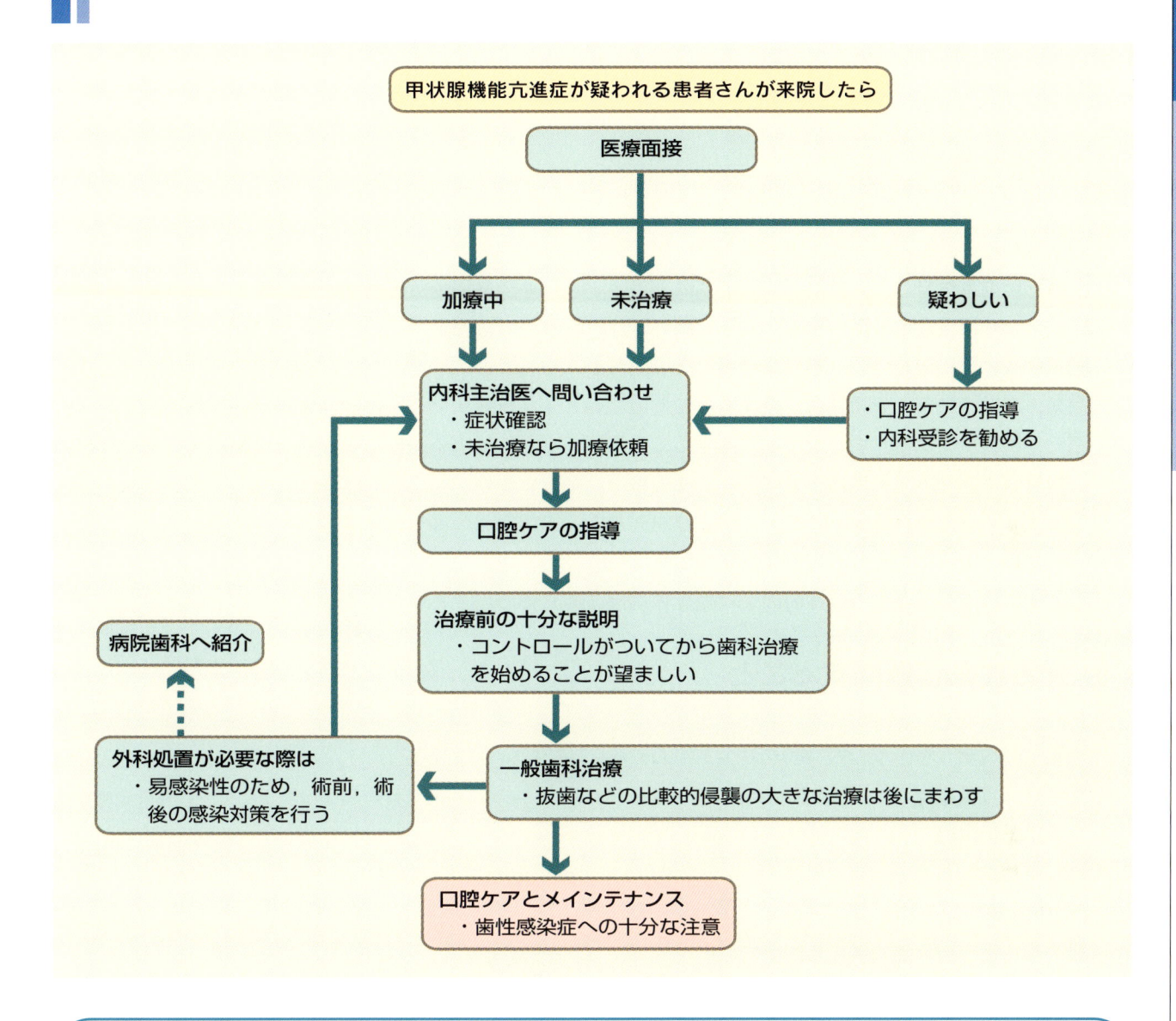

Check1 ▶ 肉体的，精神的興奮を抑える．治療前に治療について十分な説明をして，安心感を与える．

Check2 ▶ 場合によっては精神安定薬の服用も考慮する．必要に応じて静脈内鎮静法を併用する．

Check3 ▶ できるだけ内科的に甲状腺機能をコントロールしてから歯科治療を行う．

Check4 ▶ 高血圧の場合が多く（二次性高血圧），治療中の急激な体位の変換は避ける．

Check5 ▶ 十分な局所麻酔が必須．ただしエピネフリン添加の局所麻酔薬は禁忌．キシロカイン単味あるいはシタネストを使用する．緊張と疼痛は血圧上昇による痙攣や，重篤な際は脳内出血，脳梗塞の原因となる．

Check6 ▶ 循環系では洞頻脈（約40％）や心房細動（約15％）を誘発しやすい．

Check7 ▶ 極端に甲状腺機能亢進が進むと，甲状腺クリーゼとなり危険（死亡率70〜100％）．発熱，せん妄，痙攣発作，昏睡，嘔吐，下痢，黄疸をともなう致命的な状況を引き起こす．

Check8：症状が出現した際（発作時）は，すぐに歯科治療を中止し半座位にする．バイタルサインをチェックしながら酸素吸入を行う．精神安定を図る．

03 呼吸器系疾患

喘息の患者さんが来院したら

信州大学医学部歯科口腔外科学教室　倉科憲治

喘息とは

1. 気道粘膜のアレルギー性疾患である．
2. 種々の刺激に対し，気管および気道粘膜が過敏となって広範囲の気道狭窄を起こす．
3. 気道狭窄は気管平滑筋の攣縮，気道粘膜の浮腫，粘液の分泌増多によって生じる．
4. 発作時には，激しい咳，喀痰，喘鳴，呼吸困難がみられる．
5. 発作型と慢性型に分類され，発作型は発作のないときは無症状で，慢性型は常時軽い喘鳴がある．
6. 発作の機序により，アレルギーが関与するアトピー型，気道感染が因子となる感染型および混合型に分類される．アトピー型は小児に多く，感染型は高齢者に多い．
7. アスピリンや酸性非ステロイド系消炎鎮痛薬によって誘発されるものをアスピリン喘息とよぶ．
8. 激しい運動後に起こるものを運動誘発喘息という．
9. 不安，ストレスなどの精神的因子は発作の誘因であり増悪因子となる．

患者さんに質問すること

1. 喘息の種類（発作の状況，誘因などをたずね種類を判断する）．
2. 喘息の重症度（発作時の症状により発作強度を判断し，1週間に何回発作が起こるかなど発作の頻度と併せて重症度を判定）．
3. 喘息治療の有無（治療を受けているかたずねる．治療を受けている場合は，内科主治医，治療内容，投薬内容を確認）．
4. アレルギーの有無（喘息患者の3割以上は薬剤アレルギーがある）．
5. アスピリン喘息の可能性（アスピリン喘息と診断されたことがあるか，鎮痛剤や風邪薬などによる喘息発作歴の有無を確認）．

口腔ケアとメインテナンス

1. 喘息患者に特有の口腔ケアやメインテナンスを考慮する必要はなく，健常者と同じ方法でよい．
2. 吸入ステロイド薬を多用している喘息患者では，口腔カンジダの発生を認める場合があり，対応が必要である．
3. 口腔ケアやメインテナンスなどの処置によっても発作が誘発されることがある．
4. 処置時の注意点は歯科治療時の注意点と同じ．

歯科治療，口腔指導の流れ

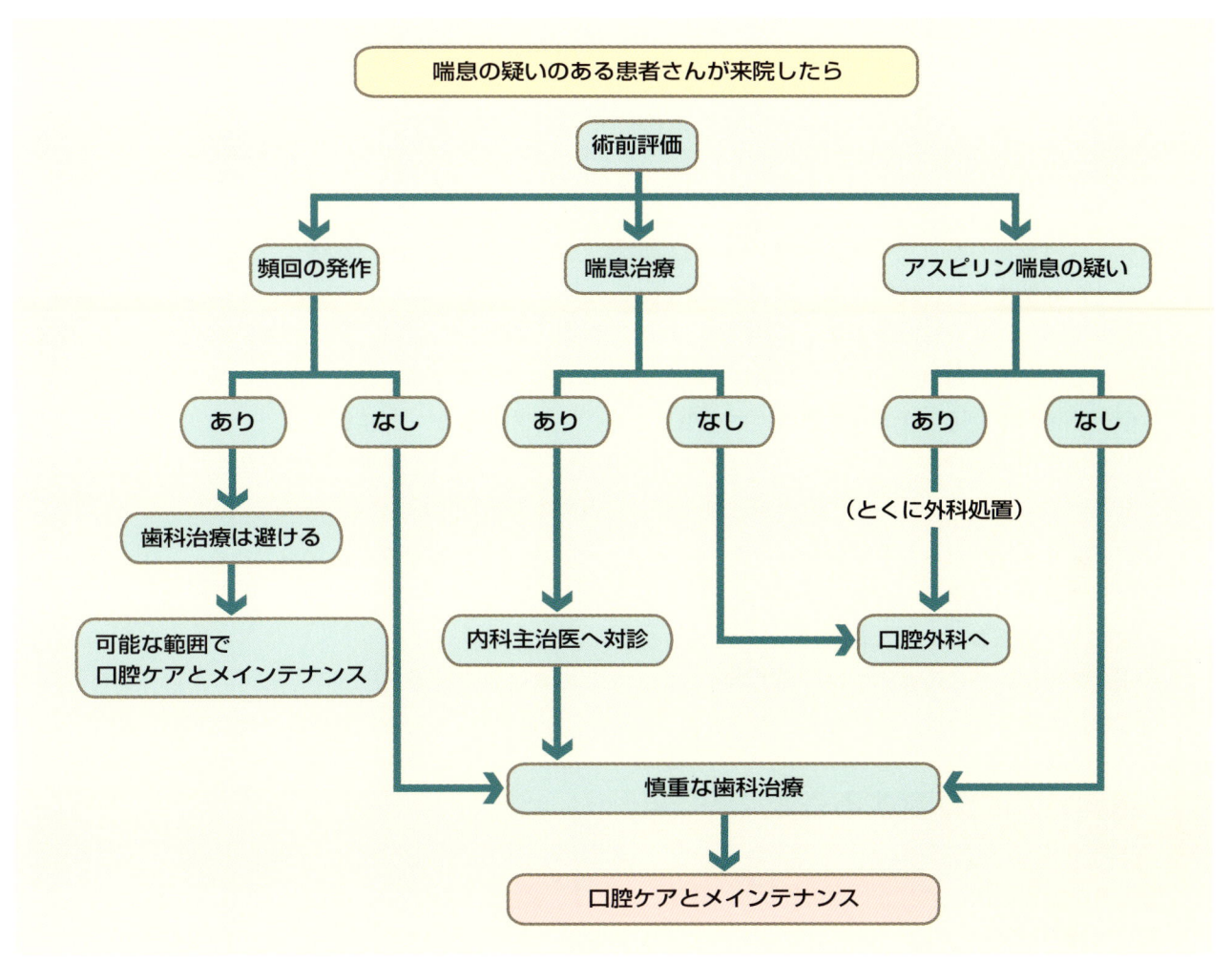

```
喘息の疑いのある患者さんが来院したら
          ↓
        術前評価
    ┌─────┼─────┐
  頻回の発作  喘息治療  アスピリン喘息の疑い
   ┌─┴─┐  ┌─┴─┐    ┌─┴─┐
  あり なし あり なし   あり なし
   ↓        ↓              （とくに外科処置）
 歯科治療は避ける          ↓
   ↓        ↓          口腔外科へ
 可能な範囲で  内科主治医へ対診
 口腔ケアとメインテナンス
          ↓
       慎重な歯科治療
          ↓
      口腔ケアとメインテナンス
```

>>> 歯科治療時の注意点

Check1 ▶ 発作を頻回に起こしている時期，発作の起こりやすい時間帯は処置を避ける．好発するのは，夜半から早朝，季節の変わり目（とくに秋）である．
Check2 ▶ 長時間の治療は避ける．
Check3 ▶ 治療薬を確実に服用しているか確認する．
Check4 ▶ 内科主治医およびその連絡先を確認する．
Check5 ▶ 携帯用吸入薬を持参させる．
Check6 ▶ 発作の誘因となる因子を避ける．
・刺激性のある薬剤，粉塵の吸引
・注水，吸水，印象時の刺激を軽減
・不安，緊張を軽減
Check7 ▶ アスピリン喘息患者への投薬，麻酔．
・なるべく投与しない．
・使用時は非酸性あるいは塩基性鎮痛剤とする．
・着色された抗菌薬などは避ける．
・防腐剤による発作の可能性がある場合は，カートリッジの局所麻酔薬を使用しない．
Check8 ▶ 治療中に喘息発作が起こったら．
[小発作時]
・呼吸しやすい姿勢（起座）をとらせ，水を飲ませる．
・腹式呼吸をさせる．
・携帯している吸入薬を使用させる．
[中発作時]
・呼吸困難時は O_2 吸入（1～2 l/分）．
・内科医への連絡．
[大発作時]
・チアノーゼ，意識障害，失禁がみられれば専門病院へ搬送．

04 消化器系疾患

非ウイルス性肝炎の患者さんが来院したら

浜松労災病院口腔外科　廻　俊一

非ウイルス性肝炎とは

1. 肝炎は何らかの原因で肝臓に炎症が起こり，発熱，黄疸，全身倦怠等の症状をきたす疾患であるが，そのうち，ウイルスに起因しない肝炎を指す．
2. 非ウイルス性肝炎にはアルコール性肝炎，代謝性肝炎，薬剤性肝炎，自己免疫性肝炎などがあげられる．
3. 本邦では肝炎の約80％がウイルス性肝炎で，約20％が非ウイルス性肝炎で占められている．適切な治療がなされない場合は，慢性進行性肝疾患となり，やがて肝硬変へと移行する．
4. 全肝疾患中におけるアルコール性肝炎の比率は約10％で，飲酒量の多い男性が女性に比較して大多数を占めている．アルコール性肝炎が肝硬変全体に占める発病率は約15％である．
5. 代謝性肝炎の原因としては脂肪肝，ヘモクロマトーシス，Wilson病などがある．
6. 薬剤性肝炎とは薬剤（毒物，化学物質）による直接的あるいは間接的肝障害で，自覚症状に乏しく肝機能検査で発見されることが多い．
7. 自己免疫性肝炎は慢性活動性肝炎であり，病因として自己免疫性の機序が関与している病態をいう．
8. 病態による分類では，急性肝炎，劇症肝炎（急性型，亜急性型，遅発性肝不全），慢性肝炎があげられる．

患者さんに質問すること

1. 発熱や食欲不振，倦怠感の有無（これらがある場合は，血液検査を行う）．
2. 血液検査でAST，ALTの上昇を示したことがあるか（ある場合は肝炎が疑われる）．
3. 飲酒歴，肝臓疾患の治療歴，大きい手術を受けた際，輸血の既往歴があるか．
4. 過去に医師よりウイルス性肝炎の指摘を受けたことがあるか．
5. 肥満および糖尿病があるか，あるいは医師より脂肪肝を指摘されたことがあるか．
6. 副腎皮質ホルモンや，抗菌薬，抗癌剤，抗ウイルス剤などの投与の既往があるか．

口腔ケアとメインテナンス

1. すでに受診している肝臓病治療の主治医に診療情報を提供してもらい，肝炎の程度に相応した口腔ケア計画を立て実行する．
2. 治療計画に基づく，プラークコントロールとスケーリング・ルートプレーニングが徹底するように努める．
3. 出血傾向があるため，スケーリングに際しては患者への事前説明を行うことと，歯周ポケットは数回に分けて丁寧に深部に至るように心がける．
4. 歯周組織の損傷は，つねに創傷治癒遅延と二次感染を助長させうることを念頭に置き慎重に行う．

歯科治療，口腔指導の流れ

```
非ウイルス性肝炎の患者さんが来院したら
             ↓
          医療面接
             ↓
現在受診している科があれば，主治医に情報を提供してもらい，肝炎の疑いが
あるかを調べる
             ↓
・肝炎がウイルス性か非ウイルス性かを知る
・非ウイルス性肝炎の場合は，アルコール性，代謝性，薬剤性，自己免疫性か
 を把握し，同時に病態により急性，劇症，慢性かの分類を明確にする
         ↙         ↘
  急性肝炎，劇症肝炎      慢性肝炎
      ↓                 ↓
外科的処置は避け，保存的  肝炎治療中の患者は内科主治医と連携し
療法も極力口腔粘膜に侵   て症状の進行を把握しながら治療を行う
襲のない方法を選択する
         ↘         ↙
          一般歯科治療
             ↓
       口腔ケアとメインテナンス
```

》》》 歯科治療時の注意点

Check1 ▶ 血小板減少，血液凝固因子の産生量の低下が認められる場合は，術後出血が予測される治療は避ける．

Check2 ▶ 抜歯後に抜歯窩の搔爬を行い，不良肉芽組織を除去し，後出血を防止する．洗浄処置を行った後，可吸収性止血剤（酸化セルロース）を挿入後，周囲歯肉を縫合糸にて完全閉鎖創とする．滅菌ガーゼまたは歯科用包帯剤で圧迫する．

Check3 ▶ 創部の感染と治癒遅延を予測して，術後の創部洗浄処置と口腔清掃の指導を十分に行う．

Check4 ▶ 肝障害によって薬剤の副作用が強くでることがあり，抗菌薬や鎮痛薬の投与期間を慎重に行う．

Check5 ▶ 二次感染を起こす可能性が大きいので，不必要に歯周組織を損傷させないように行う．

04 消化器系疾患

ウイルス性肝炎の患者さんが来院したら

石川県立中央病院歯科口腔外科　宮田　勝

ウイルス性肝炎とは

1. 肝炎ウイルスの感染により肝障害をきたす疾患．
2. 肝炎ウイルスには，A型，B型，C型，D型，E型がある．とくに，B型とC型が重要である．
3. B型肝炎は，血液感染し，垂直感染（母児感染）と幼少時の水平感染がある．潜伏期間は2週間～数か月である．多くは3か月以内に完治するが，1％は劇症肝炎になる．慢性化率は1～2％である．
4. B型肝炎ウイルス持続感染者の15～20％は慢性肝炎になり，一部は肝硬変，肝癌になる．
5. C型肝炎は血液感染する．薬物乱用者間で増加している．大人が感染し，急性肝炎を発症すると70％前後は慢性化し，その30％前後は肝硬変，肝癌になる．肝癌の80％はC型肝炎由来である．
6. 自覚症状に，全身倦怠感，食欲低下，眼球結膜の黄色化，褐色尿がある．慢性肝炎の多くは肝臓が腫れて外から触れる．手のひらの赤色化（手掌紅斑）や鼻の先が赤くなるなどの他覚所見がある．

患者さんに質問すること

1. 全身倦怠感，食欲低下，発熱はないか．眼球結膜の黄色化（黄疸）や褐色尿はないか．
2. 吐き気，嘔吐，足が腫れるなどの浮腫はないか．
3. 肝炎と診断されたことがないか．採血で肝機能異常を指摘されたことがないか．
4. 手術歴があれば，輸血を受けたことがあるかどうか．
5. 家族内で肝炎に罹患した人はいないかどうか．
6. 肝炎の治療を受けているならば，どのような治療を受けているか，積極的な治療時期かどうか．
7. インターフェロン治療中であるかどうか．血小板数が減少し，出血傾向があるのではないか．
8. 最近の自らのデータは知らされているかどうか．GOT（AST）値やGPT（ALT）値は把握しているか．
9. 血が止まりにくいことはないか．歯石除去後に出血があったことはないかどうか．

口腔ケアとメインテナンス

1. ちょっとした傷で出血しやすい．出血を恐れて刷掃を行わないと，歯周病の増悪や難治性の歯性感染を生じやすい．口腔衛生指導や歯肉の損傷を避けての歯石除去などを定期的に行う必要がある．
2. 肝障害が進むと，歯肉から出血しやすくなる．歯肉を傷つけないように，軟毛の歯ブラシを選択して刷掃指導を行ったり，湿らせたスポンジブラシを使用するなど工夫して指導する．
3. 歯ブラシを介した家族や他人への感染の危険性について具体的に指導する．
4. 重度の肝障害では口渇が生じる．口腔乾燥を防ぐ指導を行う．
5. 眼球結膜の黄色化，泥状の皮膚の色素沈着や手指の震え，手のひらの赤色化などがあれば出血傾向を疑う．出血傾向がある場合は，外科処置はもちろん歯肉縁下の歯石除去は避ける．

歯科治療，口腔指導の流れ

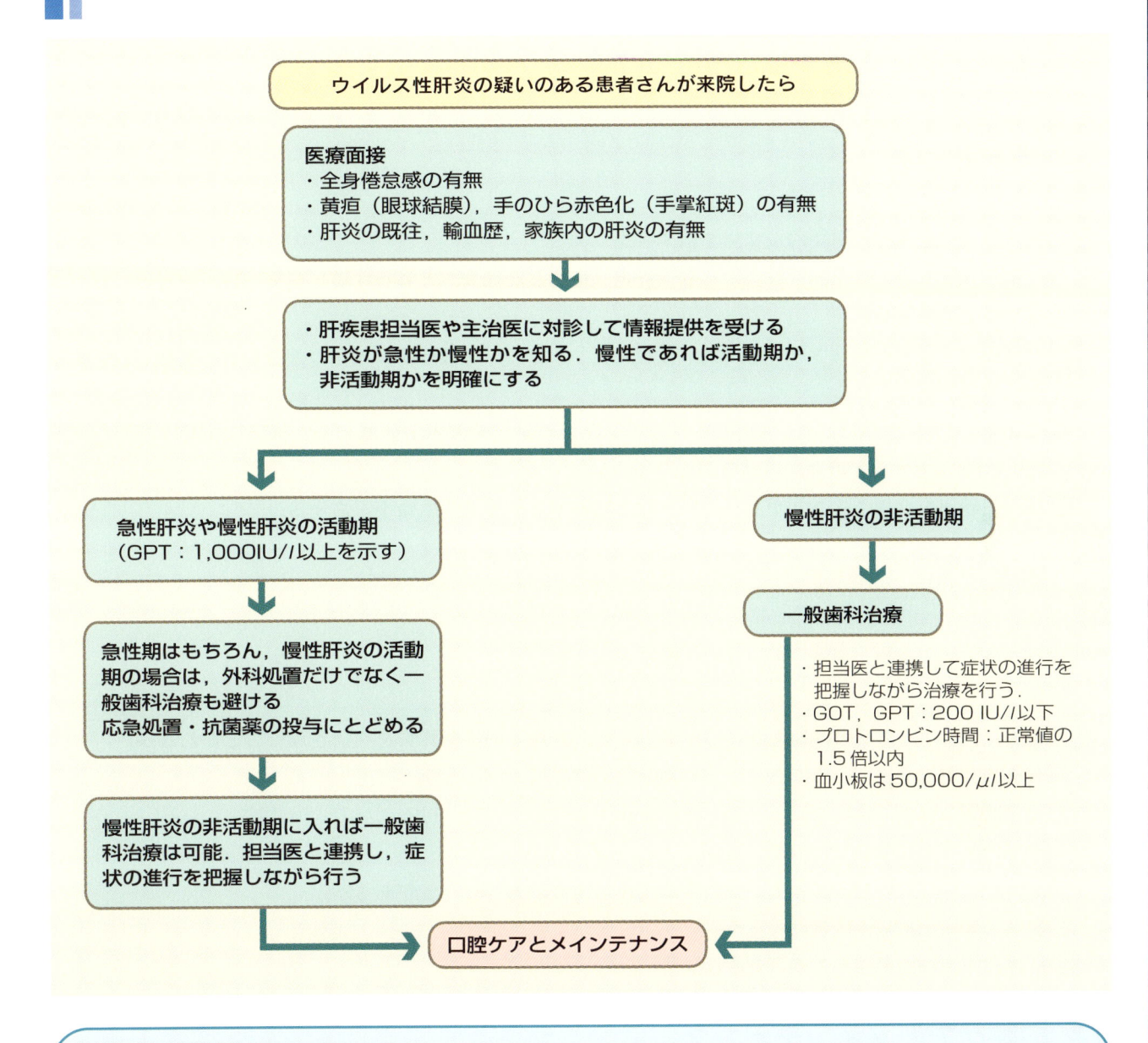

```
ウイルス性肝炎の疑いのある患者さんが来院したら
            ↓
医療面接
・全身倦怠感の有無
・黄疸（眼球結膜），手のひら赤色化（手掌紅斑）の有無
・肝炎の既往，輸血歴，家族内の肝炎の有無
            ↓
・肝疾患担当医や主治医に対診して情報提供を受ける
・肝炎が急性か慢性かを知る．慢性であれば活動期か，
　非活動期かを明確にする
       ↓                              ↓
急性肝炎や慢性肝炎の活動期          慢性肝炎の非活動期
（GPT：1,000IU/l以上を示す）              ↓
       ↓                          一般歯科治療
急性期はもちろん，慢性肝炎の活動
期の場合は，外科処置だけでなく一   ・担当医と連携して症状の進行を
般歯科治療も避ける                    把握しながら治療を行う．
応急処置・抗菌薬の投与にとどめる   ・GOT，GPT：200 IU/l 以下
       ↓                          ・プロトロンビン時間：正常値の
慢性肝炎の非活動期に入れば一般歯       1.5 倍以内
科治療は可能．担当医と連携し，症    ・血小板は 50,000/μl 以上
状の進行を把握しながら行う
       ↓                              ↓
            口腔ケアとメインテナンス
```

>>> 歯科治療時の注意点

Check1 ▶ 慢性肝炎の非活動期であれば一般の歯科治療は可能だが，急性肝炎や慢性肝炎の活動期では，応急処置や抗菌薬の処方にとどめる．肝疾患担当医と連携を図る．

Check2 ▶ 急性肝炎の場合，GPT（ALT）値は 1,000 IU/l 以上を示す．一般歯科治療は，GPT200 以下を目安に行う．外科処置は，血小板数 50,000/μl 以上であること．

Check3 ▶ 抗菌薬の選択の注意点として，肝臓で代謝される薬剤は避ける必要がある．腎代謝のセフェム系，ペニシリン系，ニューキノロン系を第一選択とする．

Check4 ▶ 院内感染の基本的対策として，グローブの着用，ゴーグル（メガネ），マスクを使用する．感染の危険のある血液・体液との直接接触を避けることが必要である．

Check5 ▶ 針刺し事故による肝炎発症リスクは，B 型肝炎ウイルス汚染血液で 6〜30％とされる．事故が起きた場合は，48 時間以内に肝炎ウイルス抗体検査と治療を行う．

04 消化器系疾患

肝硬変の患者さんが来院したら

日本歯科大学附属病院総合診療科　多保　学

肝硬変とは

1. 慢性の肝機能障害の末期的な状態を指す疾患.
2. 肝硬変の成り立ちは，急性肝炎から慢性肝炎へ進行し肝硬変へと移行する．最終的には原発性肝癌へ移行するものがある．
3. 肝機能がなんとか維持されている代償性肝硬変と，黄疸，肝性脳症，腹水，浮腫などの症状が合併する非代償性肝硬変がある．
4. 血小板，プロトロンビン，フィブリノーゲンなどの血液凝固因子の低下や，播種性血管内凝固症候群（DIC）を併発すると出血傾向は著明となる．
5. 食道静脈瘤を合併することがあり，いったん破綻すると患者の生命を左右する．

患者さんに質問すること

1. 全身倦怠感，発熱，食欲不振，悪心，嘔吐があるか．
2. 眼球結膜や皮膚の黄色化（黄疸）があるか．
3. 過去に医師より肝炎と診断されたことがあるか．採血で肝機能異常を指摘されたことがあるか．
4. 肝炎の治療を受けているならば，どのような治療を受けているか．
5. 手術歴があれば，輸血を受けたことがあるか．
6. 家族内で肝炎に罹患した人がいるか．
7. 血が止まりにくいことがあるか．歯石除去後に出血があったことがあるか．
8. 腹部の腫脹や排尿が困難になった感じがあるか（腹水，門脈圧の亢進の可能性）．
9. 吐血，下血の既往があるか（食道静脈瘤の破裂の可能性）．

口腔ケアとメインテナンス

1. 肝臓病治療の主治医に診療情報を提供してもらい，肝硬変の状態に相応した口腔ケア計画を立て実行する．
2. 腹水や黄疸が認められる非代謝性肝硬変の場合，外科処置や歯肉縁下の歯石除去は避ける．
3. 血小板減少，プロトロンビン時間の延長が認められる場合，歯肉出血が生じやすくなる．歯肉を傷つけないように軟毛の歯ブラシを選択したり，湿らせたスポンジブラシを使用するなど，患者さんに合わせて口腔衛生指導を行う．
4. 出血傾向があるため，歯石除去に際しては患者さんへの事前説明を行い，可及的に歯肉の損傷を避けるようにする．
5. 歯周組織の損傷は，創傷の治癒遅延と二次感染を助長させうることを念頭に置き治療を行う．

歯科治療，口腔指導の流れ

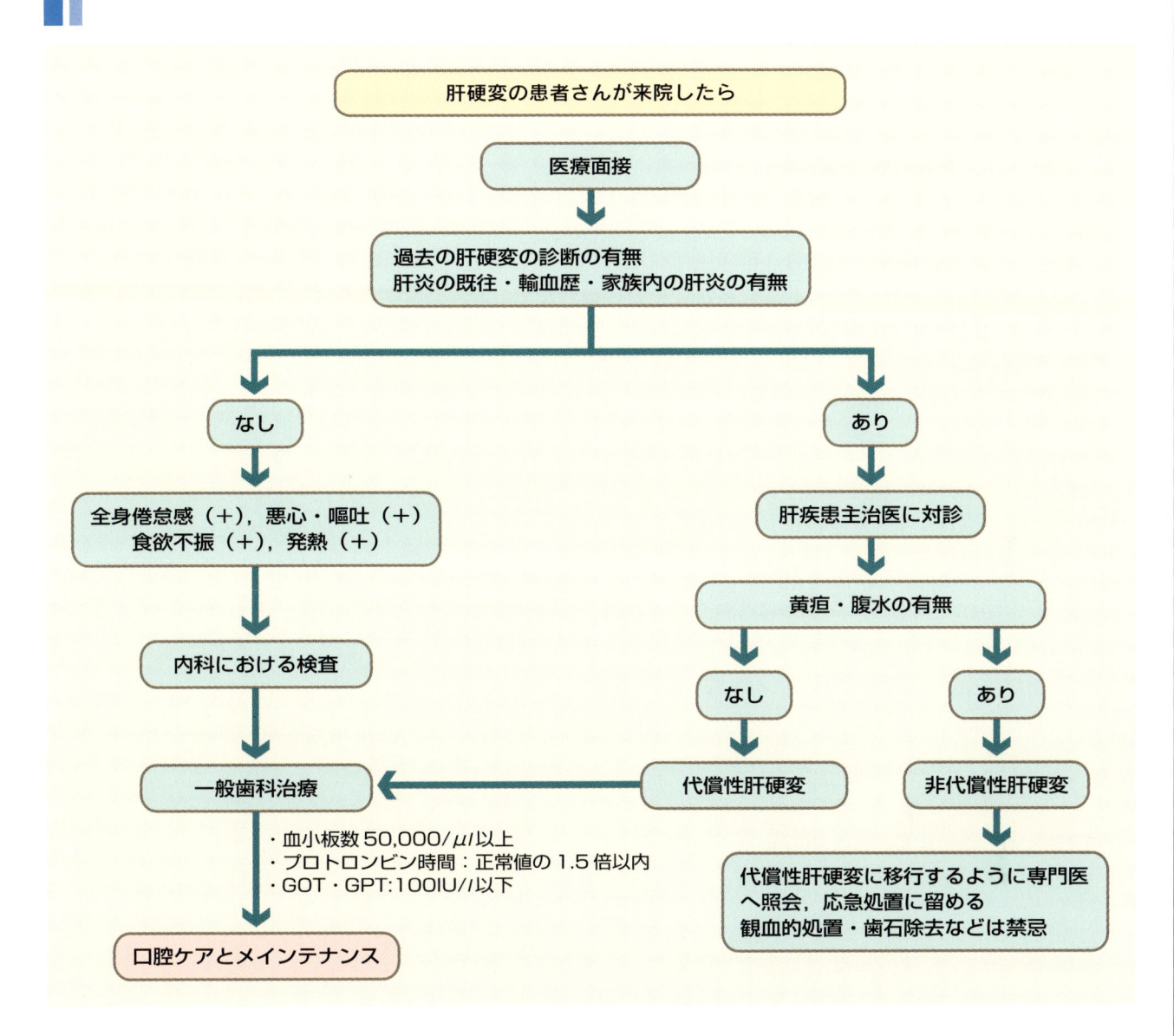

```
肝硬変の患者さんが来院したら
         ↓
       医療面接
         ↓
過去の肝硬変の診断の有無
肝炎の既往・輸血歴・家族内の肝炎の有無
    ↓              ↓
   なし            あり
    ↓              ↓
全身倦怠感（+），悪心・嘔吐（+）   肝疾患主治医に対診
食欲不振（+），発熱（+）            ↓
    ↓                         黄疸・腹水の有無
内科における検査                  ↓        ↓
    ↓                         なし      あり
    ↓                          ↓        ↓
一般歯科治療 ← ──────── 代償性肝硬変  非代償性肝硬変
・血小板数 50,000/μl 以上                    ↓
・プロトロンビン時間：正常値の 1.5 倍以内   代償性肝硬変に移行するように専門医
・GOT・GPT:100IU/l 以下                    へ照会，応急処置に留める
    ↓                                      観血的処置・歯石除去などは禁忌
口腔ケアとメインテナンス
```

>>> 歯科治療時の注意点

Check1 ▶ 一般歯科治療は血小板 50,000/μl 以上，プロトロンビン時間正常値の 1.5 倍以内，GOT・GPT：100IU/l 以下を目安に行い，これらの検査値に異常のある場合と非代償性肝硬変の場合は，応急処置に留め専門施設へ治療を依頼する．

Check2 ▶ 抜歯などの観血的処置時には，不良肉芽を掻爬し洗浄後，止血剤を挿入し縫合糸にて完全閉鎖創とする．また術前に止血パックや止血床を準備しておき，これを使用し持続的な圧迫止血を行う．

Check3 ▶ 抗菌薬は肝臓で代謝される薬剤は避ける必要がある．肝排泄型のマクロライド系，テトラサイクリン系は避ける．腎排泄型のβ-ラクタム薬を第一選択とする．鎮痛薬は，酸性消炎鎮痛薬より塩基性消炎鎮痛薬のほうが，肝障害が少ない．

Check4 ▶ 術後の十分な口腔衛生指導と，創部洗浄処置を行い二次感染を予防する．

Check5 ▶ 二次感染のリスクが高いため，不必要な歯周組織の損傷を可及的に少なくする．

04 消化器系疾患

胃・十二指腸疾患の患者さんが来院したら

東邦大学医学部口腔外科　工藤泰一

胃・十二指腸疾患とは

1. 胃・十二指腸疾患には，急性・慢性などの胃炎・十二指腸炎，消化性潰瘍，ポリープや粘膜下腫瘍，癌，胃の悪性リンパ腫，胃切除後症候群など多くの病名があるが，通常，歯科臨床において留意されるのは消化性潰瘍である．
2. 消化性潰瘍は胃酸・ペプシンなどにより胃・十二指腸粘膜に潰瘍を形成する．
3. その成因は，従来，胃・十二指腸粘膜に対する攻撃因子（胃酸・ペプシンなど）と防御因子（粘液・粘膜血流など）のバランスの崩れと考えられていた．
4. しかし近年，胃粘膜における *Helicobacter pylori*（ピロリ菌）感染が，慢性胃炎から癌や悪性リンパ腫など，多くの胃・十二指腸疾患と深くかかわっていることが明らかとなり，消化性潰瘍の治療ではピロリ菌の除菌が大きな位置を占めるようになった．
5. 今日，消化性潰瘍の二大成因はピロリ菌と非ステロイド性抗炎症薬（NSAIDs）といわれ，いわゆる精神的ストレスは従来考えられていたほど影響していない．社会の高齢化により，将来はNSAIDs起因の潰瘍（NSAIDs潰瘍）の増加が予測されている．

患者さんに質問すること

1. 胃・十二指腸疾患の既往の有無．
2. 上記から，現在，胃・十二指腸疾患の加療中であることが判明すれば，その治療歴・治療内容（とくに服用薬剤名）・担当医療機関名．
3. 現在，胃・十二指腸疾患を加療中でなくとも，過去にその既往がある場合，あるいはまったく既往がなくとも，以下のような症状が聴取されれば消化性潰瘍の疑いがある．
   ①心窩部痛・背部痛・悪心・胸焼け・食欲不振など．
   ②胃潰瘍では上位のものほど食後に痛むことが多く，下位になるほど，あるいは十二指腸潰瘍で空腹時（夜間・早朝など）に痛む傾向がある．
   　高齢者やNSAIDs潰瘍では症状に乏しいこともあり，注意を要する．

口腔ケアとメインテナンス

1. 一般外来診療においては，通常ととくに変わるところはない．
2. 入院患者を診察する病院歯科のような場では，ADLや摂食状況に応じた手技を要することもある．
3. すなわち，患者さんは自立か，援助や介助を要するか，処置はベッドサイドか，食事形態はどうか，など状況によってはある程度の経験・技術を要するが，胃・十二指腸疾患に限ったものはなく，患者さんの全身状態によって選択される手技の詳細は口腔ケア成書に譲る．

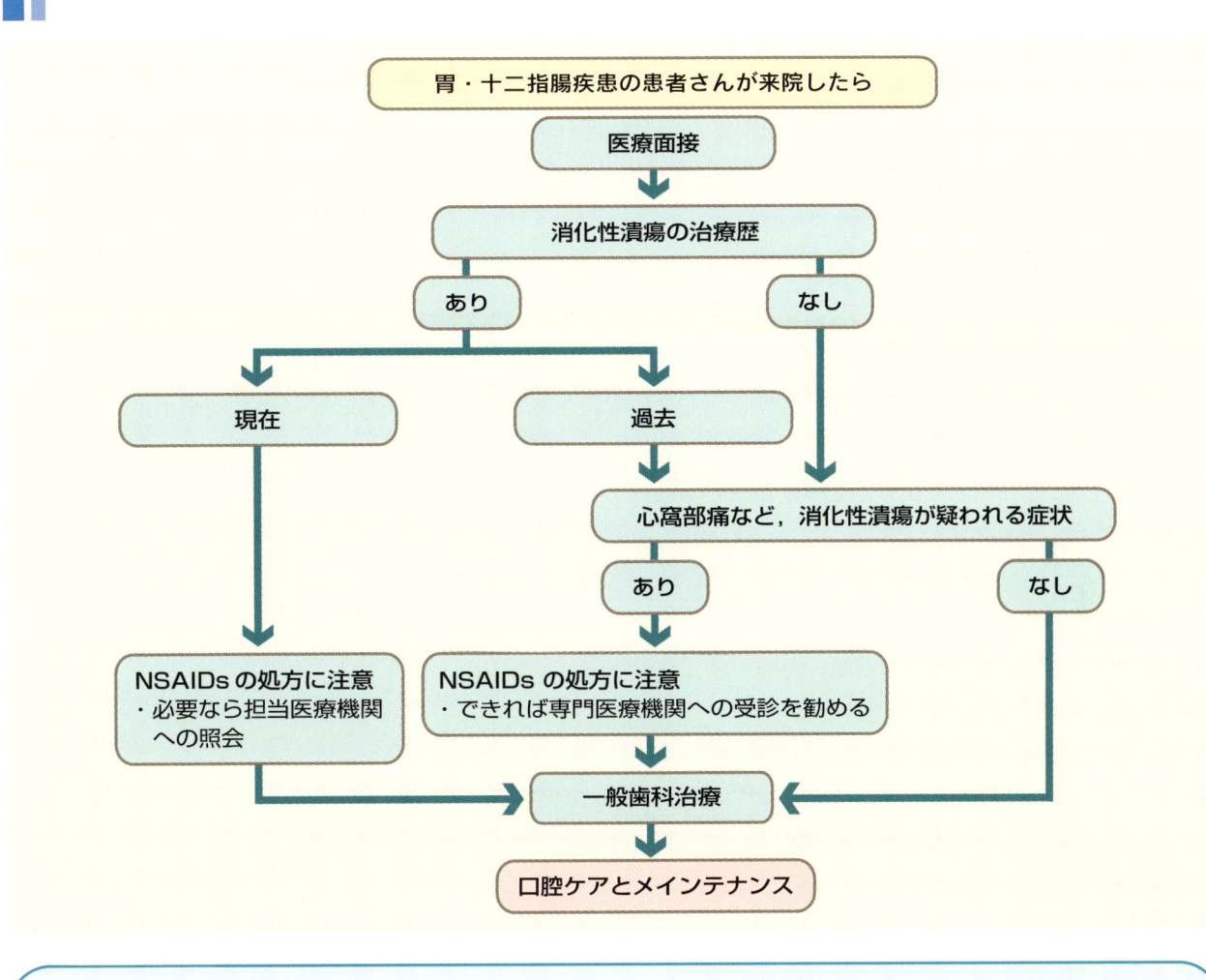

胃・十二指腸疾患

歯科治療，口腔指導の流れ

```
胃・十二指腸疾患の患者さんが来院したら
            ↓
         医療面接
            ↓
      消化性潰瘍の治療歴
        ／        ＼
      あり         なし
     ／  ＼          ↓
   現在   過去         ↓
    ↓     ↓          ↓
    ↓  心窩部痛など，消化性潰瘍が疑われる症状
    ↓     ／      ＼
    ↓    あり      なし
    ↓     ↓        ↓
NSAIDsの処方に注意   NSAIDsの処方に注意
・必要なら担当医療機関  ・できれば専門医療機関
  への照会            への受診を勧める
            ↓
         一般歯科治療
            ↓
       口腔ケアとメインテナンス
```

>>> 歯科治療時の注意点

Check1 ▶ 消化性潰瘍に影響する薬剤は各種あるが，普通，歯科でステロイド剤や抗菌薬が長期投与されることはないため，もっとも注意を払うのはNSAIDsの処方である．

Check2 ▶ 基本的に，消化性潰瘍の患者にはNSAIDsを投与しないことが原則である．

Check3 ▶ どうしてもNSAIDsが必要な場合は，最小限の用量・用法に留めるよう努める．

Check4 ▶ すなわち，必要な場合だけの頓用とし，なるべく空腹時を避け，多目の水分で服用する．

Check5 ▶ プロドラッグ（ロキソニン®，フルカム®，クリノリル®など）でも，坐薬や注射のように胃を通過しない経路でも，多かれ少なかれNSAIDsは消化管粘膜に到達し，確実に安全といえるものはない．

Check6 ▶ よくNSAIDsと同時に処方される防御因子増強剤（ムコスタ®，セルベックス®，マーズレン®など）の効果は明確でなく，NSAIDs潰瘍を予防するエビデンスはない．

Check7 ▶ 有意にNSAIDs潰瘍を抑制する薬剤はプロトンポンプ阻害薬とH₂ブロッカーであるが，歯科での処方には問題がある（適応は，あくまで胃・十二指腸潰瘍の治療）．

Check8 ▶ プロトンポンプ阻害薬にも，H₂ブロッカーにも，また多くの防御因子増強剤にもNSAIDs潰瘍予防の保険適応はなく，唯一，プロスタグランジン製剤（サイトテック®）に保険適応があるが，これも厳密には胃・十二指腸潰瘍が対象であり歯科での処方には疑問がある．

Check9 ▶ 治療を受けていない消化性潰瘍の患者に対しNSAIDsを安全に使用できる確実な方策はなく，必要な場合は専門医療機関への対診を求めるべきである．

05 泌尿器系疾患

ネフローゼ症候群の患者さんが来院したら

社会保険大宮総合病院歯科口腔外科　太田修司
東京慈恵会医科大学歯科学教室　杉崎正志

ネフローゼ症候群とは

1. 尿中に体内の蛋白が大量に漏出し，血中の蛋白が減少（低蛋白血症）することにより浮腫および高脂血症を呈する症候群．なかでも治療に抵抗し，ネフローゼ状態が改善せず，腎臓の働きが徐々に低下するものは難治性ネフローゼ症候群とよび，難病（特定疾患）に指定されている．

2. 一次性は腎臓そのものの病気でネフローゼ症候群になるもので，二次性は他の全身的疾患から腎障害を引き起こすものである．二次性の原因疾患には全身性エリテマトーデスによるループス腎炎，糖尿病性腎症，アミロイドーシスなどが代表的である．

3. 成人では，蛋白尿3.5g/日以上．低蛋白血症6.0g/dl以下（低蛋白アルブミン血症3.0g/dl以下）．高コレステロール血症250mg/dl以下．低蛋白血症のため，眼瞼の腫れが目立つ顔面のむくみや，手足のむくみが初発症状としてみられる．また，ネフローゼ症候群が持続すると，栄養状態の悪化，高脂血症による動脈硬化，動脈や静脈の血栓，凝固異常，免疫異常，感染症などが生じる．

患者さんに質問すること

本症に罹患しているとの告知があった場合，以下のことを医療面接で確認する．

1. 治療を行っている医療機関（主治医名と連絡先など必要な診療情報提供を得る）．
2. 現在のネフローゼ症候群の状態の把握．①現在の病状，②いつから罹患しているか，③どんな治療を行っているのか（服用している薬剤など）．
3. 合併症の有無（ネフローゼ症候群が長期化すると，栄養状態の悪化，高脂血症による動脈硬化，動脈や静脈の血栓，感染症などの合併症を併発していることがあるので注意が必要）．

口腔ケアとメインテナンス

本症に罹患している場合には，以下の点に注意が必要である．

1. 感染予防：易感染性のため，プラークコントロール，歯石除去などによる口腔衛生環境の安定維持が不可欠．
2. 外科処置による二次感染，治癒不良の予防：低蛋白血症，低アルブミン血症合併の場合は縫合不全などの創治癒不全をきたす場合があり，状況により，周術期にアルブミン製剤や，新鮮凍結血漿（FFP）などにより，低蛋白，低アルブミン血症を改善させてから治療を行う必要性がある．
3. ステロイド治療中の患者：侵襲やストレスが加わる処置において，ステロイドカバーの考慮が必要な場合がある．
4. 本症罹患患者の腎機能は正常から腎不全状態までさまざまであるため，投薬には注意が必要である．

歯科治療，口腔指導の流れ

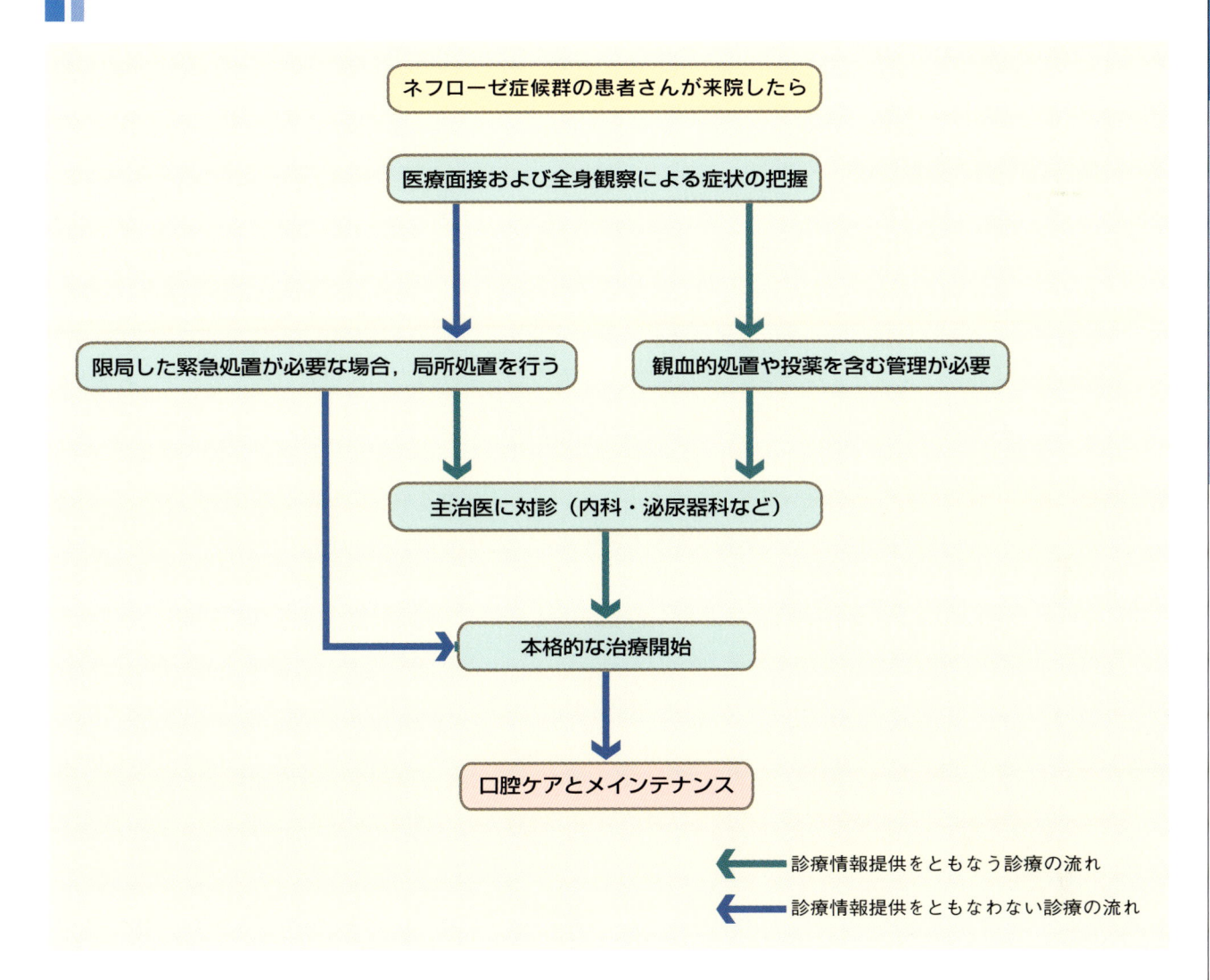

```
ネフローゼ症候群の患者さんが来院したら
            ↓
  医療面接および全身観察による症状の把握
       ↓                    ↓
限局した緊急処置が         観血的処置や投薬を
必要な場合，局所処置       含む管理が必要
を行う
       ↓                    ↓
            主治医に対診（内科・泌尿器科など）
                     ↓
               本格的な治療開始
                     ↓
             口腔ケアとメインテナンス
```

← 診療情報提供をともなう診療の流れ
← 診療情報提供をともなわない診療の流れ

》》》歯科治療時の注意点

Check1 ▶ 本症罹患患者の腎機能は，正常から腎不全状態までさまざまである．そのため投薬には注意が必要である．また，合併症の程度もさまざまなので，全身状態の把握（可能な限り主治医と診療情報の交換）を行う．

Check2 ▶ 浮腫をともなうほどの低蛋白血症や低アルブミン血症の患者さんは易感染性の場合が多い．難治性でステロイドを含む免疫抑制療法が長期に続く場合には，とくに注意が必要である．

Check3 ▶ 通常，重篤な合併症を併発していない限り，局所麻酔を併用した一般歯科治療などは比較的安全に施行できることが多い．しかしながら，治療中の過度のストレス負荷を避けるとともに，十分な患者状態の観察が必要である．

05 泌尿器系疾患

人工透析の患者さんが来院したら

町田市民病院口腔外科　小笠原健文

人工透析患者とは

1. 腎臓は体内で発生した老廃物や余分な水分を体の外へ排出する臓器で，何らかの原因で腎機能が著しく低下すると体内に老廃物や水分が溜まり尿毒症や心不全になる．このため，重症の腎機能障害（腎不全）状態では，機能の代行として透析療法が必要となる．
2. 透析療法とは，半透膜を介した物質移動を利用して腎不全により体内に蓄積した水・ナトリウムなどの尿毒症毒性物質を除去し，欠乏物質（重炭酸など）を補給する目的で行われる．
3. 人工透析には血液透析（hemodialysis）および腹膜透析（peritoneal dialysis）がある．
4. 血液透析では上肢に動静脈をつなぎ合わせた，シャントとよばれる取り出し口がある．そのため，閉塞を予防するため抗凝固薬や抗血小板薬を服用している．
5. 身体的，精神的合併症が認められる（高血圧症，心不全，消化器障害，骨代謝障害，易感染性，免疫能の低下，アミロイドーシス，貧血，精神神経障害，皮膚掻痒症など）．
6. 投薬（抗生剤，鎮痛薬）に注意が必要である．

患者さんに質問すること

1. 腎不全になるに至った原因疾患，透析を始めた時期，透析方法（種類；血液透析か腹膜透析か，透析管理状況，抗凝固薬使用の有無など）について．
2. 透析のスケジュールについて（回数，曜日，時間，要する時間）．
3. 動静脈シャントの部位はどこか（シャント側での薬物静注，血圧測定は避ける）．
4. 合併症の有無とその治療状況および内服薬について．
5. 日常の生活状態および運動制限の有無について（たとえば階段の昇降など）．
6. 出血傾向の有無について（紫斑の有無，便色など）．
7. 水分制限，体重のコントロール，食事内容（蛋白質，塩分，カリウムなど）を確認．

口腔ケアとメインテナンス

1. 易感染性，免疫能の低下の可能性があるため，また原因疾患が糖尿病性腎症のケースが多く，つねに口腔清掃状態を良好に保つことが感染予防の点からもっとも重要である．
2. 唾液分泌低下，水分摂取制限により口腔乾燥状態が認められる場合が多く，自浄作用が弱いため歯周疾患の発症やう蝕の多発が考えられる．徹底した刷掃指導を行い，舌も舌ブラシなどにてケアする．
3. 免疫能低下のため歯や歯周組織からの感染が考えられ，健常者では軽微な症状であっても重篤な感染症に進行しやすいため，口腔衛生指導を十分に行い，定期的リコールを行う．
4. 抗凝固薬の投与を受けている患者さんは，歯肉縁下の歯石除去後に歯肉出血を招くことがあるため，注意を要する．止血しにくい場合は，歯周包帯などを使用する．

人工透析

歯科治療，口腔指導の流れ

```
人工透析の患者さんが来院したら
        ↓
     医療面接
        ↓
全身状態の把握
・腎不全となった原因疾患や治療状況を把握
・診療室内での歩行状態，口腔内の自然出血などを診査
        ↓
主治医対診
・透析スケジュール，透析方法（種類，管理状態，抗凝固薬使
  用の有無など），合併症の有無と治療状況，感染症の有無，
  出血傾向などを対診
・たとえ歯科的な急性症状でも，対診せず局所麻酔，観血的
  処置や投薬などは行わない
        ↓                              ↓
一般的治療のみ                    観血的処置可能
合併症または出血傾向が認められた    ・患者の体調を確認し，血圧，脈拍，
場合は，一般的歯科治療のみとする      心電図をモニタリングしながら行
                                     う
        ↓                         ・一度に多数歯抜歯や長時間の処置
     観血処置                        は避ける
        ↓                         ・可能な限り縫合し，局所止血剤を
  病院歯科等へ紹介                   用い，止血を十分に行う
                    ↓
              口腔ケアとメインテナンス
```

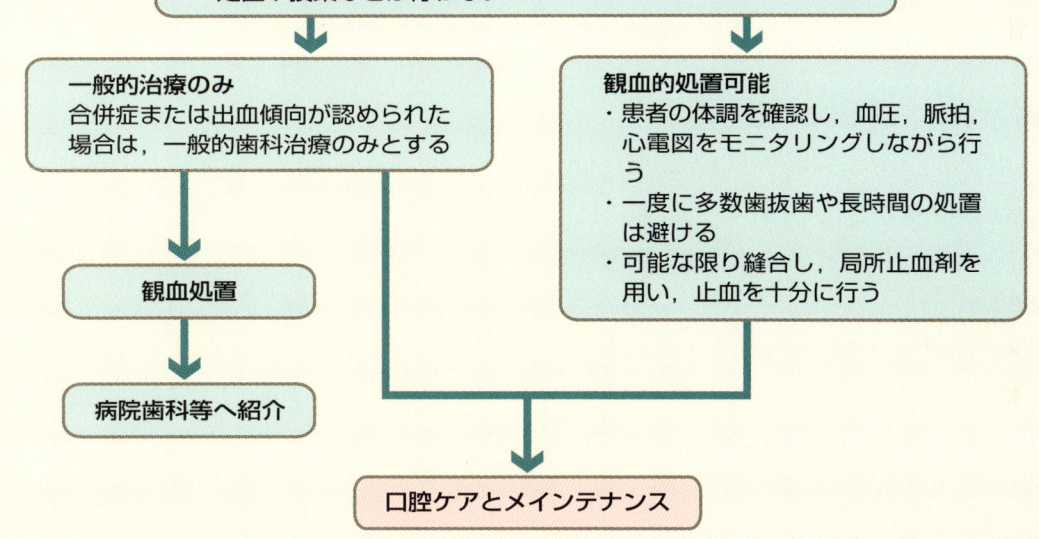

>>> 歯科治療時の注意点

Check1 ▶ 透析の原因疾患，透析方法，合併症の有無と治療状況，歯科での処置や投薬の可否などを主治医に対診し，全身状態を把握する．

Check2 ▶ 歯科治療を開始する前に患者の体調を確認し，とくに血圧，脈拍，心電図など，循環器系の状態をモニタリングし，少しでも異常の認められる場合は中止する．

Check3 ▶ 診療予約は一般的に透析翌日に行う．

Check4 ▶ 出血傾向に対し，シャント閉塞予防のため，抗凝固薬，抗血小板薬を服用している患者では，抜歯やスケーリングなど観血的処置に際して，必ず止血を確認する．また，一度に多数歯抜歯や長期間の処置は避ける．

Check5 ▶ 感染に対し，免疫力の低下のため易感染性であり，また観血的処置にともなう菌血症によるシャントの感染を予防するため，抗菌薬（ペニシリン系，セフェム系）の予防投与が望ましい．

Check6 ▶ 局所麻酔時は表面麻酔を使用し，細い針でゆっくりと注入する．また，伝達麻酔は血腫の発現が予想されるため，原則として避ける．

06 血液疾患

白血病の患者さんが来院したら

東京大学医学部附属病院顎口腔外科・歯科矯正歯科　髙戸　毅／西條英人

白血病とは

1. 赤血球，白血球，血小板などの各種血液細胞は，骨髄にある多能性造血幹細胞が分化，成熟して機能している．これらの造血幹細胞が腫瘍化し，骨髄において増殖する病態を白血病という．
2. 白血病には大きな分類として急性と慢性があり，腫瘍化した造血細胞が分化・成熟する能力を保持している場合を慢性白血病，分化・成熟がある一定のレベルで停止し幼若な細胞が増殖してくる状態を急性白血病という．つまり，白血球の成熟度により急性白血病と慢性白血病とに分類されている．
3. さらに，白血病細胞の種類により骨髄性，リンパ性，単球性などに分類されている．
4. 急性白血病に対しては，現在はFAB分類が用いられている．急性白血病の症状は非特異的であるが，貧血の症状や血小板減少による出血傾向，好中球減少により易感染性となる．また，肝臓，脾臓，リンパ節などの腫大がみられ，ときには腎臓，性腺にも腫瘍の浸潤がみられる．

患者さんに質問すること

白血病の初発症状として20％が口腔内に出現するといわれており，歯科治療時に白血病が発覚した報告も多く，歯科治療の際には医療面接は重要である．

1. 白血球減少にともなう微熱や，赤血球減少（貧血）にともなう倦怠感，動悸，めまいなどの症状（白血病細胞が増加し正常な血球が減少するため）．
2. 肺炎などの日和見感染を起こしたことがあるか（正常な白血球が減少することにより易感染性となるため）．
3. 口腔内の自然出血の有無，外傷時の出血や止血の状況（血小板減少にともなう出血症状を認めるため）．
4. 出血症状として関節に血腫形成や，皮下に出血斑がみられることがあるため，白血病が疑われた際には十分に診査する．また，女性の場合には月経時に異常出血があるかをたずねる．
5. 現在の病状に関しては医療面接で十分に聴取する必要があるが，主治医にも必ず対診することが重要．

口腔ケアとメインテナンス

1. 白血病の治療，とくに化学療法時には口腔内のトラブルは多くみられる．その症状には口内炎，味覚異常，口腔乾燥などがあるため，口腔ケアは非常に重要である．
2. 易感染性，易出血性であるため，感染と出血に対する配慮が不可欠である．すなわち，感染に対しては抗生剤の投与を行い，出血に対しては局所止血剤を併用する必要がある．
3. 重症な場合には日和見感染が起こり，口腔カンジタ症の発症や感染による粘膜の壊死へと発展する．
4. 口腔ケアを行う際の刷掃では毛先の軟らかいもの使い，口内炎などがある場合には1歯用などの小さな歯ブラシを用いて患部に当てないように注意する．
5. 口内炎が発症している場合には，歯ブラシによる疼痛の憎悪により衛生状態が不良になると悪循環を招く．そのような場合のため，鎮痛薬を含んだ含嗽水を併用すると効果的である．

歯科治療，口腔指導の流れ

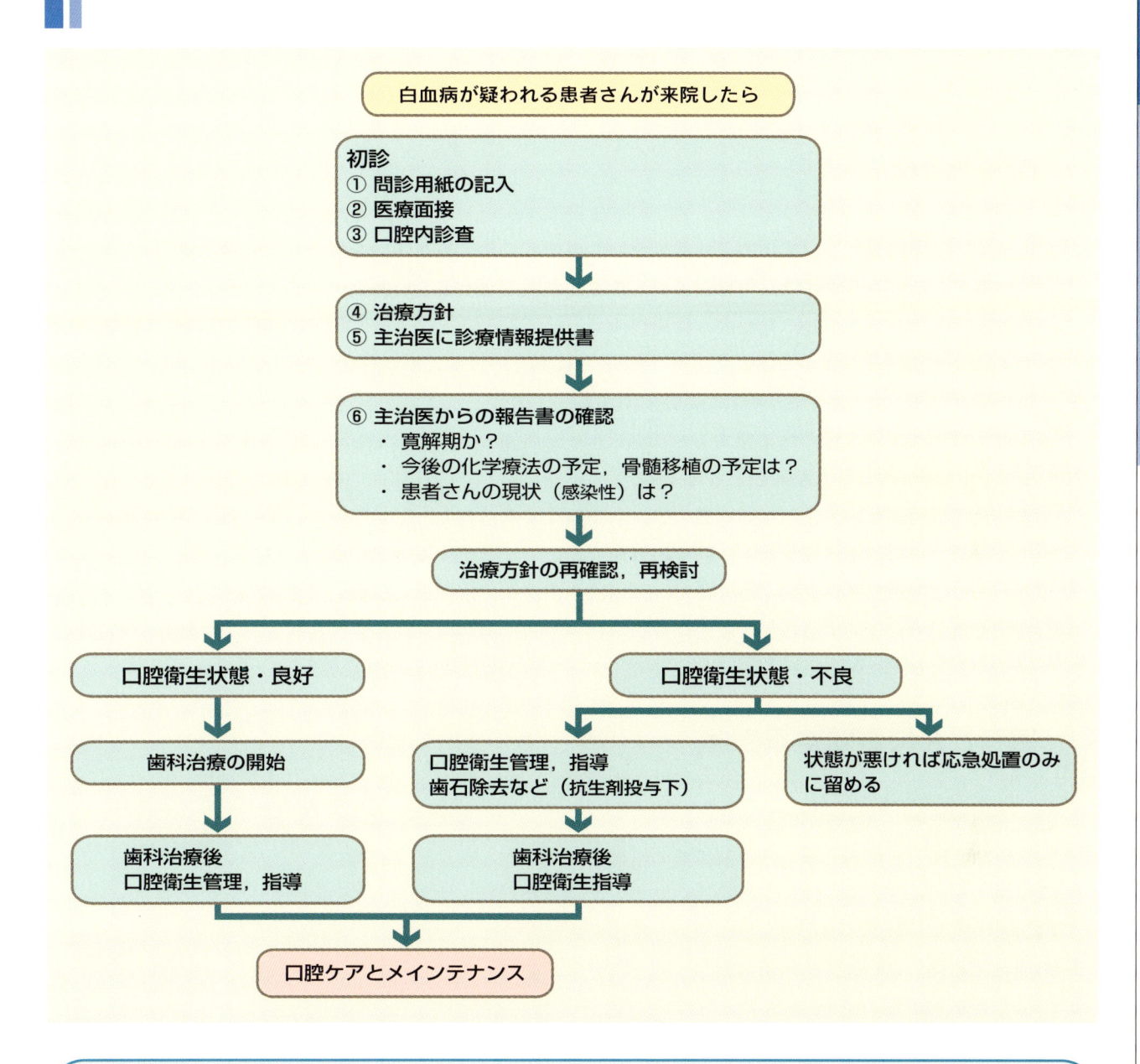

```
白血病が疑われる患者さんが来院したら
        ↓
初診
① 問診用紙の記入
② 医療面接
③ 口腔内診査
        ↓
④ 治療方針
⑤ 主治医に診療情報提供書
        ↓
⑥ 主治医からの報告書の確認
　・寛解期か？
　・今後の化学療法の予定，骨髄移植の予定は？
　・患者さんの現状（感染性）は？
        ↓
治療方針の再確認，再検討
    ┌───┴────┐
口腔衛生状態・良好   口腔衛生状態・不良
    ↓          ┌──┴──┐
歯科治療の開始   口腔衛生管理，指導   状態が悪ければ応急処置のみ
    ↓         歯石除去など（抗生剤投与下）   に留める
歯科治療後        ↓
口腔衛生管理，指導   歯科治療後
    │          口腔衛生指導
    └────┬─────┘
      口腔ケアとメインテナンス
```

>>> 歯科治療時の注意点

Check1 ▶ 治療前には必ず主治医に対診を行う．すなわち，白血病の種類，現在の病状をはじめ投薬の種類や今後の治療方針について対診する．

Check2 ▶ 一般的に歯科治療の対象となるのは，寛解期や化学療法後で全身状態が改善された場合である．充填や根管治療などの保存療法は十分可能であり，抜歯などの外科処置は主治医との対診のうえ，寛解期には可能である．

Check3 ▶ 一般的に局所麻酔薬の使用は可能であるが，易出血性であるため外科処置の際には止血剤や歯周包帯などを併用して確実な止血処置が必要である．

Check4 ▶ 異常出血をきたしやすいため，器具などによる周囲組織への機械的刺激は回避するように努める．

Check5 ▶ 歯石除去や抜髄などを含む観血処置を行う場合には，易感染性であるため抗生剤の投与は必須である．

06 血液疾患

血友病の患者さんが来院したら

安曇総合病院歯科口腔外科　中嶌　哲

血友病とは

1. 血液凝固第Ⅷ因子および第Ⅸ因子の減少ないし異常により，出血傾向をきたす遺伝的疾患．
2. 第Ⅷ因子欠乏症を血友病A，第Ⅸ因子欠乏症を血友病Bという．
3. 伴性劣性遺伝形式を示し，男性のみに出現する．
4. 先天性凝固異常症のなかでは血友病Aがもっとも多く，日本人では男子出生10万人当たり5〜6人程度，血友病Bは10万人当たり1人の頻度である．
5. 出血症状の頻度と重篤度は第Ⅷあるいは第Ⅸ因子活性量と相関し，各因子活性が1％未満を重症，1〜5％を中等症，5％以上を軽症と分類する．
6. 重症例では関節や筋肉など深部組織の出血が高頻度でみられる．
7. 中等症例では自然出血は少なく，軽度の外傷などにより出血することが多い．
8. 軽症例では関節出血，自然出血は稀で，外傷後や手術後，抜歯後に出血しやすい．
9. 稀に健康人で後天的に第Ⅷ・Ⅸ因子に対し抗体が生じた場合は，後天性血友病もしくは第Ⅷ（第Ⅸ因子）因子インヒビターとよばれる．

患者さんに質問すること

1. 止血困難や皮下出血斑ができやすいか．
2. 男性で関節，筋肉内出血など深部組織の出血の既往があるか．
3. 兄弟，または母方家系内に出血症状を呈する人がいるか．
4. 頭蓋内出血，血尿，消化管出血などの既往があるか．
5. 関節の変形，可動域制限があるか．
6. 血友病の診断がされているか．

口腔ケアとメインテナンス

1. 出血しやすい病気ではなく，止血しにくい病気のため観血処置は最小限にとどめる．
2. 歯石除去は，歯肉縁上にとどめる．
3. 刷掃指導は，歯周炎がなければ健常人と同様である．
4. 歯肉縁下の歯石除去は，各血液凝固因子などの補充が必要となる．
5. 進行した歯周炎による歯肉出血の場合は，内科主治医に相談するか病院歯科などに紹介する．
6. 抜歯に際しては各凝固因子の補充を1〜3日行う（凝固因子活性40〜50％を目標にする）．

歯科治療，口腔指導の流れ

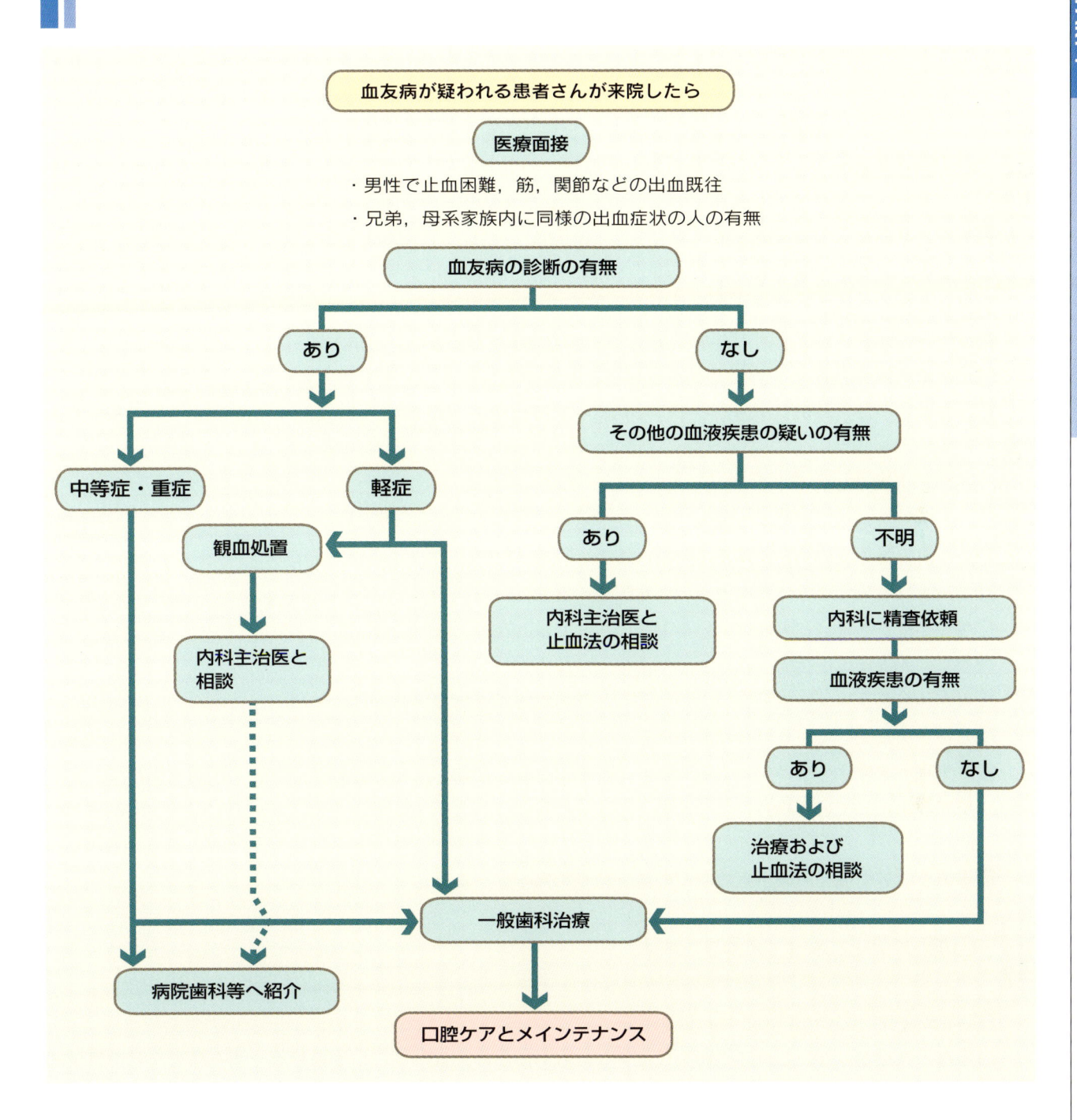

```
血友病が疑われる患者さんが来院したら
            ↓
         医療面接
・男性で止血困難，筋，関節などの出血既往
・兄弟，母系家族内に同様の出血症状の人の有無
            ↓
      血友病の診断の有無
        ┌───┴───┐
       あり          なし
    ┌───┴───┐       ↓
 中等症・重症  軽症    その他の血液疾患の疑いの有無
    ↓         ↓         ┌───┴───┐
 観血処置 ────→     あり           不明
    ↓                    ↓              ↓
 内科主治医と         内科主治医と    内科に精査依頼
 相談                止血法の相談         ↓
    ┆                                血液疾患の有無
    ┆                              ┌───┴───┐
    ↓                             あり          なし
 病院歯科等へ紹介                    ↓
                              治療および
                              止血法の相談
                                    ↓
            一般歯科治療 ←──────────┘
                 ↓
          口腔ケアとメインテナンス
```

>>> 歯科治療時の注意点

Check1 ▶ 観血処置は最小限に留め，支台形成は歯肉縁上に留める．
Check2 ▶ 歯石除去は，歯肉縁上歯石に留める．
Check3 ▶ 局所麻酔は浸潤麻酔を用い，伝達麻酔は行わない．
Check4 ▶ 観血処置は内科主治医と相談して行う．
Check5 ▶ 小さな傷でも局所止血は十分に行う．

06 血液疾患

紫斑病の患者さんが来院したら

医）全仁会 高木病院口腔外科　鈴木　円
明海大学歯学部病態診断治療学講座口腔顎顔面外科学第2分野　坂下英明

紫斑病とは

1. 紫斑とは赤血球の血管外漏出により赤色，赤褐色，紫色，青色などの着色が表皮を通して見えるものである．
2. ガラス板などにより圧迫しても退色しない．
3. 原因は血管炎によるものと血小板減少などの凝固障害によるものとがある．
4. 血小板数が 50,000/μl 以下になると臨床的に紫斑がみられることが多い．
5. 口腔粘膜では，咬傷を起こしやすい頬粘膜や圧力が加わる義歯床下粘膜などに出血斑をきたしやすい．

患者さんに質問すること

1. 皮下出血斑の有無や止血困難の経験はなかったか．
2. 歯肉をはじめとする口腔内からの自然出血の有無．
3. 現在紫斑があればどの部位でいつごろ出現したか．
4. 過去に血液疾患を指摘されたことや治療歴はないか．
5. 現在治療を受けている場合は，いつからどこの病院で受けているか．
6. 薬物療法を受けている場合はその内容．
7. ステロイド療法を受けている場合は，その種類と投与期間．また過去にステロイド療法を受けていたが現在は中止している場合は，中止後どのくらい経過しているか（投与中止後1年以内であれば副腎皮質機能が低下している可能性が高い）．
8. 正確な病名や最近の血小板数などの検査結果を知っているか．

口腔ケアとメインテナンス

1. 病状が安定していないときには観血処置を避ける．
2. 歯肉の炎症がひどいと自然出血をきたすこともあるため，寛解期には刷掃指導や歯石除去などを積極的に行い，歯周炎の改善と予防が必要である．
3. 補綴物や歯の鋭縁，不適合な義歯は出血の原因となることがあるため除去し，治療する．
4. 小さな傷であっても止血困難なことがあるため，探針やスケーラーなどの取り扱いに注意し，出血した際は厳重な止血を要する．
5. 鎮痛薬の処方に際しては，サリチル酸系製剤（アスピリン）や非ステロイド系消炎鎮痛薬（NSAIDs）は血小板異常をきたすことがあるため注意を要する（相対的禁忌）．
6. 観血的処置が必要な場合は，病院歯科など高次医療機関に依頼したほうがよい．

歯科治療，口腔指導の流れ

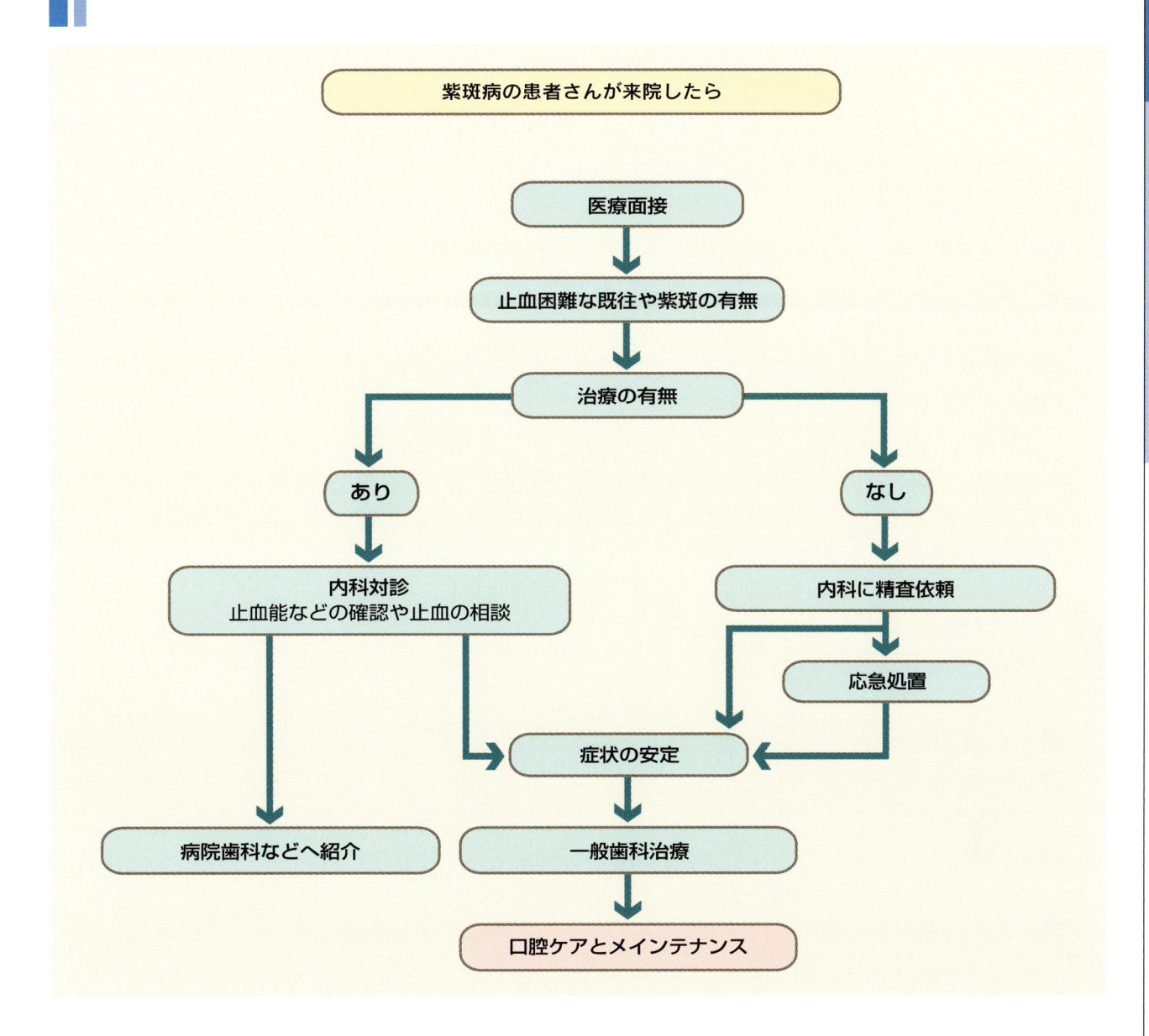

```
紫斑病の患者さんが来院したら
            ↓
          医療面接
            ↓
    止血困難な既往や紫斑の有無
            ↓
          治療の有無
         ↙        ↘
       あり         なし
        ↓           ↓
    内科対診      内科に精査依頼
  止血能などの確認      ↓
  や止血の相談      応急処置
        ↓           ↓
              症状の安定
                ↓
    病院歯科などへ紹介  一般歯科治療
                ↓
          口腔ケアとメインテナンス
```

>>> 歯科治療時の注意点

Check1 ▶ 医療面接で出血傾向が疑われたら，すぐに観血処置は行わず内科へ対診する．

Check2 ▶ 皮膚の紫斑はないか，また歯石除去時の出血状態，止血状態などを観察する．

Check3 ▶ 観血処置を行う際は必ず内科主治医に対診し，最新の検査データを確認する．

Check4 ▶ ステロイド剤や免疫抑制剤が投与されている患者に観血処置を行う際には，ショックや感染などにも注意を要する．

Check5 ▶ 寛解期における非観血的歯科治療は通常どおり行ってよい．

07 免疫・アレルギー疾患

慢性関節リウマチの患者さんが来院したら

愛知学院大学歯学部口腔外科学第一講座　栗田賢一／阿部　厚

慢性関節リウマチとは

1. 自己免疫疾患の1つで，関節滑膜細胞の増殖と炎症性細胞浸潤などによる慢性の炎症性疾患．
2. わが国の患者数は約50万人であり，全人口の0.5％ほどになる．女性：男性比は，4：1で，20〜40歳代の発症が多い．
3. 病因は不明．家族性に発症する例が多いことから，遺伝的素因，環境要因，免疫異常などが考えられる．
4. 臨床症状としては以下のものがあげられる．
   ①早朝起床時に指を動かそうとしても力が入らず，指，手関節のこわばり，morning stiffness（朝のこわばり）を認める．②関節痛は本症に必発である．手首，手指関節，膝，股，足首などの小・大関節に好発し，多発性，対称性に起こるのが特徴である．一度痛むと数週間持続し，運動制限が認められる．③関節炎が長期間持続すると関節の変形が起こる（手指の尺側偏位，ハンマー状足指，スワン頚）．④関節外症状：皮下結節，間質性肺炎，心嚢炎，骨粗鬆症などが認められる．

患者さんに質問すること

1. 病歴および症状：関節症状の有無と程度．心臓，肺病変の有無．
2. 他の膠原病，自己免疫疾患の存在：シェーグレン症候群などを合併することがあり，口腔乾燥症を認めることがある．
3. 薬物療法の内容．非ステロイド性消炎鎮痛薬（NSAIDs），ステロイド薬，免疫調整剤，免疫抑制剤などが処方されている（胃腸障害，易感染性，出血傾向が問題となる）．
4. とくにステロイド剤の使用期間，種類（ステロイド長期服用は，副腎萎縮によるショック時の予備力減少から，急性副腎皮質不全を引き起こすことがある）．
5. 診療時の楽な体位．

口腔ケアとメインテナンス

1. 約50％に顎関節異常が認められ，開口障害，顎関節の疼痛が認められ，診療の妨げとなる．
2. 手指関節の運動制限が認められるため，満足に刷掃ができず口腔衛生状態が不良となりやすい．
3. 刷掃にはハンドル部分の長い歯ブラシや柄の部分をゴム・レジン等で握りやすく形態修正した歯ブラシを使用する．
4. 手指の運動障害が著明な場合は，介助者による刷掃が必要となる．
5. ステロイド剤を服用している場合，観血処置後の易感染性，創傷治癒遅延をきたすので清潔操作を心がける．
6. 手指の運動障害により義歯の着脱ができず清掃不良となりやすい．介助者による義歯清掃が必要となる．
7. 関節の変形により仰臥位での診療は困難なことがあるため，三角マットなどを利用する．

慢性関節リウマチ

歯科治療，口腔指導の流れ

```
慢性関節リウマチの患者さんが来院したら
          ↓
        医療面接
          ↓
リウマチの病状判断
①関節症状の評価：診療時の姿勢
②開口障害，顎関節症状の有無
③ステロイド剤の投薬の有無
④NSAIDs，免疫抑制剤の投薬の有無
⑤心臓，肺疾患の合併        ③〜⑤に該当する場合：内科に対診
          ↓ ③〜⑤に該当しない
       診療の可否の判断
     ↙              ↘
   軽症              重症
    ↓                ↓
術前処置            大学病院等の専門機関へ依頼
①ステロイドカバー     ①免疫抑制剤投与による貧血，白血球，
②抗菌薬の術前投与       血小板減少が認められる場合
    ↓              ②心臓，肺疾患が高度な場合
                   ③難抜歯等の観血的処置
                   ④術前・術後にステロイドカバーが必要な場合
歯科治療
①長時間の開口は避ける
②表面麻酔等を併用し無痛治療を心掛ける
③心臓，肺疾患を合併する場合は局所麻酔による不快症状に注意
    ↓
術後
感染予防のために十分な抗菌薬投与
    ↓
口腔ケアとメインテナンス
```

>>> 歯科治療時の注意点

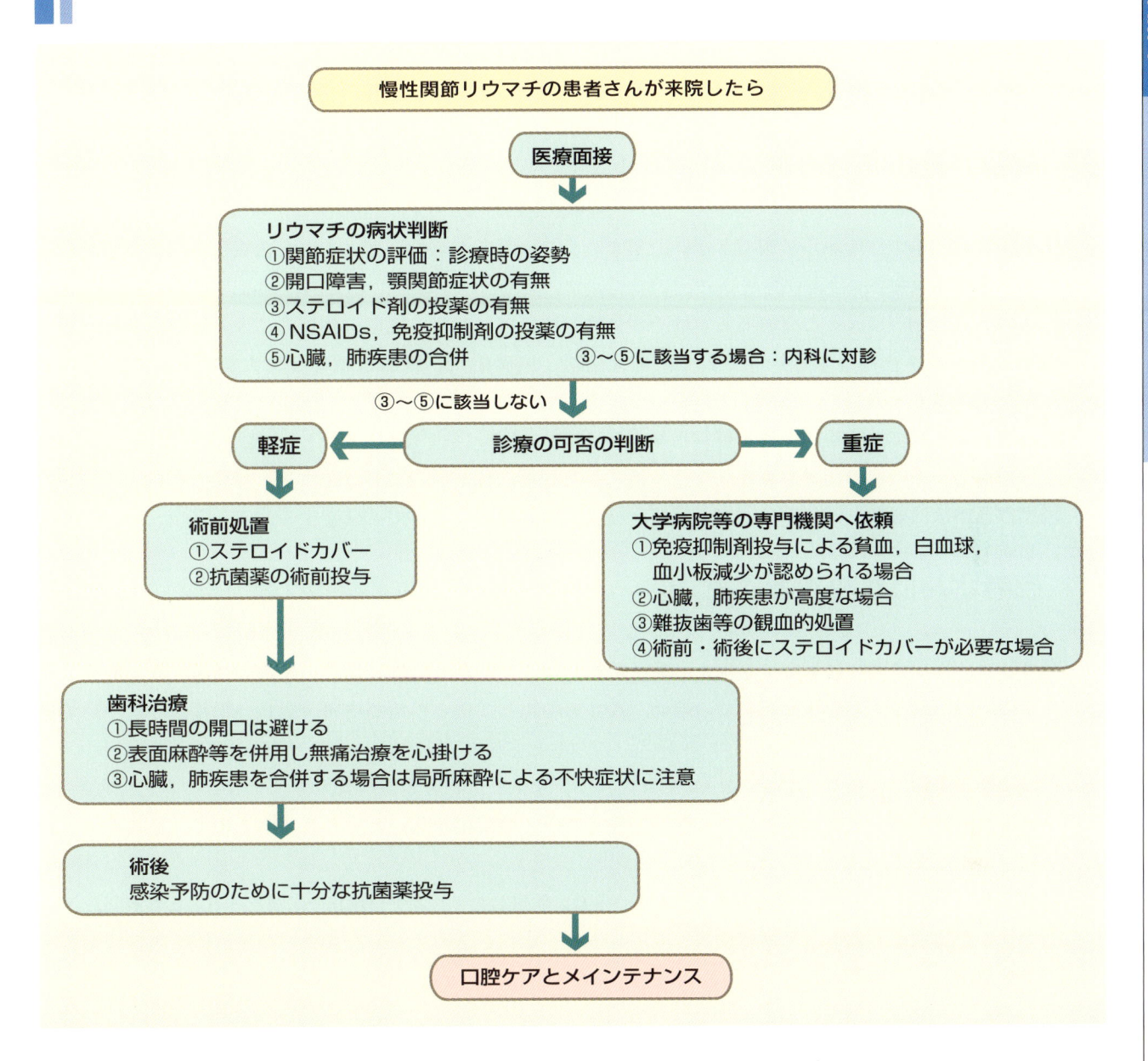

Check1 ▶ 副腎皮質ステロイド剤の長期投与および免疫抑制剤が投与されている場合，易感染性，創傷治癒遅延をきたすため，清潔処置，適切な抗菌薬投与が必要．

Check2 ▶ 副腎皮質ステロイド剤が長期投与されている場合，治療時のストレスにより急性副腎皮質不全をきたすことがあり，内科主治医に対診，ステロイドカバーが必要になる．

Check3 ▶ 非ステロイド系鎮痛消炎薬投与患者の場合，胃潰瘍発現頻度の少ない薬剤を選択する．

Check4 ▶ 関節症状による疼痛や変形がある場合，診療時の体位に配慮する．

Check5 ▶ 顎関節部の変形による開口障害が認められる場合，治療時の長時間の開口は避ける．

Check6 ▶ 手指の運動障害が認められる場合，ハンドル部分を加工した歯ブラシや介助者による刷掃の補助を行う．

07 免疫・アレルギー疾患

薬物アレルギーの患者さんが来院したら

長岡赤十字病院歯科口腔外科　大西　真

薬物アレルギーとは

1. 薬物が通常示す作用から予測できない，望ましくない反応が被投与者の素因・素質に基づいて現れるものを薬物過敏症という．
2. このうち，体内に入った薬物あるいはその代謝産物を抗原とする抗原抗体反応によるものをさす．
3. 薬物アレルギーの臨床症状は多彩で，全身症状，皮膚症状，臓器症状などに大別され，皮膚症状が80％以上を占める．
4. 原因薬物として抗菌薬，中枢神経系用剤（解熱鎮痛消炎薬，抗てんかん薬など），循環器官用剤，造影剤，抗腫瘍薬，その他の代謝性医薬品など多種にわたるが，特定することは必ずしも容易でない．
5. 感作経路は注射がもっとも多いが，経口，経皮，稀に吸入によっても発症する．

患者さんに質問すること

1. 既往歴．以前に薬物によるアレルギー症状を呈したことがあった場合，その薬物の種類・量・期間，症状の内容，投与から症状発現までの期間，投与を中止してからの治療内容・症状の推移などについて詳細にたずねる．
2. 既往歴に薬物アレルギーがなくとも，全身性エリテマトーデスや慢性関節リウマチなどの自己免疫疾患，アトピー性疾患，気管支喘息患者に薬物アレルギーの発現率が高いといわれているので，その有無を忘れずに確認する．
3. 家族歴（家族にアレルギー疾患を有する者がいると，類似したアレルギー症状の出現をみることも多い）．
4. 今後の薬物使用も考え，今まで使用してアレルギー症状を認めなかった薬物の種類も治療内容にあわせて確認する．

口腔ケアとメインテナンス

1. 薬物アレルギーによる口内炎・口唇炎の発現は激しい痛みをともなう．そのため口腔清掃が不十分になりやすいので，洗浄，刺激の少ない含嗽剤による消毒・清掃を励行する．
2. びらん・潰瘍面へのステロイドの局所塗布は症状改善に効果がある．
3. 口腔内に薬物アレルギー症状の発現をみる場合には，歯石除去は控える．
4. 殺菌・消毒剤としてのイソジン，根管治療薬ホルマリン・クレゾールは歯科治療薬として一般的だが，時としてショック・アナフィラキシー様症状を呈することがあるので注意を要する．
5. 薬物アレルギーによる口内炎・口唇炎の程度と改善度を評価し，あわせて口腔ケアの状態をみるため，定期的に診察することが必要である．

歯科治療，口腔指導の流れ

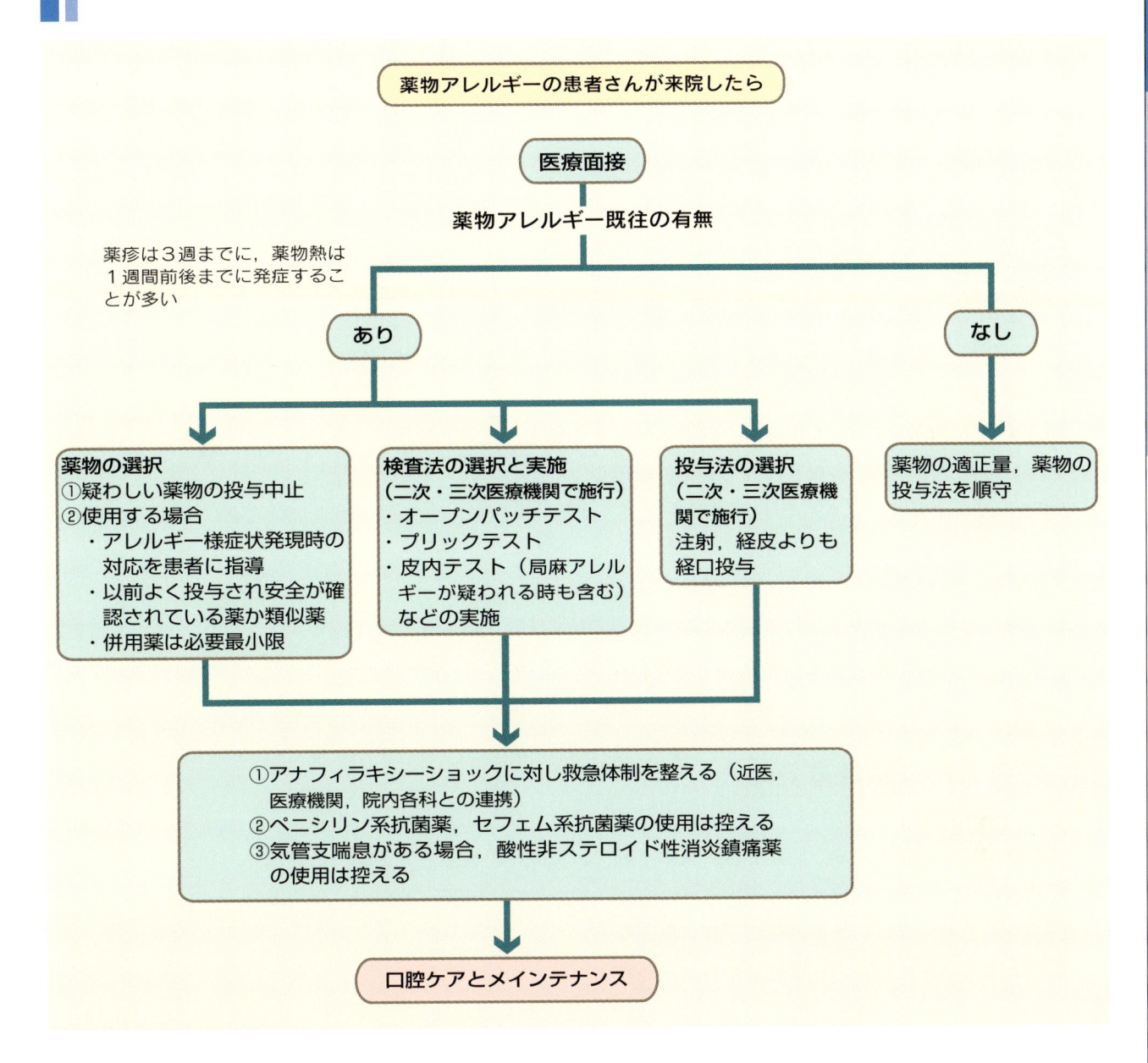

```
                    薬物アレルギーの患者さんが来院したら
                                │
                              医療面接
                         薬物アレルギー既往の有無
                                │
        ┌───────────────────────┼───────────────────────┐
       あり                                              なし
        │                                                │
   ┌────┼────┬──────────────┐                      薬物の適正量，薬物の
   ↓         ↓              ↓                         投与法を順守
薬物の選択  検査法の選択と実施  投与法の選択
①疑わしい  （二次・三次医療   （二次・三次医療
  薬物の投与  機関で施行）      機関で施行）
  中止      ・オープンパッチ   注射，経皮よりも
②使用する    テスト            経口投与
  場合     ・プリックテスト
 ・アレルギー様 ・皮内テスト（局麻
  症状発現時の  アレルギーが疑わ
  対応を患者に  れる時も含む）
  指導        などの実施
 ・以前よく投与
  され安全が確
  認されている
  薬か類似薬
 ・併用薬は必要
  最小限
        │         │            │
        └─────────┼────────────┘
                  ↓
    ①アナフィラキシーショックに対し救急体制を整える（近医，
      医療機関，院内各科との連携）
    ②ペニシリン系抗菌薬，セフェム系抗菌薬の使用は控える
    ③気管支喘息がある場合，酸性非ステロイド性消炎鎮痛薬
      の使用は控える
                  ↓
          口腔ケアとメインテナンス
```

※薬疹は3週までに，薬物熱は1週間前後までに発症することが多い

>>> 歯科治療時の注意点

Check1 ▶ 医療面接から薬物アレルギーのある患者さんには，発症した際使用していたすべての薬および類似薬は投与しない．

Check2 ▶ 歯科治療薬によるアレルギーが疑われたら，即投与を中止し，慎重な観察を行い，症状に応じ迅速かつ適切な治療を施す．

Check3 ▶ 同時に複数の投与薬がある場合は，原因薬を同定するため，必要に応じ皮膚テスト，誘発テストなどを皮膚科に依頼する．

Check4 ▶ 原因薬を同定するだけでなく，既往歴・諸検査から，患者さんにとっての安全な薬物を情報提供する．

Check5 ▶ ヨード系殺菌・消毒薬に過敏な患者さんがときどきみられるので，歯石除去毎の使用にあたっては注意を要する．また，甲状腺機能に異常のある患者さんには，その使用を控える．

07 免疫・アレルギー疾患

全身性エリテマトーデスの患者さんが来院したら

東京女子医科大学医学部歯科口腔外科学教室　安藤智博

全身性エリテマトーデスとは

1. 全身性エリテマトーデス（SLE）は，代表的な全身性自己免疫疾患のひとつである．
2. 臨床的には，リウマチ性疾患の範疇に含まれる膠原病の代表的な疾患でもある．
3. 患者の90％は女性で，20〜30歳代の発症が多い．
4. 発熱，関節痛，紅斑が三大初発症状であるが，しばしば全身倦怠感，易疲労感，体重減少などの全身症状をともない，いろいろな臓器に障害を認める．
5. 皮膚粘膜症状には顔面蝶形紅斑，非特異的紅斑，脱毛，光線過敏症，口腔潰瘍などがある．
6. 多発性関節炎，関節痛などの関節症状を認める．
7. SLEの症状のなかでもっとも重篤なループス腎炎，蛋白尿，ネフローゼ症候群などの腎症状を認めることがあり，予後と関係する．
8. その他にも神経症状，心症状など多彩な臓器病変を呈する．
9. 検査では汎血球減少を認め，抗核抗体，抗dsDNA抗体，抗Sm抗体，抗ヒストン抗体，抗リン脂質抗体などの自己抗体が陽性である．
10. 治療は，安静，増悪因子の排除，薬物療法を行う．治療の中心はステロイド薬である．

患者さんに質問すること

1. 全身症状：全身倦怠感，易疲労感，食欲不振，体重減少，発熱，関節痛，こわばり．
2. 皮膚症状，関節・筋症状，腎臓の障害の有無，神経症状，心臓・肺症状，視力障害，アレルギー．
3. 現在の治療内容，治療薬の種類，量，期間など．
4. 患者さんが把握していれば最近の白血球数などの血液検査の結果．

口腔ケアとメインテナンス

1. どの程度の安静が必要であるかはさまざまであるが，SLEが活動期にある患者さんは安静度を守り睡眠は十分にとるようにしてもらう．
2. 臓器障害や合併症により腎機能障害，心不全，高血圧，糖尿病などがある場合には，それに応じた食事療法が行われているので守ってもらう．
3. 治療薬の服用をしっかり守ってもらう．
4. 紫外線により皮膚のDNAが壊れ，DNAに対する抗体によりSLEが増悪するので，紫外線を避けるようにする．
5. SLEにみられる細胞性免疫の低下，白血球減少，ステロイド薬などにより易感染性になっているので，感染症の予防のためにも刷掃，含嗽などによる口腔ケアは重要になる．
6. シェーグレン症候群を合併する場合があり，口腔乾燥に対する保湿などの口腔ケアを行う．

全身性エリテマトーデス

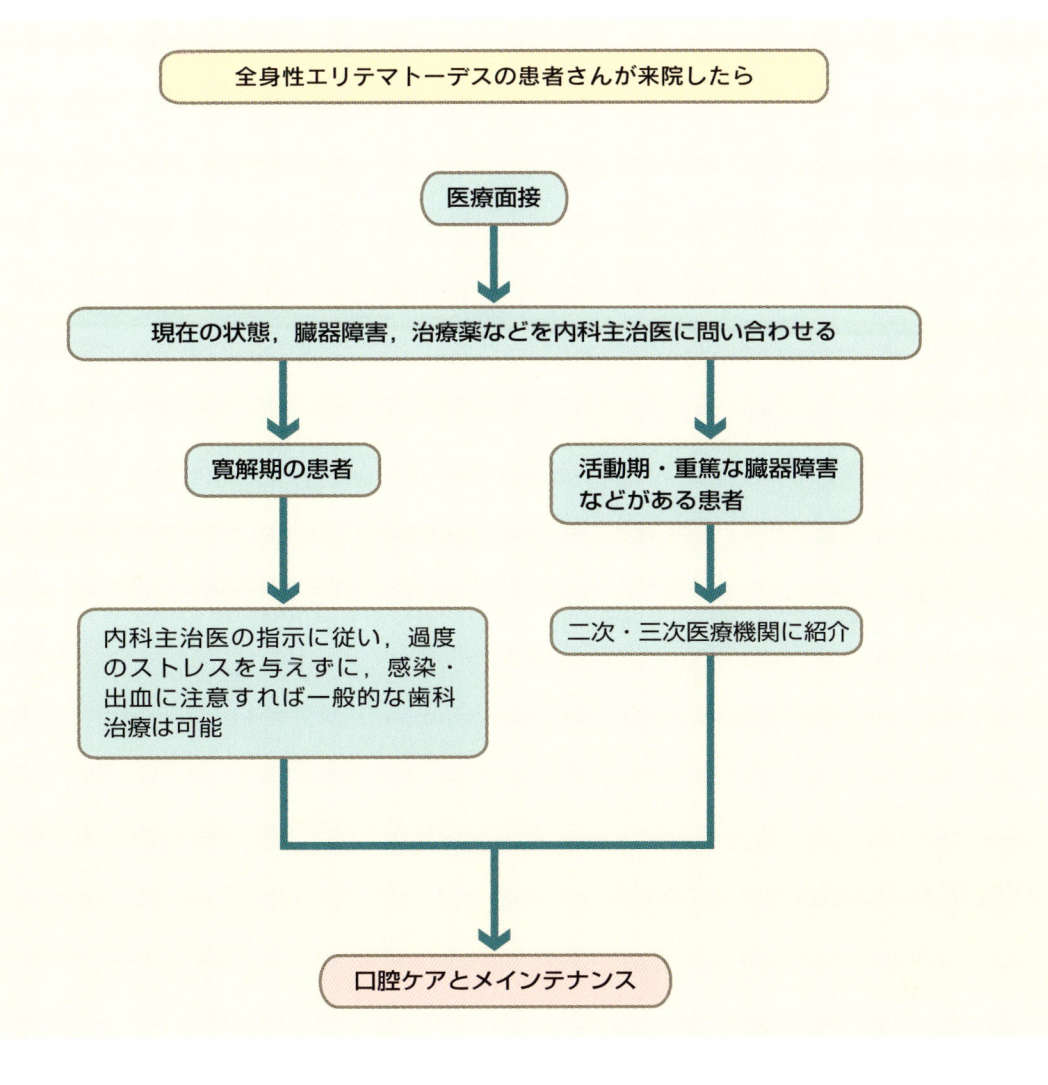

歯科治療，口腔指導の流れ

```
全身性エリテマトーデスの患者さんが来院したら
        ↓
      医療面接
        ↓
現在の状態，臓器障害，治療薬などを内科主治医に問い合わせる
        ↓                              ↓
   寛解期の患者              活動期・重篤な臓器障害
                            などがある患者
        ↓                              ↓
内科主治医の指示に従い，過度      二次・三次医療機関に紹介
のストレスを与えずに，感染・
出血に注意すれば一般的な歯科
治療は可能
        ↓                              ↓
           口腔ケアとメインテナンス
```

>>> 歯科治療時の注意点

Check1 ▶ 全身に多彩な症状があるので，内科主治医と連携をとって治療することが重要である．

Check2 ▶ 紫外線暴露，感染，外傷，手術，妊娠，経口避妊薬，薬剤アレルギーは増悪因子であるので注意する．

Check3 ▶ 治療は増悪期を避け，寛解期ないし非活動性の時期に行う．

Check4 ▶ 抜歯などの観血的処置に際しては，予防的に抗菌薬を投与する．

Check5 ▶ 腎障害のある場合の投薬は注意が必要．

Check6 ▶ ステロイド薬の投与を受けている場合，増量が必要なことがある．

Check7 ▶ 抗リン脂質抗体症候群では抗凝固療法が行われているので，出血に注意する．

08 性病

梅毒の患者さんが来院したら

自治医科大学歯科口腔外科学講座　草間幹夫

梅毒とは

1. 梅毒とは *Treponema pallidum* を病原体とする感染症である．主として性交あるいは類似の性行為によって感染する性感染症（sexually transmitted diseases：STD）の代表的疾患である．
2. 通常 *Treponema pallidum* が創傷や粘膜を通して体内に侵入し，感染を起こす．
3. 梅毒は皮膚，外陰部粘膜のみではなく口腔粘膜や頸部リンパ節にも症状を引き起こす．
4. 症状により第1期から第4期まで分類される．近年，第3期，第4期梅毒はほとんどみられなくなった．
5. 梅毒は単に性器の感染症ではなく，進行すれば神経梅毒などの全身疾患として対応しなければならないので早期発見が必要であり，HIV感染症など他の性感染症と合併することがあるので注意を要する．
6. 妊婦が梅毒になった場合には，胎児への母子感染による先天梅毒の可能性がある．
7. 第1期梅毒（感染後3か月まで）：感染後約3週間の潜伏期を経て口唇に小豆大から示指頭大の軟骨様の硬さの初期硬結を生じ，それが硬度を増しながら浅い潰瘍となる（硬性下疳）．数週間で自然消退するころ，所属リンパ節（頸部リンパ節）が周囲と癒着せずに，数個無痛性に硬く腫脹してくる．
8. 第2期梅毒（感染後3か月～3年）：感染3か月後，口唇，舌，頰粘膜，口蓋などに小豆大～示指頭大の紅斑が出現し，しだいに乳白色の乳色斑がみられるようになる．

患者さんに質問すること

1. 詳細な医療面接により，感染の原因，感染時期の推定，過去の治療歴などを正確に記録する．
2. 質問の項目は以下のとおりである．
   年齢，性別：基本的に生活の背景を知るのに重要である．
   主訴：患者本人が痛みか，潰瘍か，出血か，リンパ節腫脹か，何を不都合に来院したかが大切である．
   原因事項：基本的な体調，原因として思い当たる行動，他の人との接触，食餌，喫煙，飲酒など．
   合併病変の有無：関連する皮膚病変，眼病変，内科的疾患，全身の既往歴についてたずねる．現在服用している薬剤があればそれについてたずねる．内容がはっきりしなければ次回持参してもらい調べる．
   症状の変化：その硬結，潰瘍，リンパ節腫脹がいつから始まりどう変化したかたずねる．
   治療歴：一度他院で梅毒という診断がついた後，治療途中で中断している場合があるので注意を要する．

口腔ケアとメインテナンス

1. 口腔粘膜の硬結あるいは潰瘍は全身性の感染症によるものなので，その治療が優先される．
2. 炎症のない歯肉は通常の刷掃を行って構わないが，潰瘍の大きな時期に歯石除去やSRPなどは避けるべきである（粘膜の炎症の増悪と医療従事者への感染の危険を考えて）．
3. 洗口にはアズノールうがい液，イソジン含嗽が有効である．
4. 梅毒の十分な治療のあとは，STS抗体価の定期的な観察が必要である．

歯科治療，口腔指導のながれ

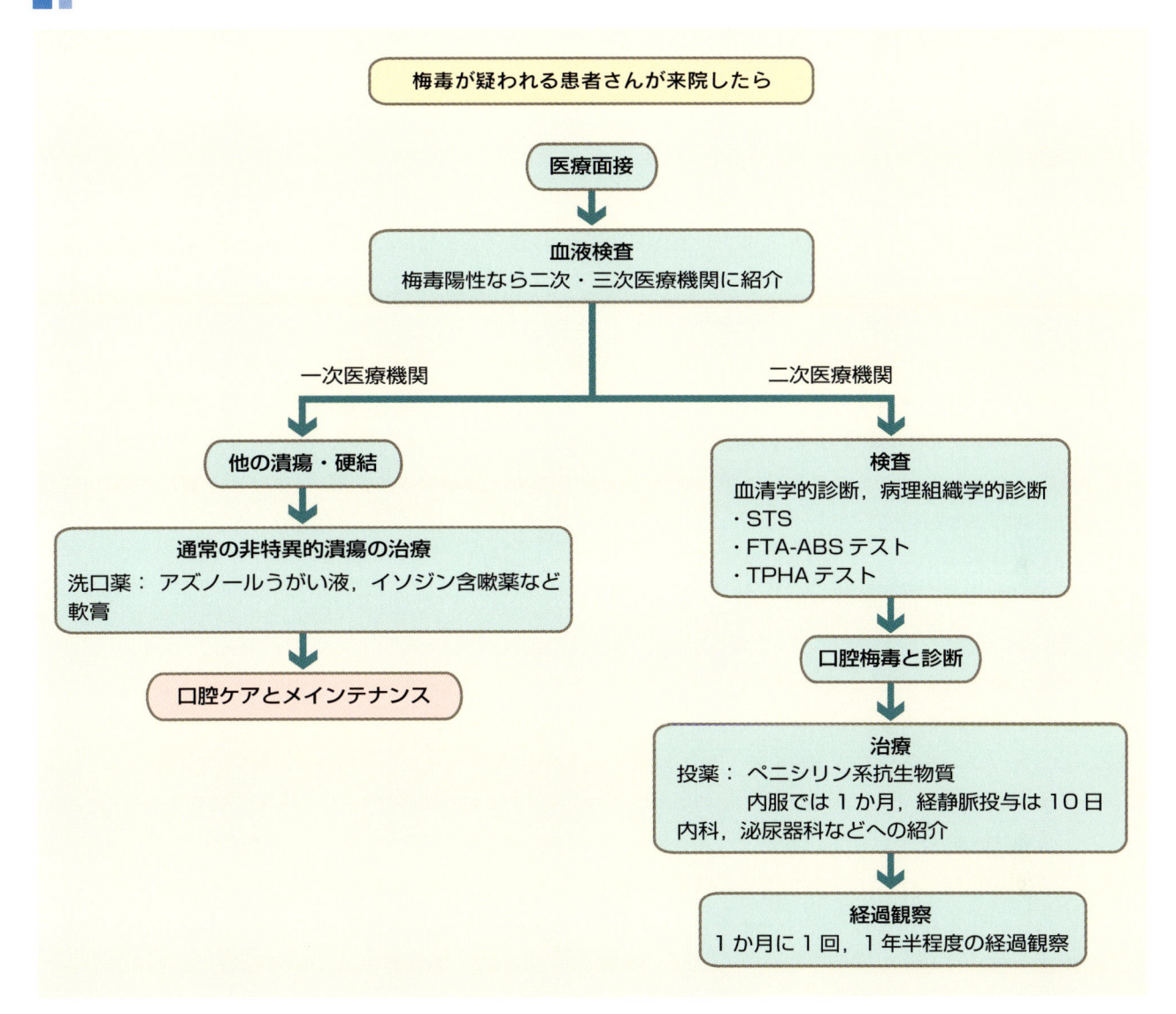

```
梅毒が疑われる患者さんが来院したら
            ↓
         医療面接
            ↓
        血液検査
  梅毒陽性なら二次・三次医療機関に紹介
      ／            ＼
  一次医療機関      二次医療機関
      ↓              ↓
  他の潰瘍・硬結      検査
      ↓         血清学的診断，病理組織学的診断
 通常の非特異的潰瘍の治療   ・STS
 洗口薬：アズノールうがい液，  ・FTA-ABS テスト
 イソジン含嗽薬など       ・TPHA テスト
 軟膏               ↓
      ↓         口腔梅毒と診断
                    ↓
                   治療
              投薬：ペニシリン系抗生物質
                内服では1か月，経静脈投与は10日
              内科，泌尿器科などへの紹介
                    ↓
                 経過観察
            1か月に1回，1年半程度の経過観察
  口腔ケアとメインテナンス
```

>>> 歯科治療時の注意点

Check1 ▶ 炎症の増悪期にあえて通常の歯科治療は行わない．

Check2 ▶ 梅毒に対する投薬が一段落して，梅毒病巣が消失してから一般の歯科治療を行う．

Check3 ▶ とくに潰瘍があるときの外科治療は避ける．

Check4 ▶ 歯石除去，SRPなどの治療時は，出血の問題があるのでとくに注意を要する．

Check5 ▶ マスク，グローブなどの術者側の感染の防護は厳密にする．

Check6 ▶ 万が一，手指などの小さな傷に患者の血液が触れたり，処置中にグローブが破れて術者の手指が傷ついてしまったときは，即時に流水で絞るように洗い，念のためペニシリンなどの予防投与をする．のちに血清学的検査を定期的にしておく．

09 ウイルス性疾患

HIV 感染症・AIDS の患者さんが来院したら

東京医科大学医学部口腔外科学講座　千葉博茂／伊能智明

HIV 感染症・AIDS とは

1. HIV 感染症はヒト免疫不全ウイルス（HIV）がリンパ球（主として CD4 陽性リンパ球）に感染し，免疫系が徐々に破壊される進行性の疾患である．進行には数年から10数年を要し，免疫能が低下して特徴的な疾患（カリニ肺炎，カポジ肉腫など23の疾患が定義されている）に罹患することで AIDS が発症する．
2. HIV 感染者は AIDS 発症を抑えるために抗 HIV 薬を服用する．多くの場合，多剤併用療法（HAART）が用いられる．治療を行う時期は患者の状態によるが，その指標は CD4 陽性リンパ球数と血中ウイルス量である．**CD4 陽性リンパ球数**：患者の免疫能を反映する．成人では 800〜1,000/μl だが，200/μl 未満になるとさまざまな日和見感染に罹患しやすくなる．**血中ウイルス量（HIV-RNA 量）**：HIV 感染症の進行予測の指標となる．

患者さんに質問すること

1. 来院した患者が HIV 感染症だと知っていれば（医科からの紹介状や患者自身が申告してくれるなら），以下のように精査する．
   ①CD4 リンパ球数，HIV-RNA 量，他の血液・生化学検査データなど．②他の併存疾患（血友病，糖尿病，心臓疾患など）．③内服薬（抗 HIV 薬以外のすべての薬剤を聞きだす．多種多様の内服薬を服用している場合が多い）．④STD（梅毒，ヘルペスなど）の既往．⑤ウイルス性肝炎の有無．⑥患者の体調（発熱，倦怠感，など）．⑦HIV 感染に関連する口腔症状（カンジダ，口腔乾燥，アフタ，など）．
2. これらの医療面接を行う際は，HIV 感染者・AIDS 患者であることに配慮し，患者のプライバシーの保護を第一に考えねばならない．しかし，患者が自らを HIV 感染者・AIDS 患者であると申告することは稀である．AIDS の拠点・協力病院を除いては，ほとんどがいっさい病気を申告せずに歯科治療を受けているのが日本の現状である．

口腔ケアとメインテナンス

1. 全身的に健常な歯科患者と同様と考え，HIV の感染だけで診療内容の変更や過剰な感染予防は必要ない．歯科治療はとくに予防を中心とし，疼痛緩和，病巣の除去，機能・審美の回復を行う．
2. AIDS を発症した患者でも，治療により免疫能が改善していれば歯科治療の内容は健常者と同じである．
3. 患者の免疫状態（指標は CD4 リンパ球数）を確認しながら，定期的に口腔内の検診を行う．CD4 リンパ球数が 200/μl 以下になると，容易に HIV 関連口腔症状が出現する．とくに口腔カンジダ症はもっとも出現しやすい症状である．
4. HAART 療法により，AIDS の発症を遅らせ長期生存が可能となっているため，患者の QOL への配慮が重要である．
5. 口腔ケアは HIV 感染が判明した早い時期から（免疫力が低下する前から）開始するのが理想である．

HIV 感染症・AIDS

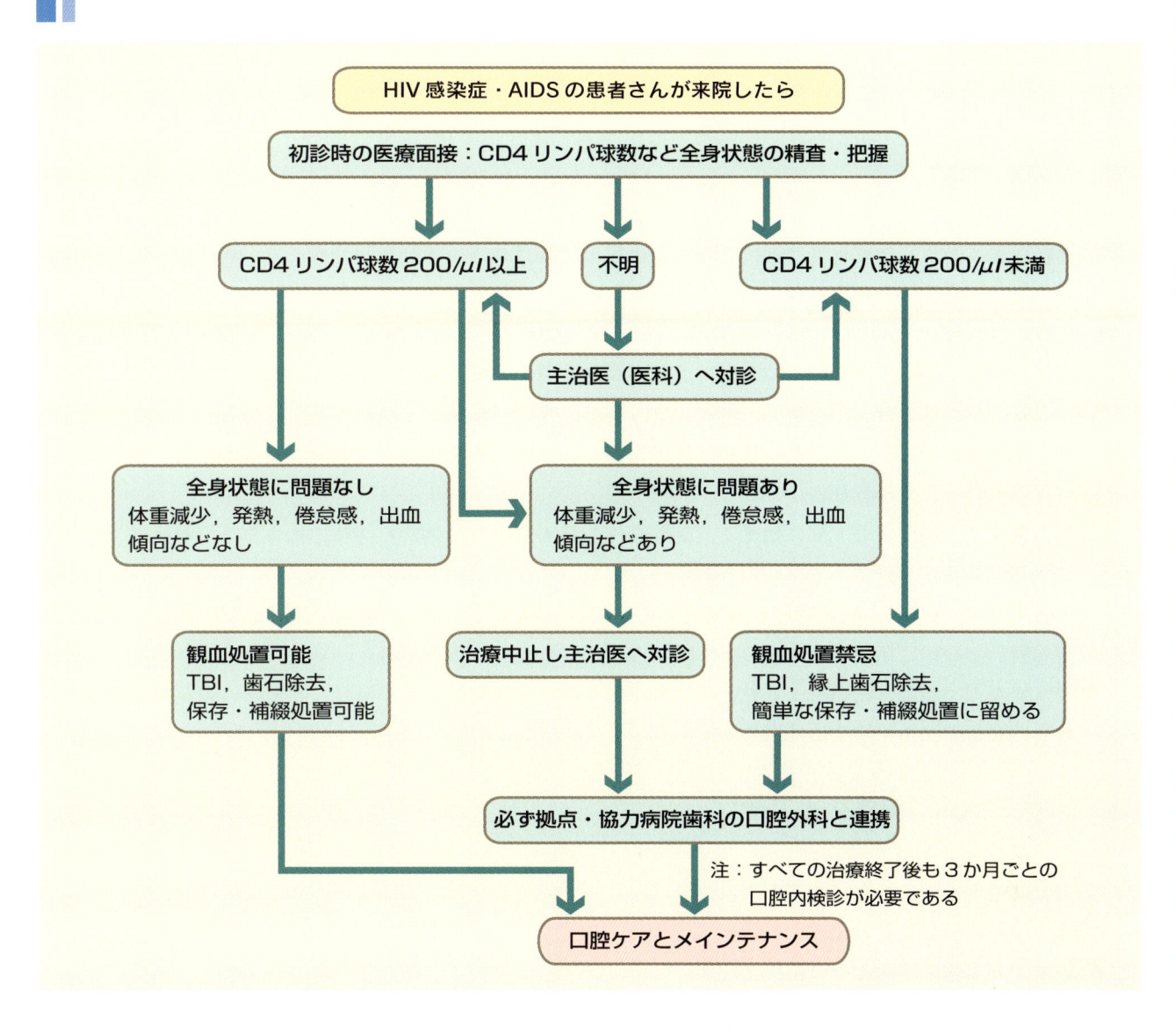

歯科治療，口腔指導の流れ

```
HIV 感染症・AIDS の患者さんが来院したら
            ↓
初診時の医療面接：CD4 リンパ球数など全身状態の精査・把握
    ↓              ↓              ↓
CD4 リンパ球数      不明        CD4 リンパ球数
200/µl 以上                     200/µl 未満
                    ↓
              主治医（医科）へ対診
    ↓              ↓              ↓
全身状態に問題なし   全身状態に問題あり
体重減少，発熱，    体重減少，発熱，
倦怠感，出血        倦怠感，出血
傾向などなし        傾向などあり
    ↓              ↓              ↓
観血処置可能    治療中止し主治医へ対診   観血処置禁忌
TBI，歯石除去，                        TBI，縁上歯石除去，
保存・補綴処置可能                    簡単な保存・補綴処置に留める
                    ↓
         必ず拠点・協力病院歯科の口腔外科と連携
              注：すべての治療終了後も3か月ごとの
                  口腔内検診が必要である
                    ↓
              口腔ケアとメインテナンス
```

>>> 歯科治療時の注意点

Check1 ▶ HIV 感染者・AIDS 患者のみならず，すべての患者にスタンダードプリコーション（標準感染予防策：血液およびあらゆる体液，排出物，分泌物，粘膜，傷害のある皮膚との接触に対する感染予防策）を実践しなくてはならない．

Check2 ▶ プライバシーの保護には十分注意し，他の患者に感染が知られないように配慮する．

Check3 ▶ 服用薬への注意
①抗 HIV 薬との相互作用に注意する．とくにプロテアーゼ阻害薬や非ヌクレオシド系逆転写酵素阻害薬は肝臓のチトクローム P450 酵素で代謝されるが，同様な代謝のマクロライド系抗生剤，抗真菌剤などとの併用は相互の血中濃度を上昇させることがある．
②抗 HIV 薬以外にも多種多様の薬剤を服用している患者が多い．

Check4 ▶ 以下の検査値を下限として，主治医や拠点・協力病院の歯科・口腔外科との連携を考える．
CD4 リンパ球数 200/µl，白血球数 1,000/µl，好中球数 500/µl，血色素量 8mg/dl，血小板数 50,000/µl

10 精神疾患

てんかんの患者さんが来院したら

明海大学歯学部病態診断治療学講座口腔顎顔面外科学第2分野　坂下英明
医）全仁会　高木病院口腔外科　鈴木　円

てんかんとは

1. 普段はまったく正常な患者さんに，何らかの原因で脳における神経細胞で起こる一過性の同期性過剰放電により意識障害や異常行動，感覚・感情などの変化を生じる中枢神経系の発作徴候が反復性に現れる慢性の脳疾患．
2. 発作の特徴は突然の発現，短時間での消失，同一な発作の繰り返し，があげられる．
3. てんかん発病前に外傷，髄膜炎，血管障害，腫瘍，代謝異常症など中枢神経系に何らかの基礎疾患があり，その結果てんかんを生じる「症候性てんかん」と原因不明で脳の機能的な異常から生じる「特発性てんかん」とに大別される．
4. 異常興奮が大脳皮質の一部に始まる「部分発作」と大脳皮質全体から同時に始まる「全般発作」の2つに大別されるが，分類不能なものもある．
5. 部分発作が30分以上続く状態や痙攣発作が2回以上起き，その間に意識が回復しない状態を「痙攣重積状態」といい，発作の発生から2時間以内にこれを止める必要がある．
6. てんかんの治療には原因療法と対症療法とがあるが，大部分は後者で抗てんかん薬による薬物療法が行われ，食事療法や手術療法は例外的である．

患者さんに質問すること

1. 最初に発作を起こしたのは何歳ごろか．
2. 発作型の種類と最近の発作発現状況．
3. 抗てんかん薬の種類とその服薬状況．
4. ここ数日の生活状況（睡眠不足，過労，過度の飲酒など生活の乱れは発作の引き金となりやすく，副作用を増強する）．

口腔ケアとメインテナンス

1. 薬剤性の歯肉増殖を認めることが多いが抗てんかん薬は中止できないため，まず通常の歯周治療を行い，初期治療が終了し，プラークコントロールが良好になったところで歯肉切除を行う．歯肉増殖をきたす主な抗てんかん薬：ジフェニルヒダントイン（アレビアチン®，ヒダントール®），バルプロ酸（デパケン®）
2. 歯肉切除術を行っても再発することが多いので，術後も引き続き厳重な口腔衛生管理を行うことが必要である．
3. う蝕治療は肥大した歯肉がその妨げとなることが多いため，歯肉切除後に行うことが望ましい．
4. てんかん患者は，発作そのものよりこの疾患に関連して性格や行動に異常を認めることがあるので，注意を要する．

歯科治療，口腔指導の流れ

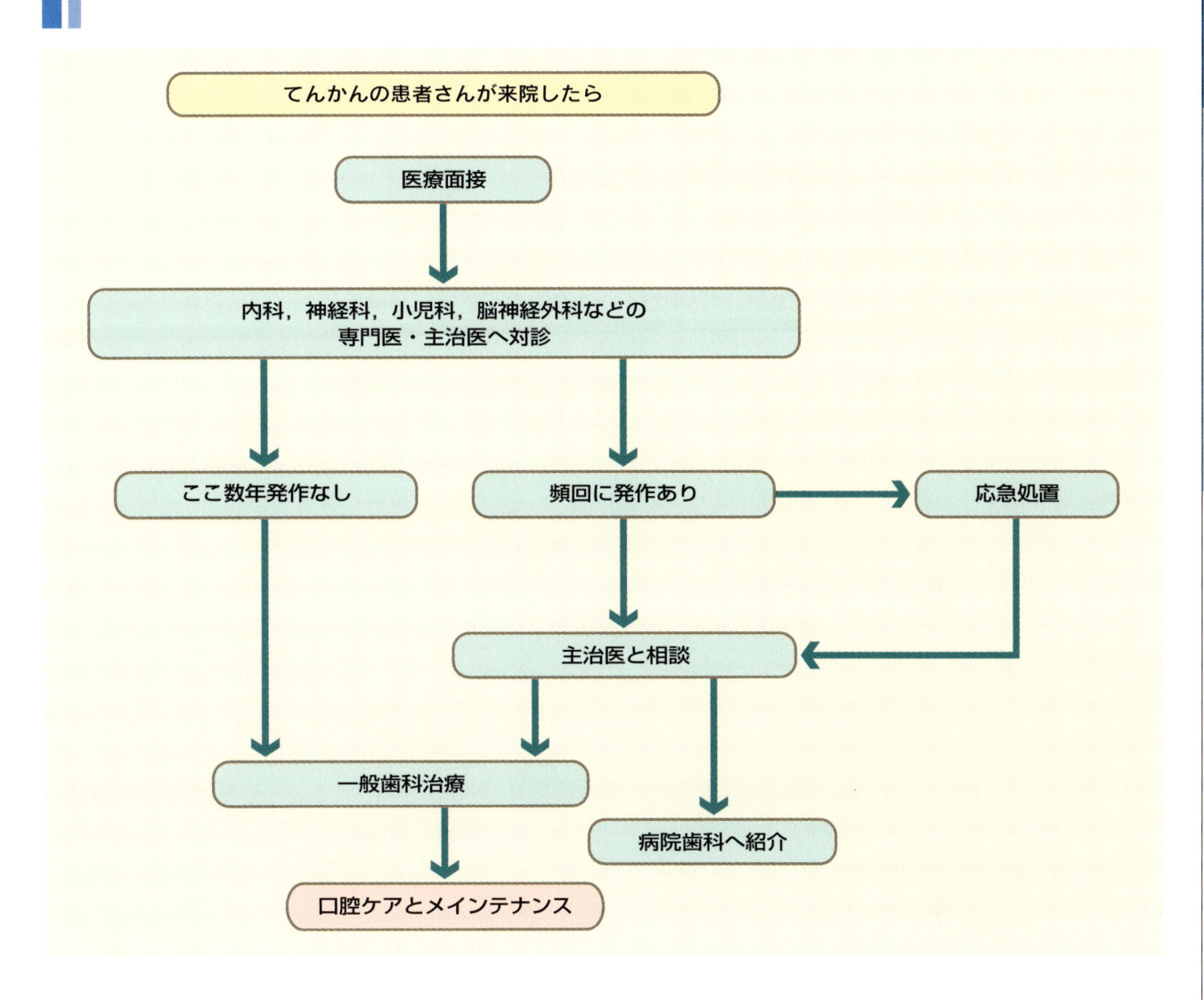

```
てんかんの患者さんが来院したら
          ↓
        医療面接
          ↓
内科，神経科，小児科，脳神経外科などの
専門医・主治医へ対診
   ↓              ↓
ここ数年発作なし    頻回に発作あり → 応急処置
   ↓              ↓                ↓
                主治医と相談 ←──────┘
   ↓              ↓         ↓
  一般歯科治療          病院歯科へ紹介
   ↓
  口腔ケアとメインテナンス
```

>>> 歯科治療時の注意点

Check1 ▶ 当日の体調や服薬状況を確認し（抗てんかん薬の中断は痙攣重積状態をきたしやすい），歯科治療中もできるだけ精神的にリラックスさせる．

Check2 ▶ 抗てんかん薬の服用により薬剤性歯肉増殖を生じることがあるため，歯肉の状態についてはよく診査する．

Check3 ▶ 主治医に対診し，最新の病態を確認する．

Check4 ▶ 小発作時は慌てずにしばらく様子を観察する．

Check5 ▶ 大発作を起こしたときは安全なところで静かに寝かせ，衣服を弛め，顔を横に向けて嘔吐物の誤嚥を防ぐ（以前は舌咬傷を防ぐためバイトブロックを咬ませることが推奨されたが，術者が指を咬まれたり患者が誤嚥したりするため現在では行われない）．

Check6 ▶ 発作の多くは1〜2分以内に治まるが，10分以上続くようなら救急車を呼ぶ．

10 精神疾患

アルツハイマー・痴呆認知障害の患者さんが来院したら

医）伊東会 伊東歯科医院　伊東隆利

アルツハイマー・痴呆認知障害とは

1. 痴呆（認知障害）の定義は，記憶障害（新しい情報の学習，記憶の想起の障害）を代表とする複数の認知欠損がみられ，そのほかに失語，失行，失認，実行機能障害の1つ以上が加わって，日常生活能力，社会的・職業的機能が緩徐に退行し，他の精神疾患で説明できない疾患である．
2. 老人性痴呆（認知障害）の用語は一般的に老年期にみられる痴呆という意味であるが，アルツハイマー型老年痴呆と血管性痴呆が頻度が高い．
3. アルツハイマー型老年痴呆は老年痴呆ともよばれ，海馬を中心とする側頭部内部に萎縮が認められる．
4. 血管性痴呆は脳卒中3か月以内に出現したもの，あるいは階段状，突然認知機能が低下した場合に診断され，多発性の梗塞像，大脳白質病変などが画像上認められる．
5. 65歳以上人口の7.5％が老人性痴呆で，約177万人である．アルツハイマー痴呆と血管性痴呆の他にパーキンソン病，感染症，代謝栄養障害，中毒性疾患，低酸素症などが痴呆の原因となっている．

患者さんまたは家族に質問すること

以下のことについて，外来であれば主治医からの診療情報提供書，本人，付き添いの家族との医療面接，施設内であれば，医師，看護師，介護福祉士，カルテなどから情報の提供を受ける．

1. 日常生活能力の低下があるか．
   ①買物，お金の計算ができるか．②料理ができるか．③本を読む，字を書くことができるか．④趣味にまだ関心があるか．
2. 認知障害（記憶障害）があるか．
3. 麻痺などの神経症状はないか．
4. せん妄やうつはあるか．
5. その痴呆は身体疾患による可能性がないか（脳血管障害，中毒，感染，栄養障害，低酸素症など）．
6. 画像検査で変化が認められるか．

口腔ケアとメインテナンス

1. 緩徐ではあるが退行性に病変は進むので，前回治療時と今回治療時，次回治療時の対応について考える必要がある．
2. 口腔乾燥対策は重要である．
3. 服薬指示，協力を家族，施設の人に依頼する．
4. 他に合併している神経症状がある場合，日常生活動作（ADL）への影響，とくに口腔ケア，摂食・咀嚼・嚥下の自立度を把握する．

アルツハイマー・痴呆認知障害

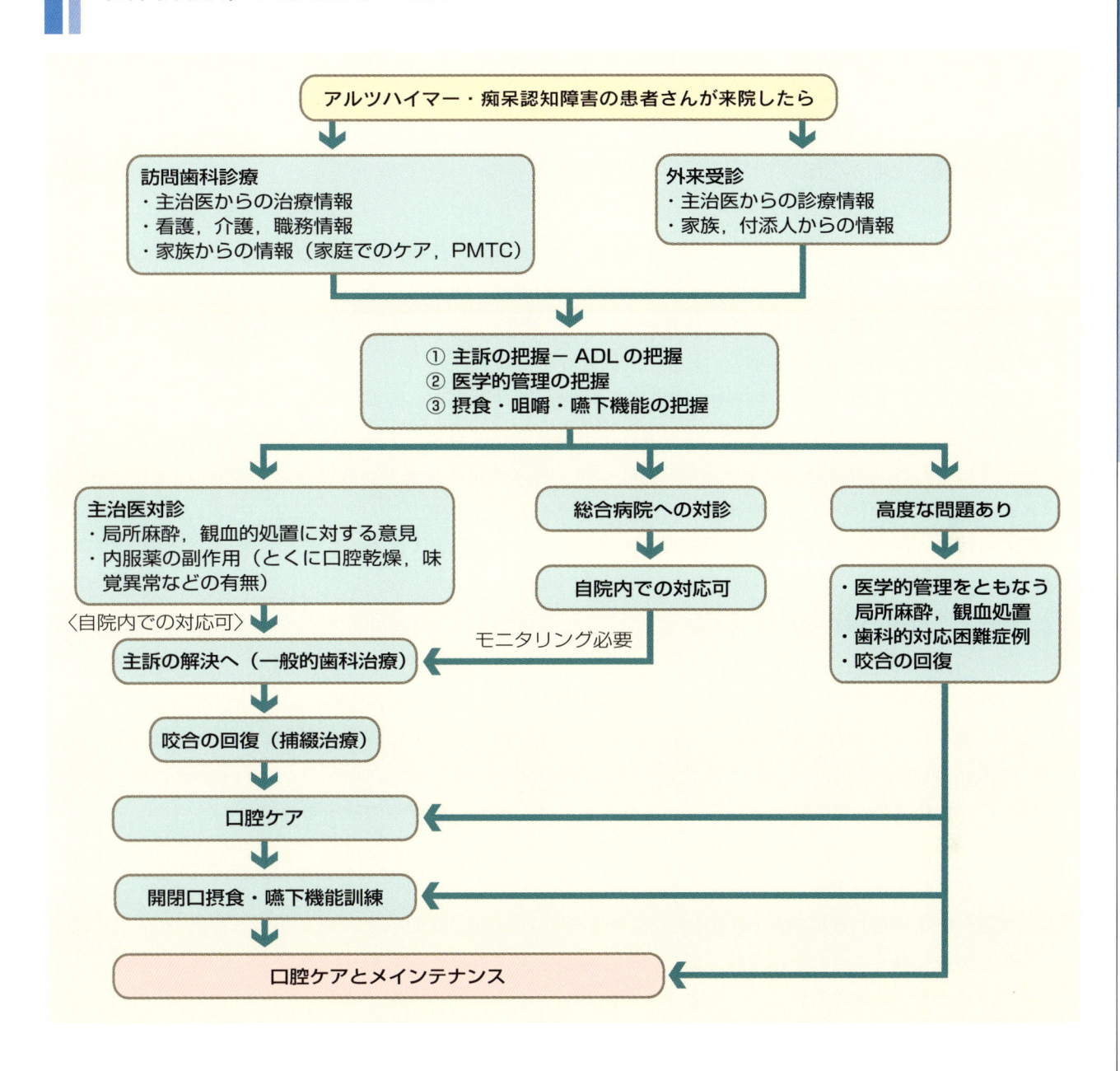

歯科治療，口腔指導の流れ

```
アルツハイマー・痴呆認知障害の患者さんが来院したら
         ↓                              ↓
  訪問歯科診療                        外来受診
  ・主治医からの治療情報              ・主治医からの診療情報
  ・看護，介護，職務情報              ・家族，付添人からの情報
  ・家族からの情報（家庭でのケア，PMTC）
                    ↓
         ① 主訴の把握－ADLの把握
         ② 医学的管理の把握
         ③ 摂食・咀嚼・嚥下機能の把握
         ↓              ↓                ↓
    主治医対診      総合病院への対診    高度な問題あり
    ・局所麻酔，観血的処置に    ↓              ↓
     対する意見        自院内での対応可   ・医学的管理をともなう
    ・内服薬の副作用（とくに   モニタリング必要    局所麻酔，観血処置
     口腔乾燥，味覚異常などの有無）             ・歯科的対応困難症例
    〈自院内での対応可〉                         ・咬合の回復
         ↓
    主訴の解決へ（一般的歯科治療）←
         ↓
    咬合の回復（捕綴治療）
         ↓
    口腔ケア  ←
         ↓
    開閉口摂食・嚥下機能訓練  ←
         ↓
    口腔ケアとメインテナンス  ←
```

>>> 歯科治療時の注意点

Check1 ▶ 日常生活の機能の低下，意欲の低下がないか．歯をみがく，口腔ケアの低下がないか．摂食・嚥下・咀嚼に障害がないか．

Check2 ▶ うつ気分，怒りっぽい，攻撃性，妄想，幻視がないか．義歯を盗られたと大騒ぎすることがあり，日によって怒りっぽく攻撃的なこともある．

Check3 ▶ 内服薬のチェック．アルツハイマーに対しては，

①認知障害改善にコリンエステラーゼ阻害薬（アリセプト®）
②行動異常，幻視，妄想に対してリスペリドンなど抗精神治療薬
③うつ状態に対して抗うつ剤
が処方されていることがある．これらの薬剤の副作用を理解しておくこと．

Check4 ▶ 家族，付添人の同席を得る．

10 精神疾患

精神病① うつ病の患者さんが来院したら

国立精神・神経センター病院歯科　中村広一

うつ病とは

1. 抑うつ気分，興味の喪失，喜びの著しい減退，食欲の低下，体重減少，睡眠障害，極端な意欲の低下，活動の低下，易疲労性，気力の減退，無価値感，罪責感，思考力や集中力の減退，自殺念慮または自殺企図などを主な症状とする精神疾患である．
2. 老年期に多く発症し，老年期人口の3〜5％程度を占める．
3. 発症の原因として，遺伝，脳機能の脆弱性，心理社会的要因などが考えられている．
4. 治療は抗うつ薬が主体で，併せて精神療法や環境調整が行われ，予後は良好とされる．
5. 抗うつ薬には三環系抗うつ薬，四環系抗うつ薬，選択的セロトニン再取り込み阻害薬（SSRI），セロトニン・ノルアドレナリン再取り込み阻害薬（SNRI）などがある．
6. うつ病と，それとは逆に気分が高揚する躁病とを繰り返す場合，躁鬱病と称される．

患者さんに質問すること

1. 一般歯科診療にあたっての医療面接の内容に健常者と変わるところはない．
2. 訴えが不合理的で症状がわかりにくいことがあるが，批判を差し挟んだり否定することなく，受容的に受けとめる．
3. 既往歴に精神科治療経験があったら，診療所名，主治医名，服用薬の種類を確認する．
4. ゆううつさ，おっくうさ，睡眠障害，食欲不振などを患者さんが自ら語ることは少ないので，こちらからその有無を確認する．
5. 死にたい気持ち（自殺念慮）があるかないかを確認し，あれば禁止しておく．
6. 医療面接行為そのものが治療の一部であり，歯科的な症状の改善にもつながることを念頭におく．
7. あくまでも支持的に対応して，患者さんの抱く不安やあせりの軽減を図る．

口腔ケアとメインテナンス

1. 重症患者では，身動きすらできず寝たきりとなって刷掃が行えず，口腔衛生状態が悪化することがしばしばある．
2. 三環系抗うつ薬の副作用のために唾液が減少して口腔乾燥を呈し，自浄性の低下や口腔内の菌叢の変化がもたらされてう蝕や歯周疾患が多発しやすい．
3. 抑うつ気分やおっくうさが残っている時期には，刷掃の不足を注意したり励ましたりしてはならない．
4. 本症の軽快にともなっておっくうな気分が十分に解消してから，積極的に口腔衛生指導を行う．
5. 性格的にまじめで几帳面な患者が多く，うつ病が治れば再び刷掃に励む場合が多い．

歯科治療，口腔指導の流れ

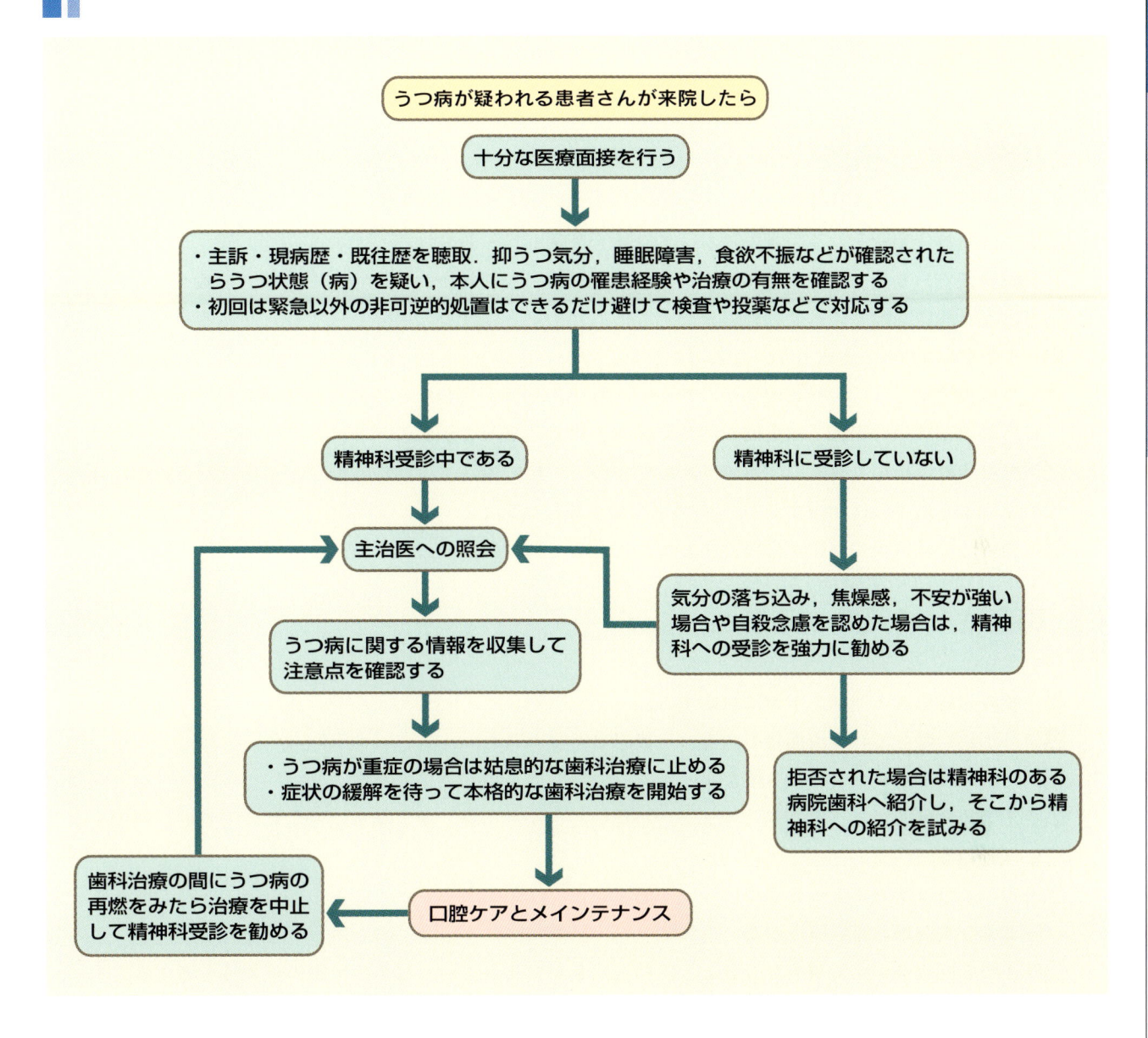

```
うつ病が疑われる患者さんが来院したら
          ↓
    十分な医療面接を行う
          ↓
・主訴・現病歴・既往歴を聴取．抑うつ気分，睡眠障害，食欲不振などが確認された
  らうつ状態（病）を疑い，本人にうつ病の罹患経験や治療の有無を確認する
・初回は緊急以外の非可逆的処置はできるだけ避けて検査や投薬などで対応する
```

- 精神科受診中である → 主治医への照会 → うつ病に関する情報を収集して注意点を確認する
  - ・うつ病が重症の場合は姑息的な歯科治療に止める
  - ・症状の緩解を待って本格的な歯科治療を開始する
- 精神科に受診していない → 気分の落ち込み，焦燥感，不安が強い場合や自殺念慮を認めた場合は，精神科への受診を強力に勧める
  - 拒否された場合は精神科のある病院歯科へ紹介し，そこから精神科への紹介を試みる

→ 口腔ケアとメインテナンス

歯科治療の間にうつ病の再燃をみたら治療を中止して精神科受診を勧める

>>> 歯科治療時の注意点

Check1 ▶ 医療面接には十分時間をかける．非合理的な訴えでも治療者は受容的に傾聴する．

Check2 ▶ 医療面接中に抑うつ気分，睡眠障害，食欲不振などを確認した場合は，うつ状態（病）の可能性を念頭におく．

Check3 ▶ うつ病患者では，不安が強く訴えが悲観的で執拗になりがちなことを理解して，支持的な対応に努める．

Check4 ▶ うつ病が重症の場合は適応力が低下する．新規の義歯製作や本格的な非可逆的処置はうつ病の改善を待って行う．

Check5 ▶ 些細な指示や注意でも患者さんには大きな負担になる．むやみに励まさないこと．

Check6 ▶ 三環系抗うつ薬服用患者の観血的処置では血圧上昇や後出血に注意する．

10 精神疾患

精神病② 統合失調症の患者さんが来院したら

国立精神・神経センター病院歯科　中村広一

統合失調症とは

1. 最近は精神分裂病という用語に代わって，統合失調症が一般的になっている．
2. 脳の病気であり，発症原因として脳神経回路の異常，心理社会的ストレスの関与が推測されている．
3. 主に青年期に発症して長期の経過をたどり，人格の統合に特有の欠陥を残すことがある．
4. 発生頻度は 1,000 人当たり 7〜9 人とされる．
5. 主な精神症状として，対人関係がうまくいかない，幻覚や妄想などの異常な体験，自分の殻に閉じこもる，感情や意思の障害，衝動的な興奮や昏迷，思考障害などがある．
6. 精神科治療は抗精神病薬による外来治療が主体で，精神療法や生活指導療法が組み合わされる．
7. 治療により過半数は回復するが，20％未満は治療に反応しないといわれる．
8. 再発予防には服薬の継続が必要であるが，完全な予防は難しいとされる．

患者さんに質問すること

1. 一般の歯科患者と同様，丁寧に対応する．
2. 歯科治療に際しての医療面接の内容は一般患者と変わりない．
3. 問い掛けても無視されたり返事がまったくない場合もあるが気にしないこと．
4. 訴えが非合理的であったりつじつまが合わない場合があるが，頭ごなしに否定せず受容的に傾聴することに努める．
5. 患者さん自身から本症への罹患について話すことはほとんどないが，こちらからその既往を直接確認するような質問はしないほうがよい．
6. 既往歴を問うなかで常用薬を確認し，抗精神病薬が含まれていれば本症罹患の可能性を考える．
7. 薬袋の記載を手掛かりに通院機関がわかれば，主治医に患者さんの状態を確認することが可能である．

口腔ケアとメインテナンス

1. 口腔衛生に無関心で刷掃意欲の乏しい患者さんにう蝕や歯周病の多発をみることが多い．
2. クロルプロマジンやレボメプロマジンなどの抗精神病薬の服用者では，唾液分泌の抑制のために自浄能の低下がもたらされる．
3. 口腔乾燥のために甘味飲料の多飲を行い，う蝕の多発が助長される場合もある．
4. 意欲低下が強い患者さんでは，どのように指導しても口腔衛生の確保が困難なことがある．
5. 理論的に刷掃の動機付けを図るより，単に「歯を磨きなさい」と強い声掛けをしたほうが有効である．
6. ハロペリドールのように強力な抗精神病薬服用患者では，副作用のために刷掃が不如意なことがある．
7. 口腔衛生を保てない患者さんに複雑な補綴物を適用してもメインテナンスができずトラブルにつながる可能性がある．

統合失調症

歯科治療，口腔指導の流れ

```
統合失調症が疑われる患者さんが来院したら
         ↓
    十分な医療面接を行う
         ↓
主訴，現病歴，既往歴の聴取を行う．意思疎通の困難，意味不明の言動，幻覚や妄想などの
異常体験をみた場合は統合失調症を念頭におく．初回は緊急処置を除き非可逆的な処置は
できるだけ避け，診察と検査にとどめ投薬などで対応する．統合失調症の罹患の有無を本
人に直接尋ねることは避け，常用薬のなかに抗精神病薬が含まれていないか確かめる
```

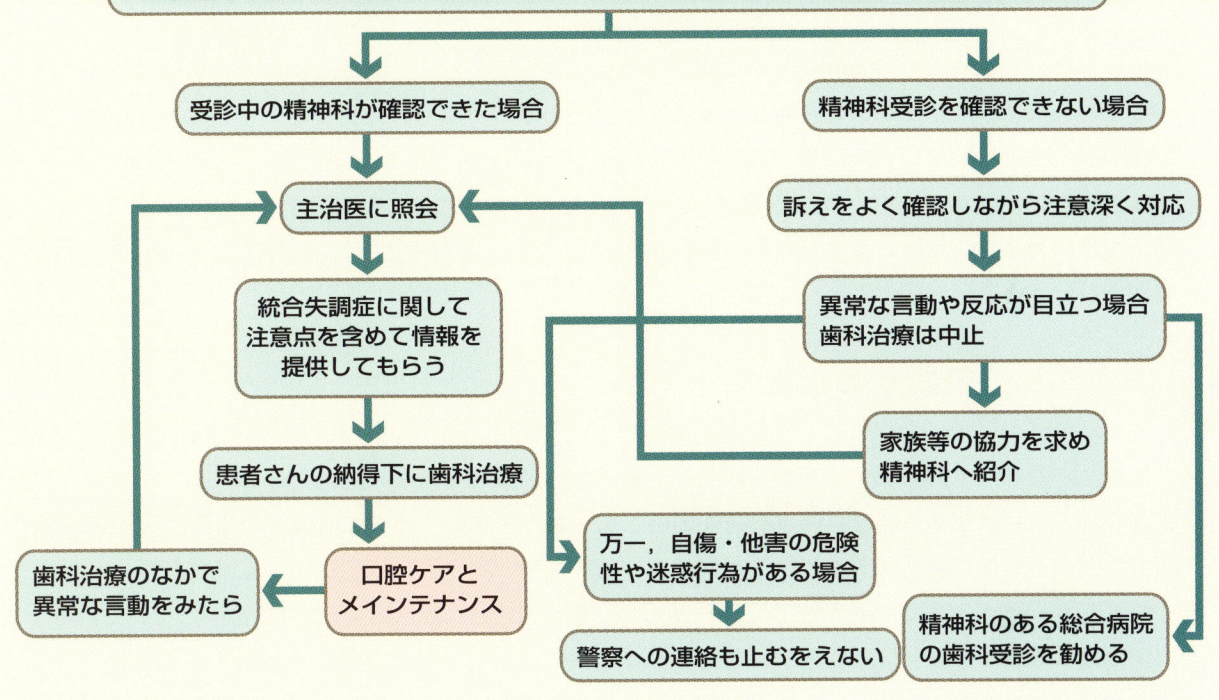

- 受診中の精神科が確認できた場合 → 主治医に照会 → 統合失調症に関して注意点を含めて情報を提供してもらう → 患者さんの納得下に歯科治療 → 口腔ケアとメインテナンス
- 歯科治療のなかで異常な言動をみたら → 主治医に照会
- 精神科受診を確認できない場合 → 訴えをよく確認しながら注意深く対応 → 異常な言動や反応が目立つ場合歯科治療は中止 → 家族等の協力を求め精神科へ紹介 → 精神科のある総合病院の歯科受診を勧める
- 万一，自傷・他害の危険性や迷惑行為がある場合 → 警察への連絡も止むをえない

≫≫≫ 歯科治療時の注意点

Check1 ▶ 精神科治療をきちんと受けている場合は，歯科治療中のトラブルは稀である．未治療あるいは抗精神病薬の服用中断者に問題が生じることがある．

Check2 ▶ 意思疎通の困難，意味不明な訴え，幻覚や妄想を疑わせる異常な体験がある場合は本症の存在を念頭に対応する．本症の診断は専門家に委ねる．

Check3 ▶ 本症罹患の有無の本人への確認は避けたほうがよい．常用薬中に抗精神病薬が含まれる場合は本症罹患の可能性がある．薬袋の記載から通院科や機関名を知ることができ，その確認は有用である．

Check4 ▶ 統合失調症の治療に用いられる主な抗精神病薬にはクロルプロマジン，レボメプロマジン，ハロペリドール，フルメジン，リスパダール，ペロスピロン，オランザピン，クエチアピンなどいろいろある．

Check5 ▶ 非合理的な訴えでも治療者は一度は受容的に傾聴する．そのうえで否定するべき点はきちんと否定する．

Check6 ▶ 不安を考慮して性急な非可逆的処置は避ける．ことに初診時は緊急処置を除き診察，説明，投薬程度にとどめたほうがよい．

Check7 ▶ 治療内容の説明は端的かつわかりやすく行い，本人の納得下に治療を進める．

Check8 ▶ 誤まった思い込みがある場合は，気長に繰り返し説明してその修正を図る．

Check9 ▶ 血圧低下の可能性があるためアドレナリン添加局所麻酔薬の使用は控えるほうがよいとされる．

Check10 ▶ 万一，暴力行為や迷惑行為をみた場合，警察への通報は止むをえない．

10 精神疾患

神経症の患者さんが来院したら

熊本市立熊本市民病院歯科　川口辰彦

神経症とは

1. 心因性に生じる精神身体の機能障害（不安感，焦燥感などの精神症状，心悸亢進，発汗などの身体症状）で，器質的変化がなく可逆的な点が心身症との違いである．
2. 発生要因として，性格・素因，発達段階での心的外傷，防衛機制，生物学的関与などがあげられている．
3. 分類では，一般的に不安神経症，心気症，神経衰弱，ヒステリー，抑うつ神経症，強迫神経症，恐怖症などの病型に区別されている．近年では疾患単位としての神経症の呼称はなくなり，神経症に相当するものとしてDSM-Ⅳ（アメリカ精神医学会）では，不安障害（パニック障害，社会恐怖，強迫性障害），身体表現性障害（身体化障害，転換性障害，心気症），解離性障害などがあげられている．
4. 治療は精神療法（支持，表現，洞察，訓練各療法）とともに薬物療法（抗不安薬，抗うつ薬，睡眠薬など）が行われている．

患者さんに質問すること

患者さんの表情，動作などを細かく観察し，過度な先入観をもたずに対応することが必要である．また特有の訴えや症状がある場合，医療者側が混乱しないよう丁寧かつ慎重な実施が望まれる．

1. 主治医からの情報提供書がある，また問診表の基礎疾患の項で当該疾患に関する記載がある場合は，いつごろからどのような症状が生じたか，治療歴（医療機関名，服用薬剤，経過など）について把握する．情報提供書がない場合は問い合わせも必要となる．
2. 問診表で基礎疾患に記載がなく，当該疾患が疑われる場合は専門医への受診を勧める．この場合，十分な説明と同意を得ることはいうまでもない．
3. 初診までに，同一歯科疾患ですでに複数の歯科医療機関を経ていることもある．その場合前医での診断，治療内容を可能な範囲で確認する．
4. 歯科治療にともない不快症状が出現したことがある場合は，症状，歯科医療機関の対応などを聴取する．

口腔ケアとメインテナンス

1. 病因確定・推定が困難な知覚異常，疼痛などの併発や服用薬剤の副作用による口渇などを訴える場合も多い．器質的病変の精査とともに受容の態度で対応することが重要である．
2. 口腔保健指導は，治療前中後のあらゆる機会を捉えて積極的に行うことが肝要である．
3. 過去の歯科受診時のネガティブな体験（例：疼痛，身体抑制）などによる歯科治療恐怖症で長期間口腔内の検診・保健指導を受けていない場合，悲惨な口腔内状況の患者さんも稀ではない．優しく丁寧な口腔保健指導を心がける必要がある．
4. 医療側には当該疾患の最新知識を会得し，患者さんの病状内容，経過に合った口腔内メインテナンスを一緒に取り組んでいくという姿勢が求められる．

歯科治療，口腔指導の流れ

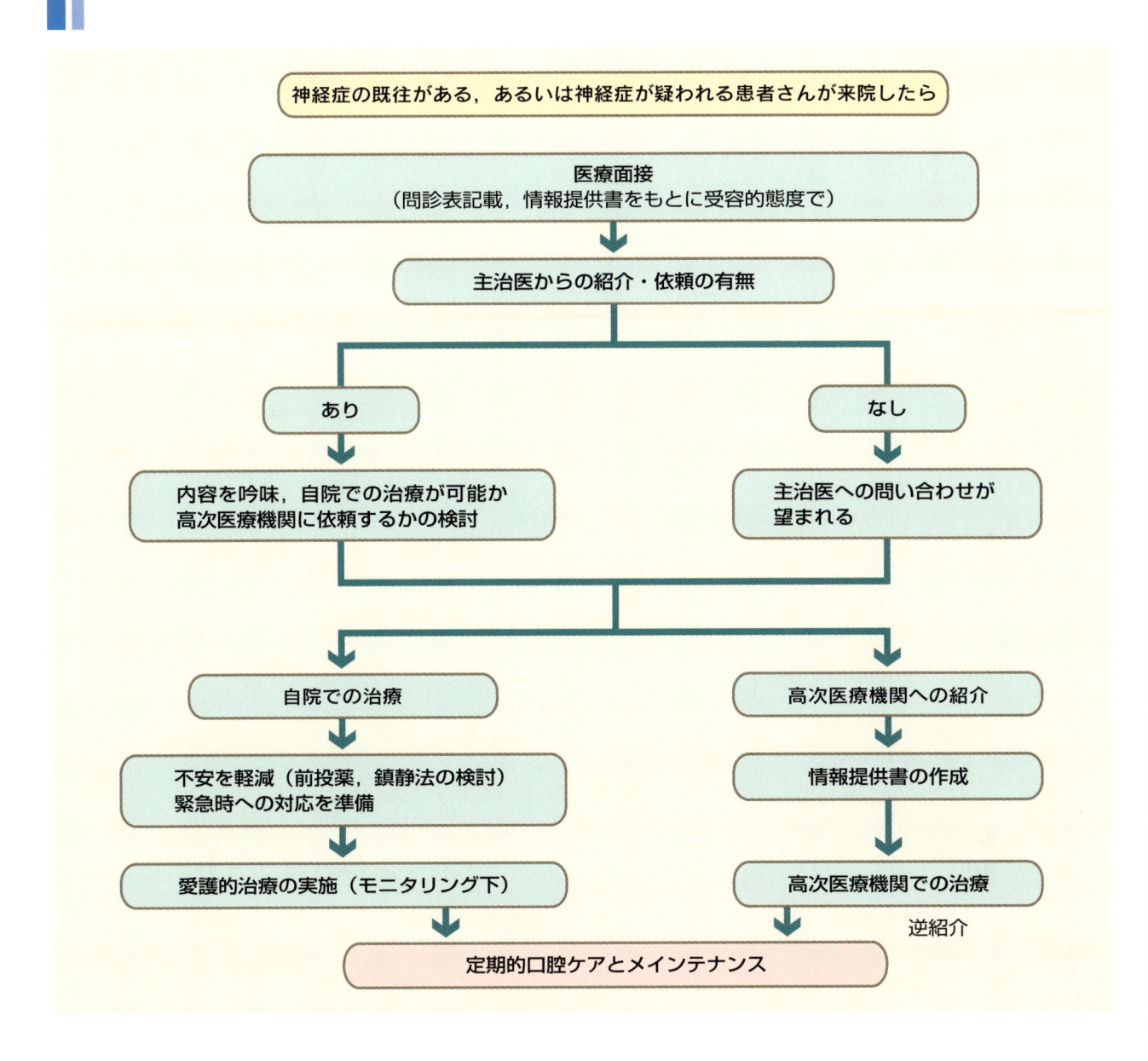

```
神経症の既往がある，あるいは神経症が疑われる患者さんが来院したら
                    ↓
              医療面接
  （問診表記載，情報提供書をもとに受容的態度で）
                    ↓
        主治医からの紹介・依頼の有無
           ┌────────┴────────┐
          あり                 なし
           ↓                    ↓
   内容を吟味，自院での      主治医への問い合わせが
   治療が可能か高次医療       望まれる
   機関に依頼するかの検討
           ↓                    ↓
       自院での治療          高次医療機関への紹介
           ↓                    ↓
   不安を軽減（前投薬，       情報提供書の作成
   鎮静法の検討）
   緊急時への対応を準備
           ↓                    ↓
   愛護的治療の実施          高次医療機関での治療
   （モニタリング下）
                              逆紹介
           └────────┬────────┘
                    ↓
        定期的口腔ケアとメインテナンス
```

>>> 歯科治療時の注意点

日ごろから病態や服用薬剤（副作用，相互作用など）に関する最新の知識を習得するとともに，専門医への対診，情報提供を得る習慣をつけることが大切である．

Check1 ▶ 注射，疼痛，騒音，臭いなど医療者には日常的なものが患者さんにとっては耐え難い刺激となっていることもある．可能な限り減少，除去するよう努力する．

Check2 ▶ "慣れ"を重視し心理的，肉体的負担の少ない治療を優先する．不安を軽減させつつ，必要によっては各種鎮静法，行動療法などの応用も考慮する．

Check3 ▶ 治療中に頻脈，血圧上昇（下降），息苦しさなどを訴えることもよく経験される．呼吸，循環のモニタリング下に治療を行うとともに緊急時への対応を備えておく．

Check4 ▶ 自院での治療が困難，限界と考えられる場合は，十分な説明と同意のもと，高次医療機関を紹介することをためらってはならない．

11 心身症

過換気症候群の患者さんが来院したら

旭川赤十字病院歯科口腔外科　池畑正宏

過換気症候群とは

1. 過換気症候群（Hyperventilation Syndrome）は過呼吸症候群ともよばれ，呼吸器系心身症の代表的疾患である．
2. 心的要因により呼吸中枢が刺激され過呼吸になり，その結果，動脈血のCO_2分圧の低下をきたす．これが原因で脳血管が収縮し，脳血流量が低下することによる中枢神経系の症状の出現，呼吸性アルカローシスになるためCaイオン，Kイオンが低下することによる筋神経症状の出現，カテコールアミンの増加をきたすことによる循環器系症状の出現など多彩な症状を呈するが，主には頻呼吸，呼吸困難，四肢のこわばりやしびれである．
3. 以下のような多彩な身体症状を呈する．
   呼吸器系：呼吸困難（空気飢餓感，胸内苦悶感），頻呼吸
   循環器系：動悸，心悸亢進，胸部絞扼感
   筋神経系：筋硬直，テタニー
   中枢神経系：めまい，意識水準低下
   神経症状：不安，恐怖，緊張
   消化器症状：腹部膨満感，悪心，嘔吐，腹痛
4. 10〜20歳代の若年層に多く，女性のほうが男性より約2倍以上発症率が高い．
5. 発症の持続時間は20〜60分．
6. 治療方法としては，病態を説明し安心させ，ゆっくりした呼吸の指導，ペーパーバック法（歯科治療時の注意点 Check6 参照），鎮痛剤の投与などがあり，歯科治療時の予防方法としては抗不安薬の前投与，笑気吸入鎮静法，静脈内鎮静法，全身麻酔などがある．

患者さんに質問すること

1. 家族歴，既往歴をきき，過去に同様の症状がなかったかどうか．
2. 歯科治療に対する心理状態（恐怖心，緊張の程度など）．
3. 過換気症候群と鑑別すべき疾患の有無（てんかん，ヒステリー，情緒的不安定，パニック障害，喘息，肺塞栓，心筋梗塞，うっ血性心不全，脳血管障害など）．

口腔ケアとメインテナンス

1. 通常の口腔ケアとメインテナンスを行う．
2. 疼痛，過度の緊張などのストレスを伴う歯科治療を避けるために，口腔疾患の早期発見早期治療に心がける．
3. 歯科治療に慣れて緊張なく行えるように，定期的なケアとメインテナンスを行いながら信頼関係の構築を図る．

歯科治療，口腔指導の流れ

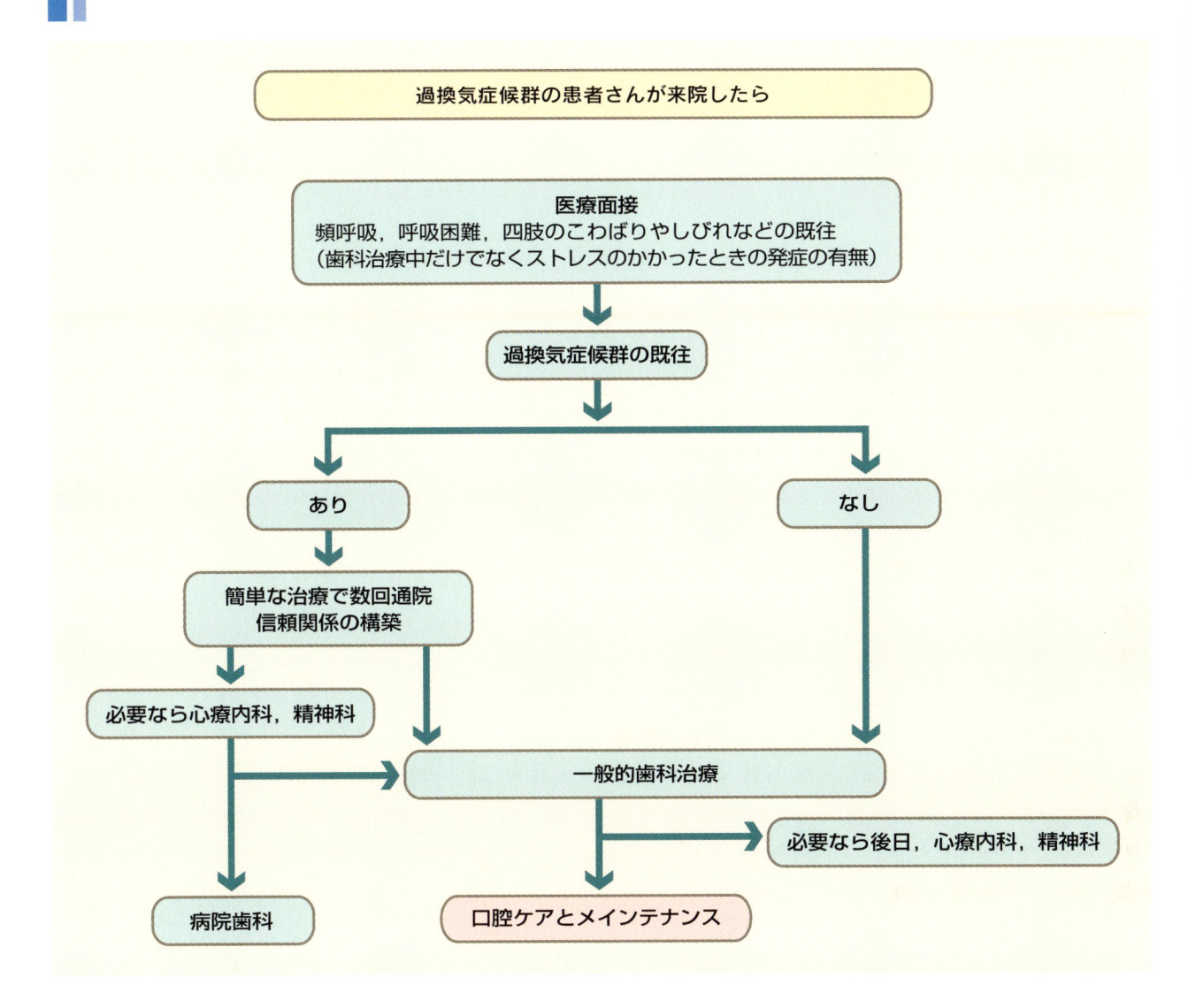

```
過換気症候群の患者さんが来院したら
            ↓
         医療面接
  頻呼吸，呼吸困難，四肢のこわばりやしびれなどの既往
  （歯科治療中だけでなくストレスのかかったときの発症の有無）
            ↓
       過換気症候群の既往
        ↓           ↓
       あり          なし
        ↓            ↓
  簡単な治療で数回通院
  信頼関係の構築
        ↓
  必要なら心療内科，精神科 → 一般的歯科治療
                            ↓
                       必要なら後日，心療内科，精神科
        ↓            ↓
      病院歯科      口腔ケアとメインテナンス
```

>>> 歯科治療時の注意点

Check1 ▶ 患者の観察：落ち着きのなさ，手の握りしめ，足のつっぱりなどから緊張・不安の程度を知る．

Check2 ▶ 優しい声かけ：緊張感の除去に努める．

Check3 ▶ 歯科治療時：治療内容の十分な説明を行い，麻酔を十分奏効させ無痛的治療を心がけ，ストレスをかけない．歯石除去時も注意する

Check4 ▶ バイタルサインのチェック：早期に呼吸数の変化をとらえ早めの対処を行う．意識レベルが低下することは少なく，血圧の変化も少ない．手足のしびれが両側ではなく片側の場合，酸素飽和度の低下（チアノーゼ），血圧の低下などをきたした場合は他の疾患を考える．

Check5 ▶ 病態の説明：症状は苦しく重篤に思えるが，命には別状のないことを説明し安心させる．

Check6 ▶ ペーパーバック法：5〜10lの紙袋を用い，顔に密着させず少し隙間を空けて再呼吸させる．この方法の必要性，理由を説明し不安にさせない．低酸素に注意．このためパルスオキシメータによる酸素飽和度のモニターが必要．

12 神経・筋疾患

筋ジストロフィーの患者さんが来院したら

愛知県心身障害者コロニー中央病院　石黒　光
名古屋市立大学大学院医学研究科口腔外科学分野　横井基夫

筋ジストロフィーとは

1. 筋ジストロフィーは骨格筋の筋線維が進行性に変性・萎縮し結合組織や脂肪に置き換わり，筋力低下による運動機能障害が生じる遺伝性疾患である．現段階では確実な治療法はなく予後不良とされている．
2. 推定頻度は人口10万対2〜3人．種々の病型に分類され，Duchenne型が約60％でもっとも多い．
3. 1〜3歳で発症し，転倒しやすい，歩き方がおかしいなどで気付かれる．筋が脂肪組織と置き換わり肥大する（仮性肥大）ので，体格がよいようにみえる時期がある．
4. 5歳頃になると下肢帯と下肢の筋萎縮が認められ，腰部前彎が著しく，爪先立ちの姿勢になる．修学前に一時体力が改善するが，以降，筋萎縮・筋力低下が進行し，上肢筋も冒され，心筋にも障害が及ぶ．10歳代になると起立不能になり，車椅子生活から寝たきりとなる．
5. 20歳代で呼吸器感染や心不全で死亡する例が多く，知能障害を合併することもある．

患者さんに質問すること

1. 過去の歯科治療時の状況や局所麻酔の使用経験．
2. 治療上の問題となる開口程度，開口維持の状況，咀嚼能力，嚥下機能の障害，顎関節脱臼の経験の有無．
3. どのようなときに息苦しくなるかなど，呼吸機能の障害の状態．起立不能で車椅子生活や寝たきりの場合は，日常生活における心肺機能について質問するとともに，咳嗽反射や喀痰能力について確認する．
4. 保護者が過保護であったり，知的障害を有する場合があるので，言語理解能力や歯科治療時の協力度について確認する．
5. 日常の口腔ケアの方法．

口腔ケアとメインテナンス

1. 口腔衛生の重要性を説明し，患者さんの全身状態に応じて，有効な刷掃方法，間食指導，シュガーコントロールの指導を行う．
2. 定期的な歯科検診を指示し，う蝕の早期治療や予防填塞，歯石除去を行う．
3. 上肢機能障害により歯ブラシの把持が困難な場合は，必要に応じ介助磨きを行うよう介護者に指導する．
4. 不正咬合や咀嚼能力，舌機能の低下がある場合，食事は軟らかいものになり，食物が口腔内に停滞しやすくなるので細部までの口腔ケアが必要である．
5. 不正咬合や開口制限，咀嚼能力の低下予防のため，口腔機能のリハビリテーションの指導を行ったり，嚥下機能の間接訓練などを組み合わせる．
6. 寝たきりや嚥下障害がある場合は，口腔ケア時の唾液や洗口液の誤嚥に細心の注意を払い，必要に応じ吸引しながらケアしたり，吸引ブラシの使用を指導する．
7. 開口状態で流涎が多かったり口呼吸により口腔乾燥が起こりやすい場合は，保湿剤等の使用を考慮する．

歯科治療，口腔指導の流れ

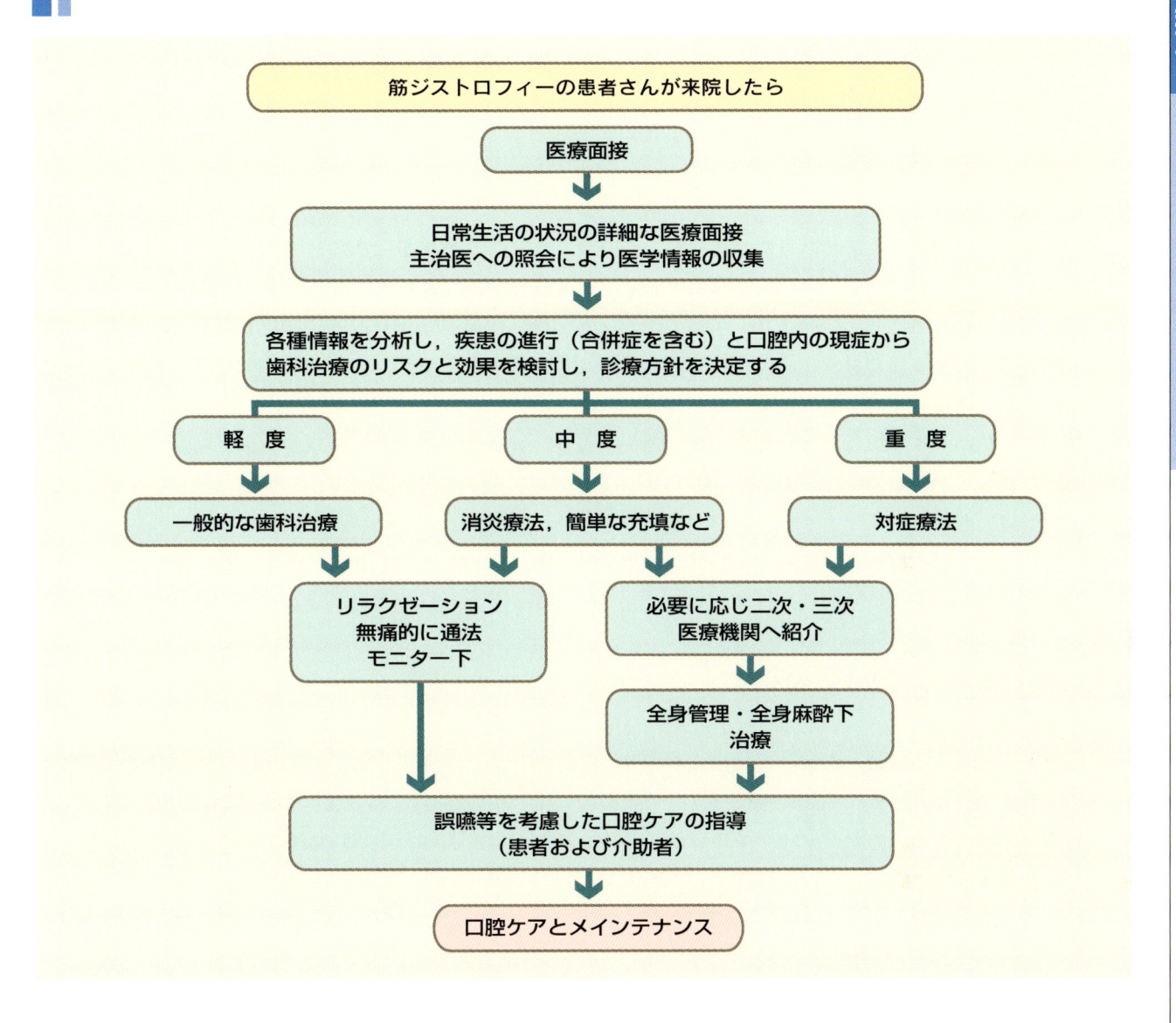

```
筋ジストロフィーの患者さんが来院したら
              ↓
          医療面接
              ↓
   日常生活の状況の詳細な医療面接
   主治医への照会により医学情報の収集
              ↓
各種情報を分析し，疾患の進行（合併症を含む）と口腔内の現症から
歯科治療のリスクと効果を検討し，診療方針を決定する
      ↓           ↓           ↓
    軽度         中度         重度
      ↓           ↓           ↓
 一般的な歯科治療  消炎療法，簡単な充填など  対症療法
      ↓           ↓           ↓
         リラクゼーション      必要に応じ二次・三次
         無痛的に通法          医療機関へ紹介
         モニター下               ↓
                            全身管理・全身麻酔下
                                治療
              ↓
    誤嚥等を考慮した口腔ケアの指導
       （患者および介助者）
              ↓
        口腔ケアとメインテナンス
```

>>> 歯科治療時の注意点

Check1 ▶ 歩行可能な患者さんでは歯科治療は問題なく，むしろこの時期に完全な歯科治療を受けるよう指導する．

Check2 ▶ 筋力低下で姿勢保持が難しい患者さんでは，診療台上で体幹をベルトで固定し，頭部を保持する．

Check3 ▶ 開口維持が困難でバイトブロックを使用する場合は，呼吸に注意しながら短時間で処置を行う．

Check4 ▶ 治療中は誤嚥防止のためにラバーダムを励行し，唾液やスプレーの水は頻回に吸引する．

Check5 ▶ 末期で心肥大が高度になると，わずかな運動負荷で心不全を起こす危険性があるため，治療に協力的でない場合は過剰な刺激，ストレスには十分に配慮する．

Check6 ▶ 局所麻酔の使用時には，心拍や換気状態などモニター監視下で行うべきである．

Check7 ▶ 全身麻酔は必要な場合に限り，麻酔医と十分に協議し，循環不全，呼吸不全，悪性高熱症などに十分配慮して行う．

12 神経・筋疾患

パーキンソン病の患者さんが来院したら

浜松医科大学医学部歯科口腔外科 　橋本賢二

パーキンソン病とは

1. 医療面接，診察のみで診断可能な薬物療法が有効な錐体外路性疾患である．
2. 50～60歳代で発症し，徐々に進行する慢性の神経変性症で，有病率は，人口10万人当たり150～200人．
3. 症状は安静時の振せんに始まり，手足のこわばり，動作の鈍さが現れ，その後，姿勢反射の障害により倒れやすくなるなど日常生活動作が制限される．表情は乏しく単調で抑揚のない発語，前かがみで歩幅が狭く手を振らずに小刻みに歩くのが特徴的．
4. 中脳黒質のメラニン含有神経細胞の変性消失により，線条体のドパミン含量が減少し発症する．
5. 治療は，ドパミン補給にレボドパ，ドパミン受容体を刺激するアゴニスト，筋固縮に抗コリン薬，ドパミン排出を増やすアマンタジンなどが使われる．
6. 薬剤の副作用に胃腸症状が多く，長期治療で薬効減退，（不安定）不随運動，精神症状が出現する．
7. 薬物（向精神薬など），脳血管性障害などによるパーキンソン症候群を除外する．

患者さんに質問すること

1. 現在困っている症状，震え，手足のこわばり，動作の鈍さ，歩きにくさ（歩き始めに時間がかかる「すくみ足」，歩行を続けると（速度が増し）すぐに止まれない「突進現象」），前屈姿勢の有無．
2. 最初の症状の出現時期と症状の始まりは，どのようなものであったか（片側性，両側性）．
3. 症状の進行度合い，悪化時の状況．
4. ①受診歴，治療歴（主治医に現在の状態，薬の内容，副作用をよく確認）．②既往歴：受診歴，服薬歴（とくに精神科領域の薬剤服用の有無）．③家族歴：同様の症状をもつ家族の有無と発症年齢．④生活歴．

口腔ケアとメインテナンス

1. 簡単な全身状態の観察：顔色，疲労度，呼吸状態，歩行状態，座位での状態．
2. 口腔ケア
　①口腔乾燥状態のチェック：口腔乾燥の改善のために含漱薬によるうがいだけでよいか，医療者や介護者がガーゼ，吸い飲みなどを用いて湿潤させるか判断する．
　②舌苔の状態（部位，色，におい等）をみて，舌用ブラシ等の使用を検討する．
　③粘膜の精査：不随意運動により，歯や補綴物などでびらんや潰瘍などができていないか調べる．
　④歯の精査：う蝕の有無と治療方針の検討．
　⑤痰汚染の有無：嚥下障害がある場合，唾液が多くなり，また誤嚥性肺炎を併発しやすい．
3. メインテナンス：全身状態や口腔内の観察で問題あれば，対処療法で改善していく．自己による刷掃が困難なことが多いので，医療者や介護者が丁寧に刷掃し，口腔ケアに努める．咽頭や食道の運動低下による流涎に対しては口腔ケアにより誤嚥性肺炎を防ぐ．

歯科治療，口腔指導の流れ

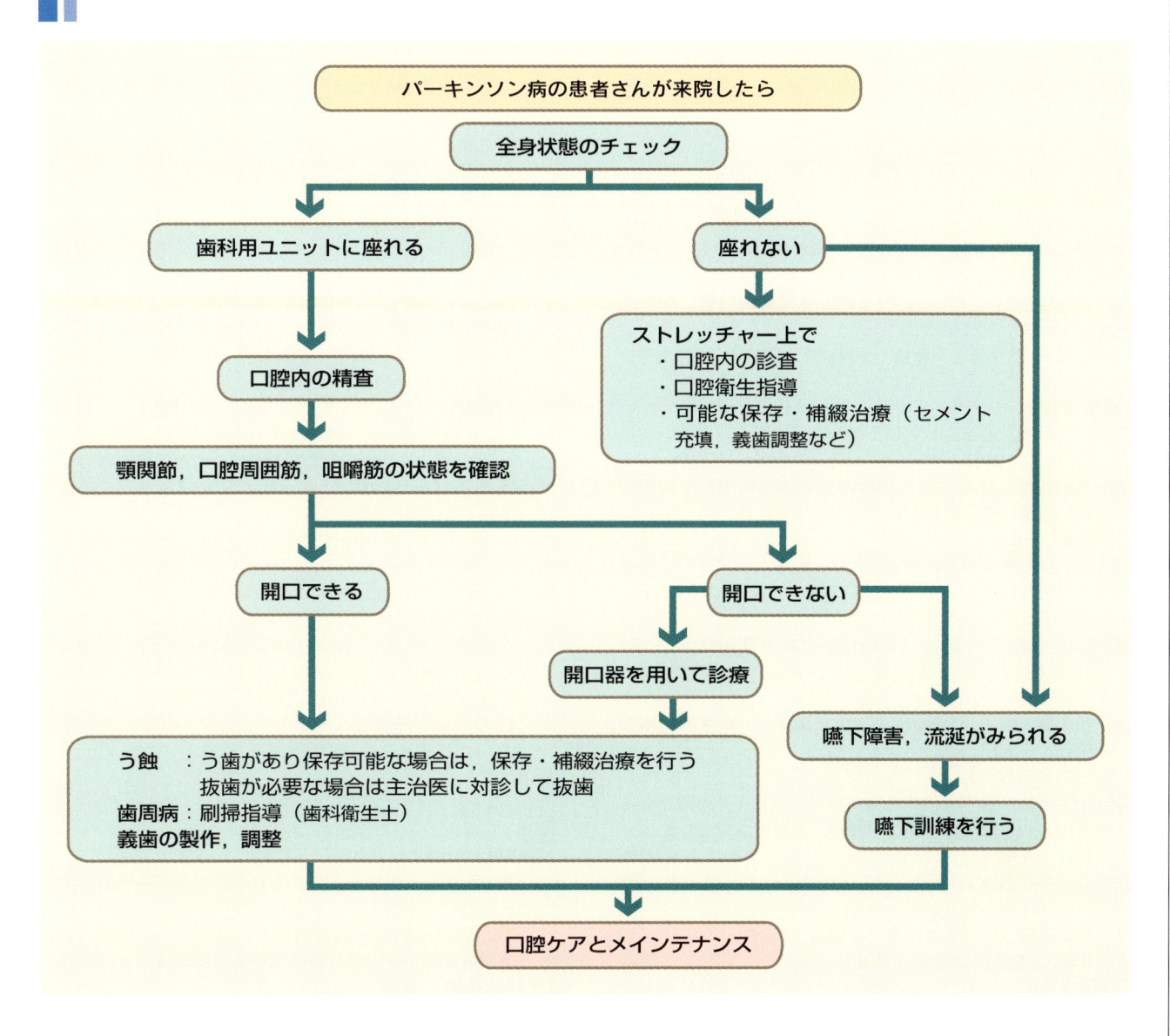

```
パーキンソン病の患者さんが来院したら
          ↓
     全身状態のチェック
      ↓          ↓
歯科用ユニットに座れる   座れない
      ↓            ↓
  口腔内の精査    ストレッチャー上で
      ↓          ・口腔内の診査
顎関節，口腔周囲筋，  ・口腔衛生指導
咀嚼筋の状態を確認   ・可能な保存・補綴治療（セメント
      ↓              充塡，義歯調整など）
      ↓
  開口できる    開口できない
      ↓         ↓        ↓
      ↓    開口器を用いて診療  嚥下障害，流涎がみられる
      ↓         ↓            ↓
う蝕：う歯があり保存可能な場合は，保存・補綴治療を行う   嚥下訓練を行う
     抜歯が必要な場合は主治医に対診して抜歯
歯周病：刷掃指導（歯科衛生士）
義歯の製作，調整
      ↓
   口腔ケアとメインテナンス
```

>>> 歯科治療時の注意点

Check1 ▶ 判断力が低下していることを考慮して対応する．

Check2 ▶ 理解できても，筋肉のこわばりなどにより指示に従うには時間がかかる．

Check3 ▶ 筋力低下により，長時間同じ姿勢を保つことが難しい．

Check4 ▶ 起立性低血圧を起こすことがあり，移動時に注意を要す．起立位では，前傾前屈姿勢を取り，すくみ足（前出）や突進現象を起こすことがあるので，診療室内での歩行には介助を付け，転倒に気をつける．

Check5 ▶ 治療薬の副作用により吐き気や嘔吐などの消化器症状を呈すことがあるので，治療時の体調を確認し，嘔吐時に対応できるように吸引などを用意しておく．口腔乾燥症状がある場合には，う蝕になりやすいので定期的な診査が必要になる．また，義歯が安定しにくいので，義歯の調整や義歯の安定剤が必要になる．

Check6 ▶ 顔面の異常運動，顔面の筋の不随意運動（口唇突出や蠅取り舌など）を起こしやすく，治療器具で口腔内を傷つけないように注意する．

もっと詳しく知りたい人のための推薦図書

01　循環器系疾患

【高血圧症】
1. 矢崎義雄，山口徹，高本眞一，中澤誠（編）．Annual Review 循環器 2006．東京：中外医学社，2006．

【狭心症】
1. 堀進悟（監）．ER における循環器疾患の管理．救急医学 2002；26（10）．
2. 阿部正和（監）．新臨床内科学．東京：医学書院，1988．

【心筋梗塞】
1. 西田百代．イラストでわかる有病高齢者歯科治療のガイドライン．東京：クインテッセンス出版，2002．
2. 井田和徳，堂前尚親．歯科のための内科学　改訂第2版．東京：南江堂，1997．

【不整脈】
1. 稲田英一．病気がみえる Vol.2 別冊．イメージするからだのしくみ Vol.2 循環器．東京：MEDIC MEDIA，2003．
2. 日本口腔外科学会 DCLS コース開発委員会（監）DCLS コースガイドブック．東京：へるす出版，2007．
3. 杉山貢（監）．心肺蘇生法完全マスター．東京：医学芸術社，2007．

【ペースメーカー】
1. 田中茂夫．目で見る循環器病シリーズ 11　心臓ペースメーカー・植え込み型除細動器．東京：メジカルビュー社，1999．
2. 畠中陸郎，大八木明．人工ペースメーカーの実際．東京：南江堂，1992．
3. 横山正義．ペースメーカー心電図　読み方・考え方（第2版）．東京：文光堂，1995．

【心臓弁膜症】
1. 上田裕，須田英明，長尾正憲，道健一（編）．有病者・高齢者歯科治療マニュアル．東京：医歯薬出版，1996．
2. 白川正順，伊東隆利，河村博（編）．有病者歯科診療．東京：医歯薬出版，2000．
3. 吉田清（編）．新　目でみる循環器病シリーズ 12　弁膜症，心膜疾患，心内膜炎．東京：メジカルビュー社，2006．

【先天性心疾患】
1. 白川正順，伊東隆利，河村博（編）．有病者歯科診療．東京：医歯薬出版，2000．
2. 上田裕（監）．日本病院歯科協議会（編）．高齢者歯科医療マニュアル．京都：永末書店，1997．
3. 高尾篤良，池田正一，浜田茂幸．循環器疾患と口腔常在菌．the Quintessence 1986；5（3）：388-401．

【脳梗塞】
1. 白川正順，伊東隆利，河村博（編）．有病者歯科診療．東京：医歯薬出版，2000．

2. 白川正順（監）．「歯科衛生士」別冊　歯科衛生士のための有病者歯科医療．東京：クインテッセンス出版，1995．
3. 橋本賢二（監）．月刊「デンタルハイジーン」別冊　知ってて安心！全身疾患ガイド．東京：医歯薬出版，2002．

【脳出血】
1. 井村裕夫（編）．わかりやすい内科学　第2版．脳出血．東京：文光堂，2002．
2. 大井静雄（編）．病名・症候事典．脳血管障害・頭蓋内出血．東京：照林社，2006．

【心内膜炎】
1. 日本循環器学会他．循環器病の診断と治療に関するガイドライン．感染性心内膜炎の予防と治療に関するガイドライン．Circulation Journal 2003；67（Suppl. Ⅳ）：1039-1082．
2. Dajani AS, Taubert KA, Wilson W, Bolger AF, Bayer A, Ferrieri P, Gewitz MH, Shulman ST, Nouri S, Newburger JW, Hutto C, Pallasch TJ, Gage TW, Levison ME, Peter G, Zuccaro G Jr. Prevention of bacterial endocarditis: Recommendations by the American Heart Association. J Am Dent Assoc 1997 ;128（8）:1142-1151.

02　代謝性疾患

【糖尿病】
1. 西田百代．イラストでわかる有病高齢者歯科治療のガイドライン．東京：クインテッセンス出版，2002．
2. 西山美鈴（編著）．麻酔科レジデントマニュアル　第2版．東京：ライフリサーチプレス，2001．

【甲状腺機能亢進症】
1. 福井次矢，黒川清（監）．ハリソン内科学　第2版（原著第 16 版）．東京：メディカル・サイエンス・インターナショナル，2006．
2. 古屋英毅，金子譲，海野雅浩，池本清海，福島和昭，城茂治（編）．歯科麻酔学　第6版．東京：医歯薬出版，2003．
3. Endocrinology（fourth edition）. Philadelphia and London: WB Saunders company, 2001.

03　呼吸器系疾患

【喘息】
1. 社団法人日本アレルギー学会 HP．http://www.jsaweb.jp（2008 年 4 月 10 日アクセス）
2. アストラゼネカ HP．http://www.astrazeneca.co.jp/patient/index.html（2008 年 4 月 10 日アクセス）
3. 西田百代．イラストでわかる有病高齢者歯科治療のガイドライン．東京：クインテッセンス出版，2002．

04 消化器系疾患

【非ウイルス性肝炎】
1. 西田百代．イラストでわかる有病高齢者歯科治療のガイドライン．東京：クインテッセンス出版，2002．

【ウイルス性肝炎】
1. 岡上武．患者さんと医師のための肝臓病　最新の診断と治療．東京：銀海舎，2004．
2. 日本肝臓学会（編）．慢性肝炎の治療ガイド 2006．東京：文光堂，2006．
3. 白川正順，古屋英毅（監）．日本有病者歯科医療学会（監編）．有病者歯科治療ハンドブック．東京：クインテッセンス出版，2001．

【肝硬変】
1. 大阪府立成人病センター（編）．兒島淳之介，今岡真義（監）．肝臓病の診断と治療「改訂版」．大阪：医療ジャーナル，1994．
2. 藤原研司（編）．慢性肝炎・肝硬変・肝癌．新しい展開と診療の実際．大阪：永井書店，1999．

【胃・十二指腸疾患】
1. 三木一正，西池清美（編）．消化管疾患の治療と看護．東京：南江堂，2000．
2. 山口徹，北原光夫，福井次矢（総編集）今日の治療指針 2006年版．東京：医学書院，2006．

05 泌尿器系疾患

【ネフローゼ症候群】
1. 山口徹，北原光夫，福井次矢（総編集）今日の治療指針 2006年版．東京：医学書院，2006．
富野康日己（編）よくわかる　慢性腎炎・ネフローゼのマネジメント．大阪：医薬ジャーナル社，2002．
2. 福井次矢，黒川　清（監修）．ハリソン内科学　第2版（原著第16版）．東京：メディカル・サイエンス・インターナショナル，2006．

【人工透析】
1. 中尾俊之（編著）．腎臓病教室．東京：医歯薬出版，2005．
2. 白川正順，伊東隆利，河村博（編）．有病者歯科診療．東京：医歯薬出版，2000．
3. 白川正順，古屋英毅（監）．日本有病者歯科医療学会（監編）．有病者歯科治療ハンドブック．東京：クインテッセンス出版，2001．

06 血液疾患

【白血病】
1. 一戸達也，住友雅人（編）．月刊「歯界展望」別冊　来院時から急変時まで　患者さんの全身管理．東京：医歯薬出版，2005．
2. 「チェアーサイドの有病者歯科治療ガイドブック」編集委員会．チェアーサイドの有病者歯科治療ガイドブック．東京：デンタルダイヤモンド，2002．
3. Sonis ST, Fazio RC, Fang LST．口腔内科学シークレット．東京：メディカル・サイエンス・インターナショナル，2004．

【血友病】
1. 溝口秀昭（編）．必携血液内科診療ハンドブック．東京：南江堂，2005．
2. 山口徹，北原光夫，福井次矢（総編集）．今日の治療指針　2008年度版．東京：医学書院，2008．

【紫斑病】
1. 柴田進．図解 出血と凝固　動的血液学．京都：金芳堂，1977．
2. 西山茂夫．口腔粘膜疾患アトラス．東京：文光堂，1982．
3. 山崎雙次，山本浩嗣，山根源之（編）．歯科医のための皮膚科学（第2版）．東京：医歯薬出版，2004．

07 免疫・アレルギー疾患

【慢性関節リウマチ】
1. 一戸達也，住友雅人（編）．月刊「歯界展望」別冊　来院時から急変時まで　患者さんの全身管理．東京：医歯薬出版，2005．
2. 和嶋浩一，井上孝（編）．チャート式　こんな患者が来院したら……歯科治療と全身疾患．東京：デンタルダイヤモンド，2004．
3. 西田百代．有病高齢者歯科治療のガイドライン．東京：クインテッセンス出版，1994．

【薬物アレルギー】
1. 鈴木修二．薬物アレルギー．最新内科学体系23　アトピー・アレルギー性疾患．東京：中山書店，1992．
2. 奥平博一．薬物アレルギー．In：島田馨（編）．内科学書（改訂第6版）．東京：中山書店，2002．
3. 田所憲治．薬物アレルギーと食物アレルギー．In：黒川清，松澤佑次（編集主幹）．内科学（第2版）東京：文光堂，2003．

【全身性エリテマトーデス】
1. 橋本博史．全身性エリテマトーデス臨床マニュアル．東京：日本医事新報社，2006．

08 性病

【梅毒】
1. 藤林孝司，池田憲昭．日本歯科評論／臨時増刊　目の前の患者さんにすぐ対応できる　口腔粘膜疾患の診かた．東京：ヒョーロン，1994．
2. 高久史麿（総監修）．外来診療のすべて（改訂第3版）．東京：メジカルビュー社，2003．
3. Lynch MA, Brightman Vj, Greenberg MS. Burkets Oral Medicine (9th ed). Philadelphia: JB Lippincott, 1994.

09 ウイルス性疾患

【HIV感染症・AIDS】
1. 小森康雄（編著）．歯科領域におけるエイズ：HIV感染者の口腔症状，歯科医療の実際，感染対策．東京：アースワークス歯出版局，1998．
2. 福武勝幸（総監修）．カラーアトラス　AIDS．東京：テクノミック，2001．
3. 小森康雄（編著）．歯科医院のための感染対策実践ガイドライン．東京：デンタルダイヤモンド，2005．

Part 1　疾患別チェックポイント

10　精神疾患

【てんかん】
1. 金澤一郎（編）. 図説病態内科講座 第10巻　神経−1. 東京：メジカルビュー，1994.
2. 片山容一（監修）. 川原千恵美，富澤かづ江（編著）. 脳神経外科看護のポイント260. 大阪：メディカ出版，2007.
3. 岩田誠，森山弘子（監）. エクセルナース・4［脳神経編］. 東京：メディカルレビュー社，1998.

【アルツハイマー・痴呆認知障害】
1. 泉孝英（編）. 今日の診療のために　ガイドライン外来診療2008. 東京：日経メディカル開発2008.
2. 上田慶二，折茂肇，上島国利，林泰史，池上直己，鎌田ケイ子（編）. 介護保険と高齢者医療. 東京：日本医師会，1997.
3. 白川正順，伊東隆利，河村博（編）. 有病者歯科診療. 東京：医歯薬出版，2000.

【うつ病】
1. 野村総一郎. 精神科にできること　脳の医学，心の治療. 東京：講談社，2002.
2. 日本歯科心身医学会編. 歯科心身医学. 東京：医歯薬出版，2003.

【統合失調症】
1. 野村総一郎. 精神科にできること　脳の医学，心の治療. 東京：講談社，2002.
2. 中村広一. 精神分裂病（統合失調症）患者における歯科診療上の問題点への対応をめぐって／Part1. the Quintessence 2003;22（2）:421-426.／Part2. the Quintessence 2003;22（3）:673-678.
3. 日本歯科心身医学会編. 歯科心身医学. 東京：医歯薬出版，2003.

【神経症】
1. 加藤正明，笠原嘉，小此木啓吾，保崎秀夫，宮本忠雄. 新版 精神医学事典. 東京：弘文堂，1993.
2. 別冊日本臨床　領域別症候群シリーズ　精神医学症候群 I. 大阪：日本臨床社，2003.
3. 白川正順，伊東隆利，河村博（編）. 有病者歯科診療. 東京：医歯薬出版，2000.

11　心身症

【過換気症候群】
1. 上田裕（監）. 田中義弘，新庄文明（編）. 高齢者歯科医療マニュアル. 京都：永末書店，1992.
2. 長坂信夫，野村美穂子. 歯科看護. 東京：ヒューマンティワイ，1993.
3. 渋谷鉱（監著）. 全身管理と救急蘇生法　歯科衛生士版. 東京：学際企画，2002.

12　神経・筋疾患

【筋ジストロフィー】
1. 大竹進（監）. 石川玲（編集代表）. 筋ジストロフィーのリハビリテーション. 東京：医歯薬出版，2002.
2. アラン EH　エメリー（著）. 貝谷久宣（訳）. 筋ジストロフィー. 東京：ライフリサーチかまわぬ社，1996.
3. 森崎市治郎，緒方克也，向井美惠（編著）. 障害者歯科ガイドブック. 東京：医歯薬出版，1999.

【パーキンソン病】
1. 水野美邦（編）. 最新医学別冊　パーキンソン病. 大阪：最新医学社，2006.
2. 特集　パーキンソン病―最近の進歩―. 最新医学 2007；62（7）.
3. Parkinson病 What's new? Clinical Neuroscience 2007；25（1）.

Part 2

管理とその手技

管理とその手技

1. 脈，血圧の測定

東大宮総合病院歯科口腔外科　鈴木雅之

はじめに

突然，自分が診察していた患者が不調を訴えてきた，もしくは医療現場でない場所で人が倒れていた，そのようなとき医療従事者としてみてみぬふりをするわけにはいかない．すぐには検査すらできない状況であったとき，われわれは何からみていかなければならないか．病名を疑う前に，その人がどのような状態になっているか把握することが重要である．まずはバイタルサイン（脈拍，呼吸，体温，血圧）を的確にキャッチし，評価しなければならない．そこでこの項目では，脈拍の測定と血圧の測定の仕方を解説する．

脈拍

1．脈拍の測り方

ドラマなどで「脈はあるか？」と手関節のあたりを触っているのをみることがあるが，これは日常もっともよく使われる橈骨動脈の触診である．手関節の近くにある橈骨動脈の上に検者の人差し指，中指，薬指をあてる．このとき指を橈骨動脈にそって平行におき，最初は均等に力を加え3本の指先で脈拍を触れることにより脈拍数やリズムの不整を知ることができる．また心臓側におかれた側の橈骨動脈に，拍動が人差し指に伝わらなくなるまで力を加えることにより，脈の弾力を知ることができる．

2．脈拍が触知できる動脈

歯科領域では総頸動脈，上腕動脈，橈骨動脈の触知が重要である．そのほかにも，尺骨動脈，大腿動脈，膝窩動脈，前脛骨動脈，後脛骨動脈，足背動脈などで脈拍を触知できる（図1）．

3．脈拍数

脈拍数は成人で60～100拍／分である．100拍／分以上の場合を頻脈（tachycardia），60拍／分以下を徐脈（bradycardia）という．幼児や小児では成人に比べ心拍数は多い．老人では50拍／分以下は徐脈であり，80拍／分以上は頻脈とみてよい．

4．リズム

リズムの不整は不整脈のチェックに非常に重要である．ただし，診断には心電図所見が不可欠である．呼吸のリズムに相関した脈の変動（吸気により脈拍が早くなり，呼気により脈拍は遅くなる）が洞性不整脈（呼吸性不整脈）であり，幼児や老人にこの傾向が多い．リズムが一定しない絶対性不整脈は，心房細動の存在を示す．心室細動や心室性頻拍では十分な血圧が得られず，脈を触れることができない．

図1　全身の脈拍触知部位

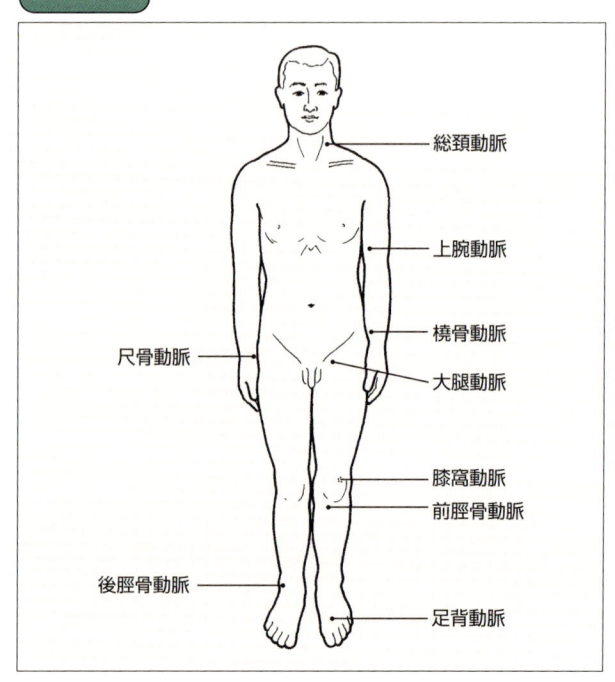

日常の診療のうえで脈拍が触知できる動脈（参考文献1より改変引用）．

脈，血圧の測定

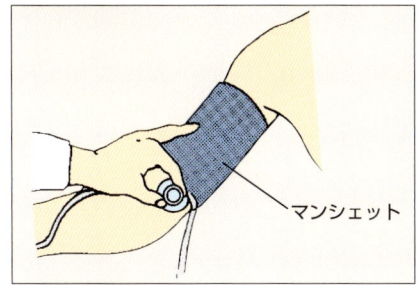

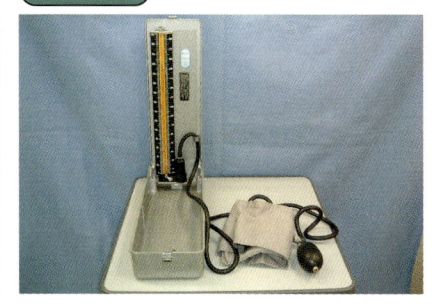

図2 血圧の測定方法

図3 水銀血圧計

図2 参考文献2より改変引用．

図4 読心法におけるコロトコフ音

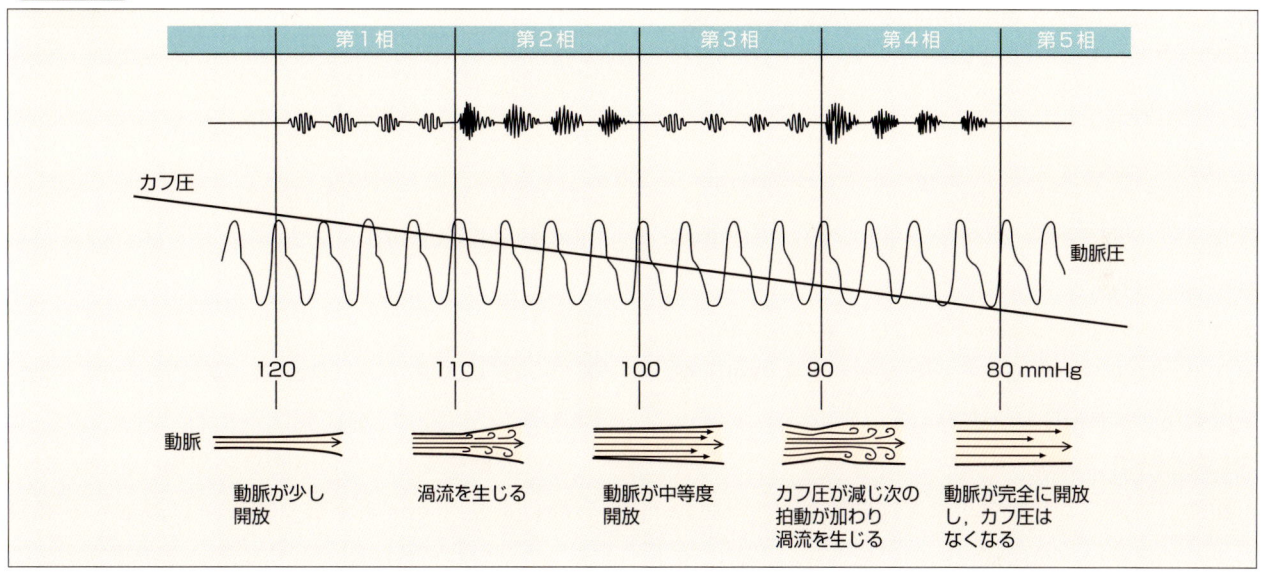

| 第1相 | 第2相 | 第3相 | 第4相 | 第5相 |

120　110　100　90　80 mmHg

動脈

- 動脈が少し開放
- 渦流を生じる
- 動脈が中等度開放
- カフ圧が減じ次の拍動が加わり渦流を生じる
- 動脈が完全に開放し，カフ圧はなくなる

参考文献1より改変引用．

血圧

　血圧とは心臓から全身に血液を送り出す力であり，左心室の収縮によって生じた圧力が大動脈を経て全身の動脈に伝わり，それが動脈壁に及ぼす圧力のことをいう．血圧測定は心臓の働きを評価する重要な指標である．血圧は年齢や性別により差を認め，時間帯によっても大きく差を生じる．仕事中の精神的ストレスや緊張などの環境によっても変化することを忘れてはならない．

1．測定方法
①触診による測定
　橈骨動脈を触れながらカフを加圧し，脈が触れなくなったら徐々にマンシェットから脱気する．再び脈を触れた時点の値を最高血圧（収縮期圧）として読み取る．この方法では最低血圧（拡張期圧）は測定できない．

②聴診による血圧測定
　腕の力を抜き上腕動脈上にマンシェットを巻く（図2, 3）．そのときマンシェットの下端が肘窩の2～3cm上に位置し，マンシェットと腕のあいだに指が2本入る程度にしっかり巻く．肘関節を伸展させ，測定部位の高さを心臓と同じ高さにする．橈骨動脈を触れながらカフを加圧し，脈が触れなくなるときの血圧のメモリをよむ．減圧したら，肘窩で上腕動脈に触れ，聴診器を軽く密着させる．最初に触診法で測定した血圧より20～30mmHg高くなるようにカフを加圧し，徐々に減圧していく．最初に血

Part 2　管理とその手技

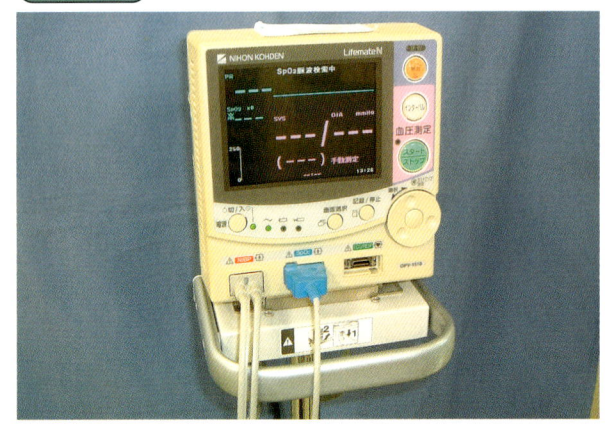

図5　自動血圧計

自動血圧計（日本光電工業社製）．

図6　血圧の正常値

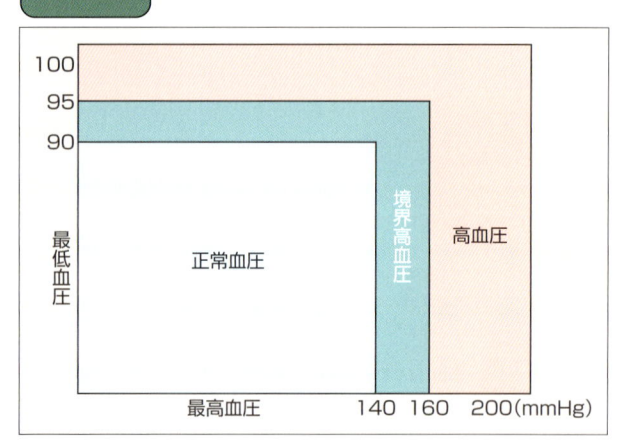

世界保健機構（WHO）の基準によれば，正常血圧とは最高血圧140mmHg以下で最低血圧が90mmHg以下と定めている．高血圧とは最高血圧160mmHg以上か，また最低血圧が95mmHg以上のものを定めている．

管音（コロトコフ音）が聞こえたときの血圧を最高血圧（収縮期圧）とし，減圧を続けるとともにコロトコフ音の性状が3回ほど変化し（第2～4相：図4），ついにまったく聞こえなくなったときの血圧を最低血圧（拡張期圧）とする．

③**自動血圧計**（図5）

操作が簡便なことから，最近は自動血圧計が使われることが多い．測定部位としては上腕，手首，手指であり，家庭用の自動血圧計は手首，手指などが用いられる．使用するマンシェットは聴診法と同様に上腕の太さの1.2倍のものを基準とし，マンシェットに記されたマークが上腕動脈の上に位置するように巻く．多くの自動血圧計は動脈の振動を圧力センサーで検出するオシロメトリック法であるので，薄い衣類の上からマンシェットを巻いて測定しても影響は受けない．その他には，動脈の拍動をマイクロフォンで検出するマイクロフォン法や，動脈血流を超音波で検出する超音波ドップラー法がある．

まとめ

歯科治療を受けるという過度の緊張や治療の際の麻酔によりショックを起こす患者に遭遇する機会は，われわれ歯科医師であれば誰しもが経験することである．そこで，患者がどのような状態に陥っているかを判断するには，顔色をみることや脈を触れて血圧を測定することであり，そこから応急処置の対応や救急薬の選択などが決定されるものである．もし二次的治療を必要とするならば，医療機関へ搬送するまでの間，患者の状態を把握しておかなければならない．深刻な事態にならないように，歯科医師は脈，血圧の測定に関する知識や技術を最低限，取得しておく必要がある．

参考文献

1. 日野原重明，安倍正和，岡安大仁，高階經和，濱口勝彦．バイタルサイン　そのとらえ方とケアへの生かし方．東京：医学書院，1991.
2. 白川正順，阿部耕一郎．歯科衛生士のための有病者歯科医療．東京：クインテッセンス出版，1995.

管理とその手技

2. 生体モニター

大阪歯科大学歯科麻酔学講座　橋本佳代子／小谷順一郎

はじめに

　モニタリングの重要な役割は，患者の状態を把握し，患者の安全を守ることである．モニタリングの基本として五感を駆使した主観的評価が大前提であるが，人間の五感にはばらつきがあり，モニター機器を用いた客観的評価を併せることで，より早期に患者の異常を察知することが可能となる．安全な医療を行うには，つねに五感を磨き，モニター機器の情報をより正確にとらえる努力をすることが重要である（表1）．安全な歯科治療を行うためのモニター機器として，自動血圧計，パルスオキシメータ，心電図計が装備されているものが勧められる（図1）．この項目ではこれらの機器について説明する．

自動血圧計

1. 自動血圧計の測定原理：オシロメトリック法

　現在使用されている自動血圧計は，ほとんどがオシロメトリック法による．オシロメトリック法の利点は動脈拍動を感知できる部位ならどこでも手軽に測定できる点である．マンシェットで動脈を圧迫した後，マンシェット圧を減少させていくとマンシェット内圧に振動現象（oscillation）がみられる．マンシェット内圧を徐々に減圧して，この振動の振幅が急に大きくなった時点を最高（収縮期）血圧，さらに最大の振幅時点を平均血圧，その後，振幅が急に小さくなった時点を最低（拡張期）血圧と判定する．これらの振幅はコンピュータで解析されて表示される．オシロメトリック法では測定中の血圧は一定であるという条件があり，急激な血圧変動がある場合の測定値は不正確になる．

2. RPP（Rate Pressure Product）

　心筋酸素需給の指標としてRPPが表示されるものがある．RPPは心拍数×収縮期血圧を表し，6,000〜12,000の範囲で心筋酸素需給が保たれるとされている．循環器疾患を有する患者では12,000以下に維持することが望ましい．

表1　バイタルサインの種類と観察方法

バイタルサイン	五感による観察	モニター機器による観察	正常値
意識レベル	よびかけ		
呼吸	胸郭の動き，鼻・口に手，呼吸音		15〜20回/分
血圧	橈骨動脈触知　総頸動脈触知	血圧計	収縮期140mmHg未満かつ拡張期90mmHg未満
脈拍		パルスオキシメータ	60〜90回/分　$SpO_2$95%以上
体温	手で体表を触る	体温計	36〜37℃

3. 自動血圧計の測定手順（図2）

①**患者の姿勢**
- 安静を保てる体位をとらせる．
- 座位でも仰臥位でもどちらでもよい．
- 測定部位は心臓の高さに合わせる（図2a）．

②**マンシェットを選ぶ**
- 患者の体格に合わせて選ぶ（新生児，幼児，小児，成人，肥満者用などがある，図2b）．
- マンシェットの幅は，上腕直径の1.2倍のものが適当とされる（図2c）．

③**マンシェットを巻く**
- マンシェット内面の"ARTERY▼"の位置に上腕動脈がくるように合わせる（図2d）．
- マンシェット下縁が，肘関節から1〜2cm上になるように巻く．
- 巻く強さは，マンシェットと上腕の間に指が2本入る程度を目安とする（ゆるすぎると測定値は高くなる，図2e）．

④**血圧測定開始ボタンを押す**

パルスオキシメータ

1. 経皮的動脈血酸素飽和度（SpO₂）とは

血液中での酸素は，大部分がヘモグロビンと結合した状態で存在し，血漿中に溶解しているもの（溶存酸素）はごくわずかである．しかし，実際にはすべてのヘモグロビンが酸素と結合しているわけではない．ヘモグロビンの全酸素結合能力のうちの実際に酸素と結合しているヘモグロビンの割合が動脈血酸素飽和度（以下 SaO_2 と略）である．

パルスオキシメータにより経皮的に測定された SaO_2 を経皮的動脈血酸素飽和度（以下 SpO_2 と略）と表す．SaO_2 と動脈血酸素分圧（以下 PaO_2 と略）の間には酸素解離曲線（図3）で示される関係があ

図1　生体情報モニター

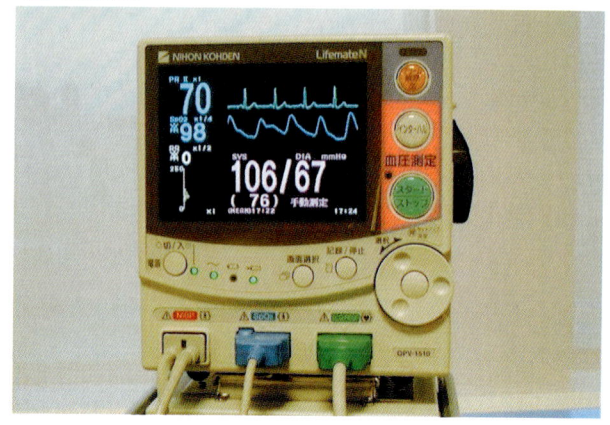

自動血圧計，パルスオキシメータ，心電図計が一体化されたモニター機器．

図2　自動血圧計の測定手順

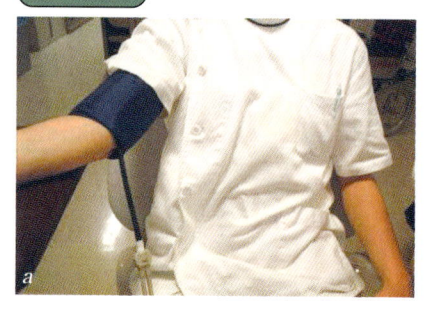

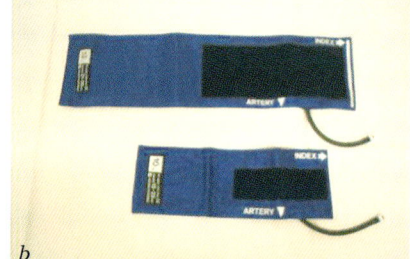

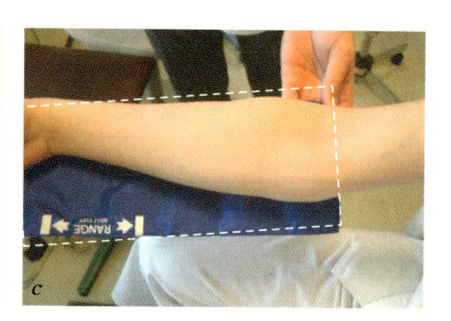

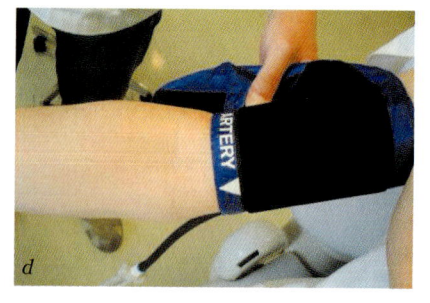

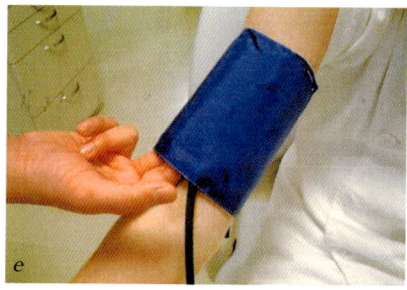

患者の姿勢，マンシェットの選択に注意し，a〜eの手順で測定する．

図3 酸素解離曲線

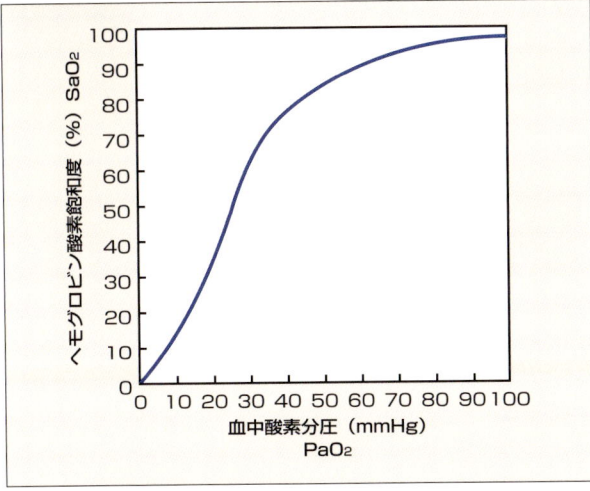

血中の酸素分圧（PaO₂）とヘモグロビン酸素飽和度（SaO₂）の関係を示し，酸素とヘモグロビンの親和度を表す．その関係は直線ではなく，S字曲線を描く．

表2 PaO₂とSpO₂の関係

動脈血酸素分圧 PaO₂（mmHg）	経皮的動脈血酸素飽和度 SpO₂（%）
100	98
90	97
80	95
70	93
60	89
50	83
40	75
30	57
20	35
10	31

図4 パルスオキシメータの測定原理

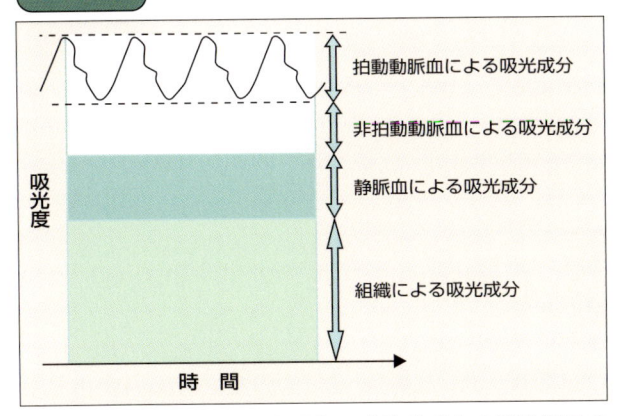

動脈血の拍動成分の透過光量と，非拍動成分の透過光量の比から酸素飽和度を算出する．

り，どちらかの値がわかれば，もう一方を予測することができる．パルスオキシメータは，非侵襲的にSpO₂からPaO₂を予測できる優れた機器である（表2）．

2．パルスオキシメータの測定原理（図4）

物質に光を当てたとき，どの程度光を吸収するかを吸光度という．酸化ヘモグロビンと還元ヘモグロビンでは光の波長によって吸光度が異なる．パルスオキシメータの発光部からは還元ヘモグロビンに吸収されやすい赤色光（660nm）と，酸化ヘモグロビンに吸収されやすい赤外光（940nm）が交互にでて，パルスオキシメータの受光部でこれらを感知する．このとき，吸光成分のなかの変動する部分は拍動する動脈血によるものであり，変動しない部分は拍動しない動脈血，静脈血，毛細血管，その他の組織によるものである．パルスオキシメータは各波長に対する拍動成分，非拍動成分の透過光量を測定し，その比から酸素飽和度を計算している．

3．パルスオキシメータからわかること

①経皮的動脈血酸素飽和度（SpO₂）

低酸素血症の存在を症状がでる前にすばやく感知できる．換気，循環，体温が破綻していないかを確認する．

②脈拍数

脈波波形（図5），脈拍再生音から不整脈の存在もわかる．ただし，不整脈の種類まではわからない．

4．パルスオキシメータ装着の手順

- プローブを装着する（成人では通常手，足指に装着する．耳朶，鼻用もある．図6）
- センサー部分の発光部が爪側にくるようにする（図7）．

Part 2　管理とその手技

図5 脈波波形

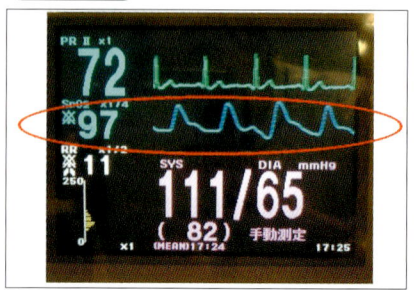

パルスオキシメータからは脈波形が表示され，動脈血酸素飽和度と脈拍数がわかる．

図6, 7 パルスオキシメータ装着

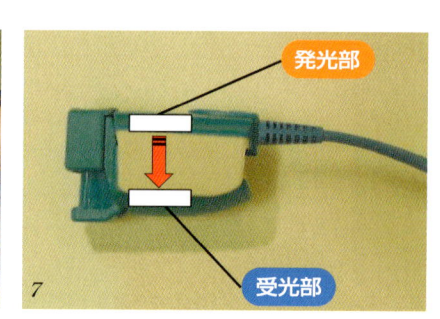

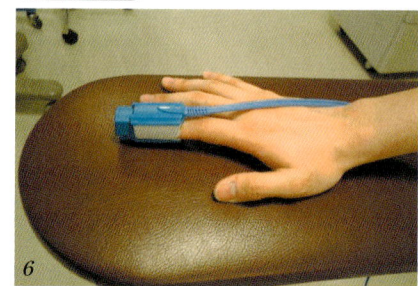

発光部が爪側にくるように指先に挟む．

図8 心電図波形の意味

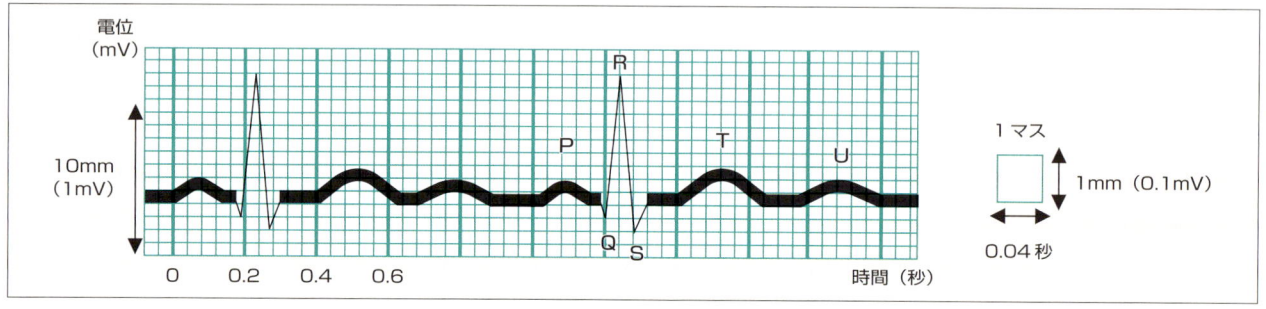

心電図波形からはリズムの異常と，波形の変化から心臓の異常を読み取ることができる．

注意：プローブの装着部位は通常2〜3℃温度が上昇するため，熱傷を生じることがあり，長時間使用する場合には装着部位を変えるようにする．

5．値の誤差が生じるとき

- 異常ヘモグロビン（一酸化炭素のヘモグロビン，メトヘモグロビンなど）が存在する場合
- 脈波が小さい場合
- 体動がある場合
- 重症の貧血がある場合
- 血液中に色素（メチレンブルーなど）を注入した場合
- 電気メスを使用している場合
- 静脈拍動のある部位で測定している場合
- マニキュア（赤，紫色で影響せず，青，緑，黒色で低値となる）

心電図計

　心電図とは，心筋の電気的興奮を時間的変化として記録したものである．電極に向かってくる興奮波を上向き（陽性波），遠ざかっていく興奮波を下向き（陰性波）に記録する．心臓の電気的活動を非侵襲的にとらえられ，電気的活動の異常を知らせるモニターとしてきわめて有用である．ただし，心機能評価についての情報はほとんど得られないことに注意する．

1．心電図からわかること

- 心拍数
- 不整脈
- 心筋虚血性変化
- 伝導障害
- 電解質異常

図9　3極誘導法

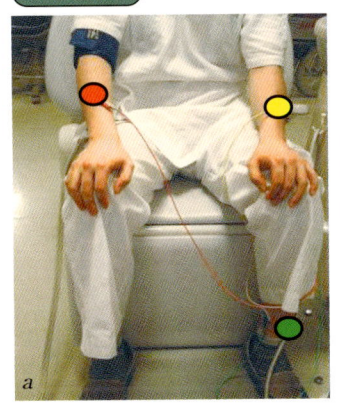

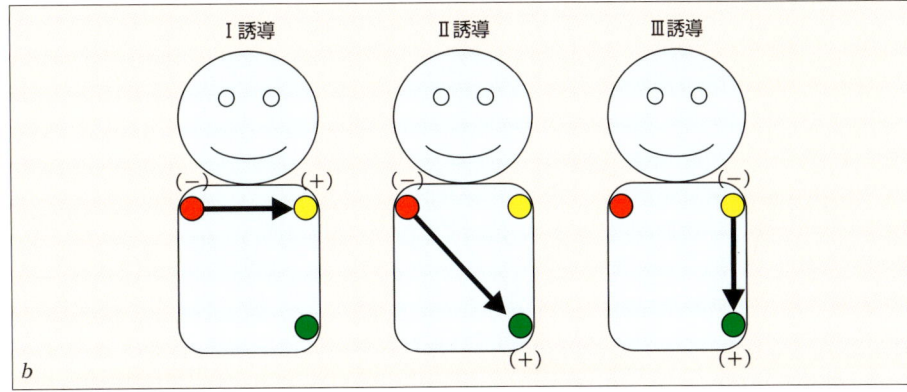

第Ⅱ誘導はベクトルの方向に近いのでP波やQRS波がみやすく好んで用いられることが多い．

2．心電図の判読
心電図の判読は大きく分けて次の2つである
①調律（リズム）が一定かどうか．
②波形が正常かどうか．

3．心電図波形の意味（図8）
P波：心房の興奮時に生じる波形
QRS波：心室の興奮時に生じる波形
T波：心室の興奮（脱分極）からの回復時（再分極）に生じる波形
U波：回復（再分極）の終了時に生じる波形

4．心電図測定の手順
①皮膚の接触抵抗を下げるため，電極を装着する部位を，専用クリームまたはアルコール綿でよく拭いておく．
②電極を装着し，リード線を電極の凸部にはさむ．

5．3極誘導法
・右腕（赤），左腕（黄），左足（緑）の3電極を使用する（図9a）．
・任意の3電極による双極誘導により，3種類の標準肢誘導（Ⅰ，Ⅱ，Ⅲ）が得られる（図9b）．
・不整脈の診断にはP波が明瞭に監視できる誘導（おもにⅡ）を選ぶとよい．
・正確な不整脈診断，心筋虚血の部位特定などはできないため，より詳細な情報を得るには標準12誘導心電図を用いるとよい．

おわりに：歯科治療における生体モニター

患者にとって，歯科治療は想像以上にストレスとなるものである．局所麻酔を使用しない治療操作でもショックや気道閉塞，基礎疾患の増悪を引き起こす可能性をもつ．安全な歯科治療を行うには，生体の変化をいち早くとらえる観察とそれを知らせるモニターが不可欠である．

参考文献
1. 古家英毅，他，編．歯科麻酔学．第6版．東京：医歯薬出版，2003．
2. 大井久美子，他，編．歯科医師のためのモニタリング．東京：口腔保健協会，2004．

管理とその手技

3. AED

鶴見大学歯学部口腔外科学第一講座　石井宏昭

はじめに

　米国心臓協会（American Heart Association：以下AHAと略）が作成した心肺蘇生と救急心血管治療に対する最新の国際ガイドライン（Guidelines2005）によると，AED（Automated External Defibrillator：自動体外式除細動器）を用いた迅速な除細動は突然の心停止からの生還にきわめて重要であると述べている．その理由として，
①目撃された突然の心停止では心室細動（Ventricular Fibrillation：VF）がもっとも多い
②心室細動の治療法は電気的な除細動である
③除細動の成功率は時間の経過とともに急速に低下する（1分経つごとに7～10％低下する）
④心室細動は数分以内に心静止への悪化傾向がある
などをあげている．

　日本では，2001年に航空機の客室乗務員によるAEDの使用が可能となり，2003年には救急救命士，2004年には条件付きながら一般市民にも使用が認められた．倒れてから3～5分以内にCPR（CardioPulmonary Resuscitation：心肺蘇生法）と除細動を行えば生存率は上昇することが証明されており，空港や駅などの公共の場での設置が進んでいる．

AED普及の背景

　現在日本では，1年間に3～5万人が病院外で心臓突然死により亡くなっている．1日に約100人が死亡していると推定される．一方，最近ではマラソンや野球，サッカーの試合中などにも突然の心停止が起こり，早期のAEDの使用により救命された例が新聞などで取り上げられている．

　突然の心原性心停止で倒れて119番通報が行われ，救急車が現場に到着するまで平均6分，そこから救急隊が最初の除細動を行うまで3分かかる．除細動の成功率は時間の経過とともに低下するので，心停止から9分後の蘇生率は10％程度である．すなわち，歯科医院で患者が倒れて救急車の到着を待っていたのでは救命率は限りなく低い．心停止の治療に使用される薬剤で強力なエビデンスに支持されているものはほとんどなく，適切なCPRと迅速な除細動のみが患者を救命できる唯一の方法なので，AEDを歯科医院に常備しておく必要がある．

　また，AEDは心拍を再開させるものではなく，心臓に衝撃を与えて心室細動などの不整脈を除細動するための器具である．つまり，AEDを使用することにより，すぐに正常な心リズムに戻るわけではないので，除細動後にはただちにCPRを行わなくてはならない．救急車が到着するまでの間，質の高いCPRとAEDを使用することが救命率を高める．

　現在国内では，一般市民や歯科医院などにおいて使用するのに簡便な小型・軽量・携帯型のAEDは3つのメーカーから販売され，すべてガイドライン2005に対応している．しかしながら，すでに公共の場などに設置されているAEDのなかにはガイドライン2000対応のものもあるので注意を要する．操作のステップに若干の違いはあるが，3つのメーカーのAEDは2相性波形の低エネルギー量によるショックが可能となり，成人用パッドの他に小児用（1～8歳）パッドもすべてのメーカーから販売されている．AEDのリズム解析はきわめて精度が高く，しかもスイッチを入れると音声ガイダンスが流れるので音声に従いながら操作を進めることができる．

　ガイドライン2005では電気ショックは1回行い，ただちにCPRを開始する．AEDは心リズムの解析を2分ごとに行うようにプログラムされている．

各メーカーのAEDの特徴と使用方法

1. AED-9231

　AED-9231（日本光電工業社製，図1）は，取っ手

図1〜7　AED-9231の使用手順

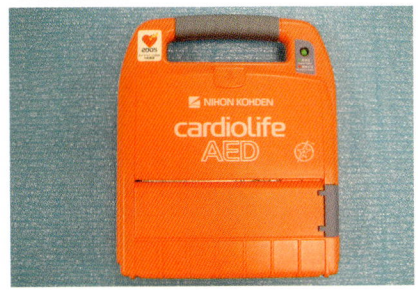

図1　AED-9231（日本光電工業社製）．取っ手の左側にガイドライン2005対応のマークがある．右側にはインジケータがあり，使用可能か否かひと目でわかる．バッテリーに寿命は推定5年間．

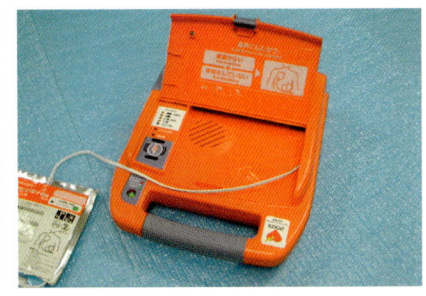

図2　フタを開けると，自動電源ON．ただちに音声ガイダンスが流れる．コネクタ（電極）はあらかじめ接続されている．

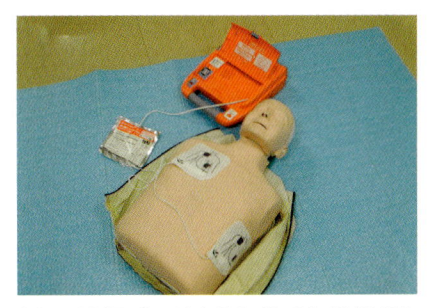

図3　電極パッドを胸に貼ると解析が始まる．

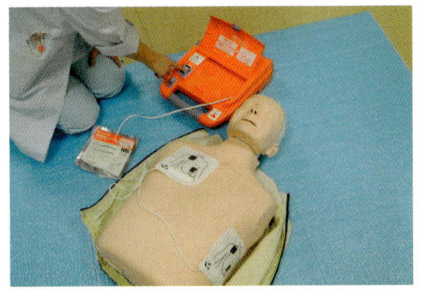

図4　エネルギー充電終了後，ボタンを押す．操作スイッチは放電ボタン1つだけ．

図5　小児（1〜8歳）には小児用パッドを接続することが望ましい．

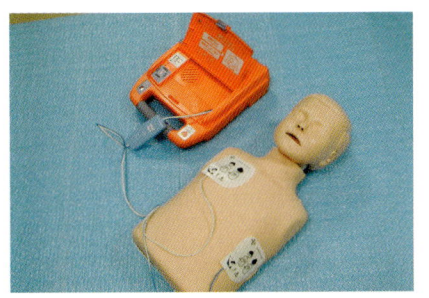

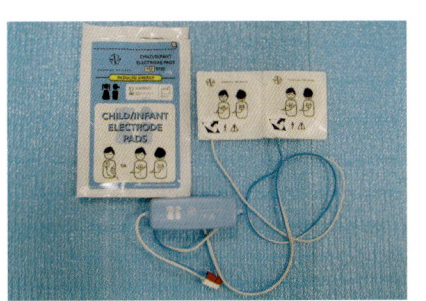

図6　小児用パッドは減衰器が付いており，出力エネルギーは成人のおよそ1/4になる．

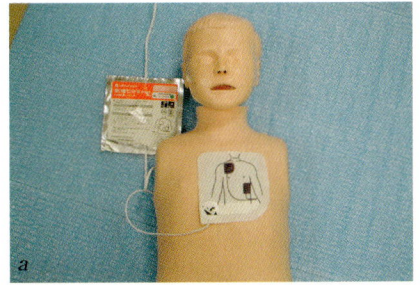

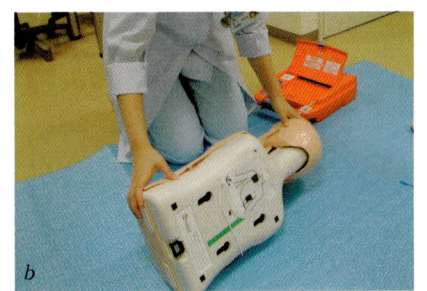

図7a, b　傷病者が8歳以上で，成人用のパッドしかない場合には，パッドが重ならないように心臓を挟むように1枚を胸部に，もう1枚は背中に装着する．

が大きく持ち運びに便利である．また，オレンジ色で目立つので院内での緊急時の識別が容易になっている．バッテリーの寿命は，推定5年である．

カバーを開けると自動電源がONになり，音声ガイダンスが始まる（図2）．パッド（電極）を胸に着けると（図3）自動的に解析が始まる．コネクターはあらかじめ差し込まれているので，接続する場所を確認したり向きを確認する必要がない．緊急の場面ではとにかく慌てたり，迷ってしまったりするので注意が必要である．AEDがショックの適応であると判断すると，音声ガイダンスが流れ放電ボタンが点灯する．その後，救助者は周囲の安全確認を行い，放電ボタンを押す（図4）．この機種は操作スイッチが放電ボタン1つだけなので迷わず確実な操作を行うことができる．

小児（1〜8歳）には小児用パッドを用いることが望ましい（図5）．エネルギー減衰機能を備えているので，小児に適切なエネルギーに減弱して通電を行うことができる．小児用パッドは小さく絵入りなので，成人用との識別は容易である（図6）．

緊急時に小児用パッドが常備されていない場合には，成人用パッドを用いる．小児用でも，成人用を用いた場合でも，傷病者の体格が小さく2枚のパッドが重なる場合には心臓を挟むように胸部と背中に

Part 2　管理とその手技

図8〜11　LIFEPAC CR Plus の使用手順

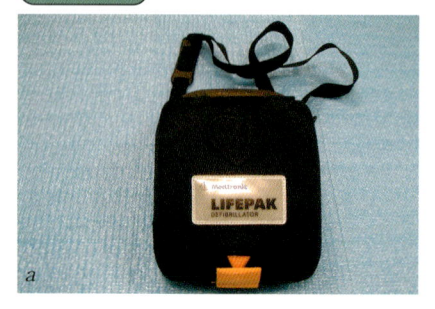

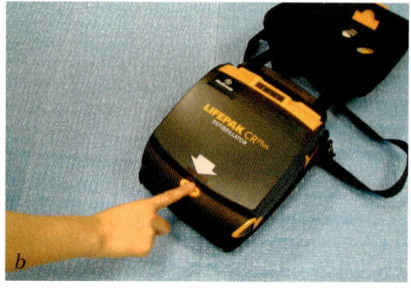

図8a　軽量コンパクトな日本メドトロニック社製 LIFEPAK CR Plus のバッテリーの寿命は推定2年間.
図8b　ON/OFF ボタンを押して電源を入れ，カバーを開ける.

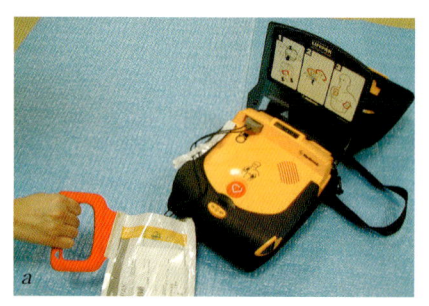

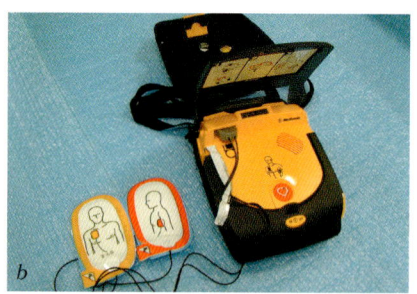

図9a　赤い取っ手を引っ張りパッドを取りだす.
図9b　パッドを傷病者に貼り付ける.

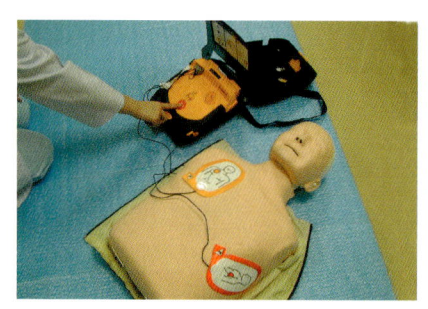

図10　除細動が必要な場合に，点滅する赤ボタンを押す．これでショックが完了．

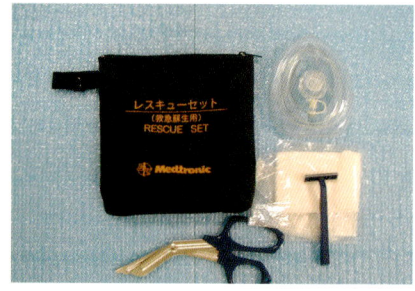

図11a　ハサミ，CPR マスク，手袋，カミソリなどのレスキューセットが専用ポーチに入り準備されている（オプション）．

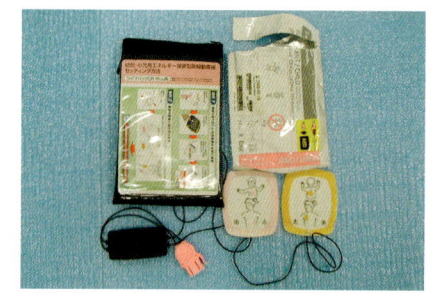

図11b　小児用パッドは絵も大きく色もカラフルでわかりやすい．

パッドを装着する（図7a, b）．

2. LIFEPAK CR Plus

　LIFEPAK CR Plus（日本メドトロニック社製　図8a）はコンパクトで，バッテリーの寿命は推定2年である．

　ケースの矢印の部分のスイッチを押すと電源が入りふたが開くようになっており（図8b），音声ガイダンスも直ちに始まる．赤いハンドルを引いてバックを開き（図9a），パッドを装着する．コネクターはあらかじめ差し込まれているので，ワンステップ省略されている．パッドなどは色違いになっており，緊急時に迷うことなく目視しやすくなっている（図9b）．パッドを貼ると解析が始まり，ショックが必要な場合には音声とともに放電ボタンが点灯する．周囲の安全確認の後，放電ボタンを押す（図10）

　LIFEPAK CR Plus には，緊急時のレスキューセットがオプションとして準備されている（図11a）．また，このメーカーの小児パッドは，パッドを貼る位置が図入りで視認しやすく，色もカラフルである（図11b）．

3. ハートスタート FR2

　ハートスタート FR2（フィリップスエレクトロニクスジャパン製　図12）は，心電図の波形が表示できるタイプの AED である．バッテリーの寿命は，製造日より5年となっている．適切な講習を受けた救助者であれば AED による解析とともに，自分の

図12〜14 ハートスタートFR2の使用手順

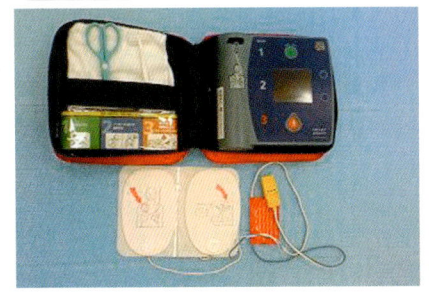

図12 ハートスタートFR2（フィリップスエレクトロニクスジャパン製）．バッテリーの寿命は製造日より5年以内．ケースの収納ポケットにレスキューセットを用意しておくとよい．

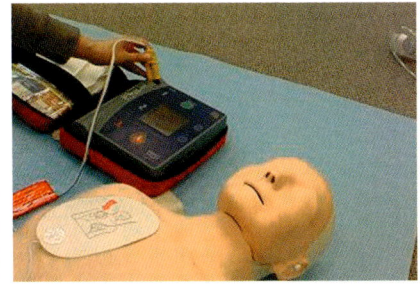

図13 AED中央の明るい液晶ディスプレイには音声メッセージの内容やECG波形が表示されるので，騒音の多い環境や暗い場所でも簡単に使用することができる．

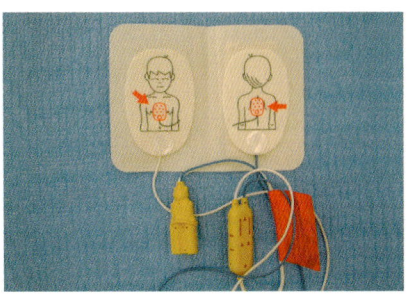

図14 このメーカーの小児用パッドのコネクタは動物（クマ）の形をしており，成人用との識別が容易になっている．エネルギー量は50Jに設定されている．

目で波形を確認して放電をすることができる．

使用の際はカバーを開けて本体を取り出す．電源をONにすると音声ガイダンスが流れる．この機種は，パッドを装着する前にコネクターを差し込まなければいけないため，操作ステップが他のメーカーに比べ1ステップ多い（図13）．この操作を終了すると解析が始まる．小児用パッドは成人と比較し小さく，しかもエネルギー減衰装置は黄色で目視しやすくなっている（図14）．このメーカーの小児用パッドのエネルギー量は，50Jに設定されている．また，カバーの内側に収納ポケットがあるので，ここに，パッドを貼るのに障害となる衣服を脱がすことができない場合に，衣服を切り胸部を裸にするためのハサミ，胸毛を剃るための髭剃り，感染予防のための手袋，胸部の水分を拭き取るためのタオルなどを準備しておくとよい．

AED使用の特殊な状況

AEDの使用にはいくつかの特殊な状況がある．
①1歳未満の乳児に対するAEDの使用には，エビデンスが不足している．
②傷病者が溺水あるいは浸水している場合には，素早く胸部の水分をふき取り除細動を試みる．
③ペースメーカーや植え込み型除細動器（ICD）を使用している場合には，その場所から2.5cm以上離してパッドを貼る．
④経皮的貼付剤（ニトログリセリン，鎮痛薬，降圧薬，気管支拡張薬等）を使用している場合には，貼付剤を取り除き薬剤をふき取ってからパッドを貼る．
⑤胸毛が濃い場合には，その体毛を取り除かないと適切な通電効果が得られないこともある．

おわりに

突然の心停止に対し，AEDによる除細動はきわめて重要であるが，生存の可能性を最大にするために，AHAでは4つの救命の連鎖を活用することを提唱している．成人の救命の連鎖は，
①迅速な（119番）通報
②迅速なCPR
③迅速なAED
④迅速なACLS（Advanced Cardiovascular Life Support：二次救命処置）
である．小児の救命の連鎖は，
①予防
②迅速なCPR
③迅速な通報
④迅速なPALS（Pediatric Advanced Life Support：小児二次救命処置）
である．歯科医療施設で患者が急変した場合，救命の連鎖の一連の行動のうち，最初の3つをすみやかに行うことが生存率を高めることに繋がる．

参考文献
1. American Heart Association. 2005 American Heart Association guideline for cardiopulmonary resuscitation and emergency cardiovascular care. Dallas：AHA, 2005.

管理とその手技

4. 救急蘇生の手順

日本歯科大学新潟病院歯科麻酔・全身管理科　佐野公人

はじめに

歯科治療中の心肺停止の原因の大部分は，心臓・脳血管病変に起因したものが半数を占めているという[1]．これを有病者歯科医療の現場に当てはめると，その確率がさらにアップすることは当然である．

成人の心肺停止はsudden cardiac arrest（突然の心停止）による場合が多く，その過程で心室細動（Ventricular Fibrillation：VF）を呈しており，5分以内の除細動が蘇生率を向上させるという[2]．どのような基礎疾患であれ，患者が心肺停止に陥ったならば救急医療チームに治療が引き継がれるまでの間（救急車が到着するまでの間；多くは6分前後）何らかの蘇生処置を行わなければならない．蘇生の主眼は脳蘇生であり，有効な脳血流量を維持するために適確な心肺蘇生法が実施されなければならない．フランスの救急専門医Cara M（図1）は心停止後約3分で死亡率は50％，呼吸停止では10分で死亡率は50％と報告している（http://www.bur.osaka-kyoiku.ac.jp/somu/kyumei/cara.htm）．このことからも，心肺蘇生を開始するに際して躊躇はあってはならない．

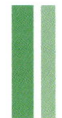

2005ガイドラインに沿った救急蘇生法

心肺蘇生の国際的ガイドラインは米国心臓協会（American Heart Association：AHA）が中心となり，2005年には最新のものがだされている．このガイドラインは，各国または各地域の蘇生委員会で国際蘇生連絡協議会のコンセンサスを基に，その地域のエビデンスや特殊事情を加味したガイドラインを策定してもよいことを踏まえ，本項では日本救急医療財団の心肺蘇生委員会によるものを中心に記述する．

なお，心肺蘇生法の手順は一般市民（市民救助者）とヘルスケアプロバイダー（蘇生法の教育を受けている救急救命士，その他の蘇生の教育，現場で蘇生に携わる人，医療関係者）で多少違いがあるが，この項目では一般市民を前提として解説する．

1．心肺蘇生法の手順
①傷病者の意識を確認する（図2a）

肩を叩く，名前を呼ぶなどして意識レベルを確認する．意識がある場合には回復体位（図2b）へ，反応がない場合は人を呼ぶ．
②人を呼ぶ

人を呼ぶのは救急対応システムに通報することで，119番通報がそれに該当する．また入手可能であればAEDをもってきてもらう．救助者が現場に2人以上いる場合には，1人が通報に，残りは速やかにCPR（心肺蘇生法）を開始する．
③呼吸の状態を確認する（図2c）

傷病者を安全な場所に移動させ，固い平面上に顔を上向き（仰臥位）にして寝かせる．次に傷病者の側面に位置し，頭部後屈‐あご先挙上法（図2d）を用いて気道を確保する．呼吸は胸の上がりをみて，呼気を耳で聴いて頬で感じて十分な量かを確認する．呼吸がないか十分でない場合には，人工呼吸を

図1　カーラーの救命曲線（一部改変）

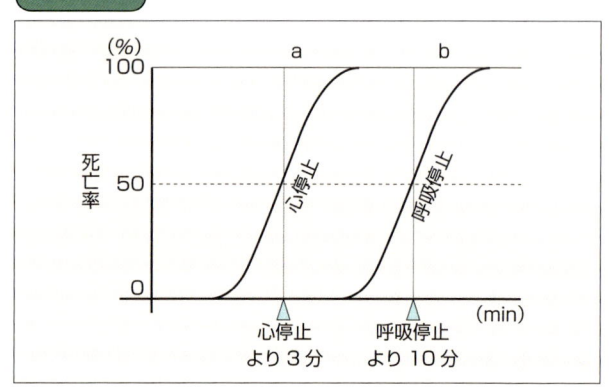

フランスの救急専門医Cara Mが1981年に報告．心停止，呼吸停止に際しては可及的に素早くCPRを開始する．

図2　心肺蘇生法の手順

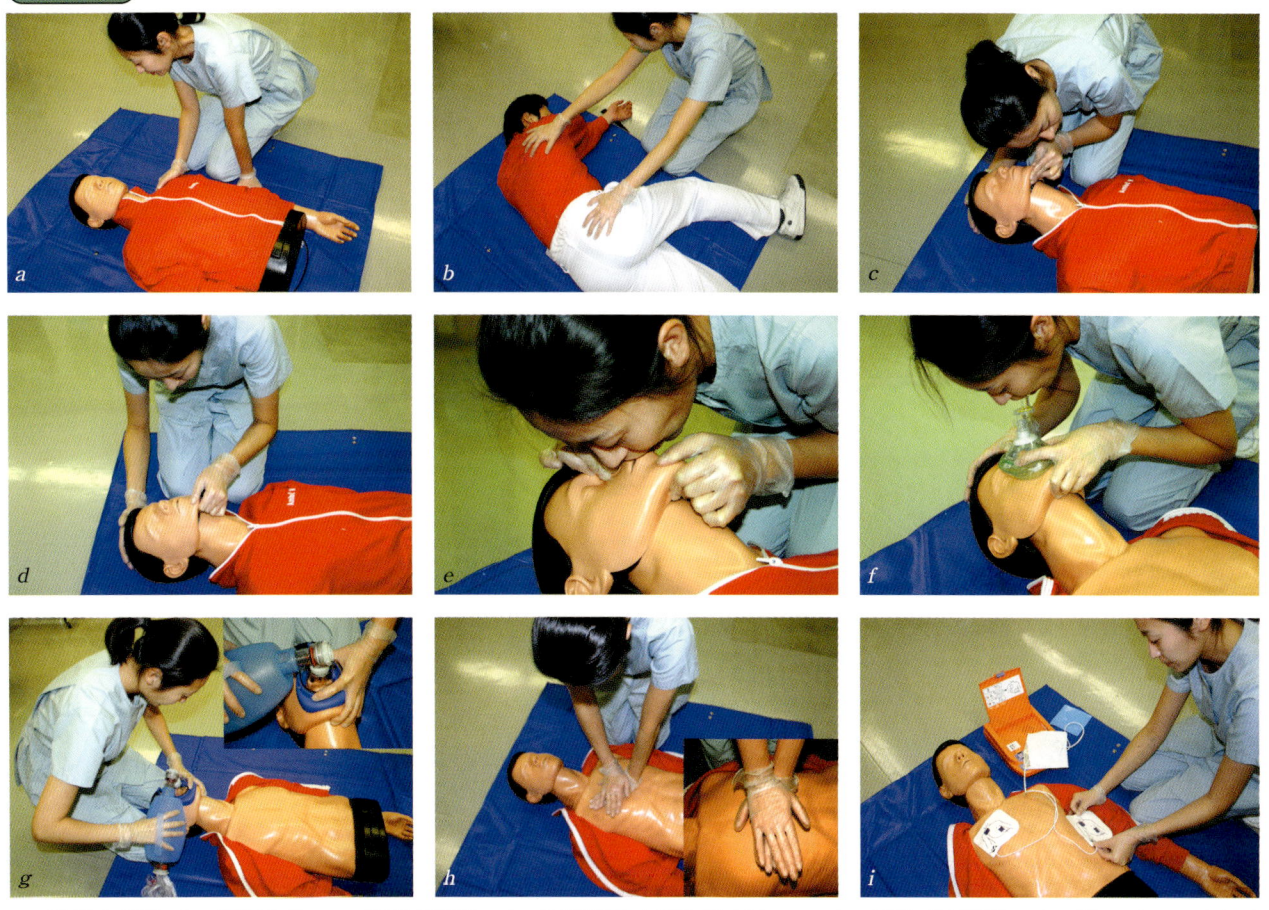

a：意識の確認．*b*：回復体位．*c*：呼吸の確認．*d*：頭部後屈-あご先挙上法．*e*：人工呼吸（口対口）．*f*：ポケットマスクによる人工呼吸．*g*：バッグマスクによる人工呼吸．*h*：胸骨圧迫心マッサージ．*i*：AEDの電極貼付．

行う．救助者がヘルスケアプロバイダーの場合は，この操作に5秒以上かけ10秒以内に次の処置に移る．

④人工呼吸を行う（図2e）

頭部後屈-あご先挙上法で気道を確保しつつ，呼気を傷病者の胸が上がる程度2回（1回／秒の速さ）吹き込む．口対口人工呼吸を行うときは傷病者の鼻孔を，口対鼻人工呼吸の場合は傷病者の口を塞ぎリークがないようにする．速い強い人工呼吸は胸腔内圧を高め，静脈還流を減少させて心拍出量が低下するため，行ってはならない．また，不十分な気道確保は胃に空気を送り込み，逆流や誤嚥の原因にもなり，さらに横隔膜を上昇させ，胸の運動が抑制される．

感染防護具（ポケットマスク，図2f）の使用は，口対口人工呼吸の躊躇をなくすことができ，バッグマスク（図2g）の使用は呼気よりも高い酸素の供給が可能になる．次に胸骨圧迫心マッサージを行う．

救助者がヘルスケアプロバイダーの場合は，頸動脈の触知により循環の確認（5秒以上，10秒以内）をし，ない場合には胸骨圧迫心マッサージを行う．

⑤胸骨圧迫心マッサージを行う（図2h）

胸骨の圧迫点は胸骨の下半分（乳頭間の中央）を，手のひらの付け根の部分で100回／分の速さで胸骨が4〜5cm沈むように30回圧迫する．圧迫をしていないときには胸壁がもとの位置に戻るようにすることによって，静脈還流が確保できる．

心マッサージと人工呼吸の比は30：2で，AEDが到着するか，専門医に引き継ぐか，患者が動きだすまでこれを繰り返す．この比は救助者が1人でも，

Part 2 管理とその手技

図3 主に市民が行うためのBLS

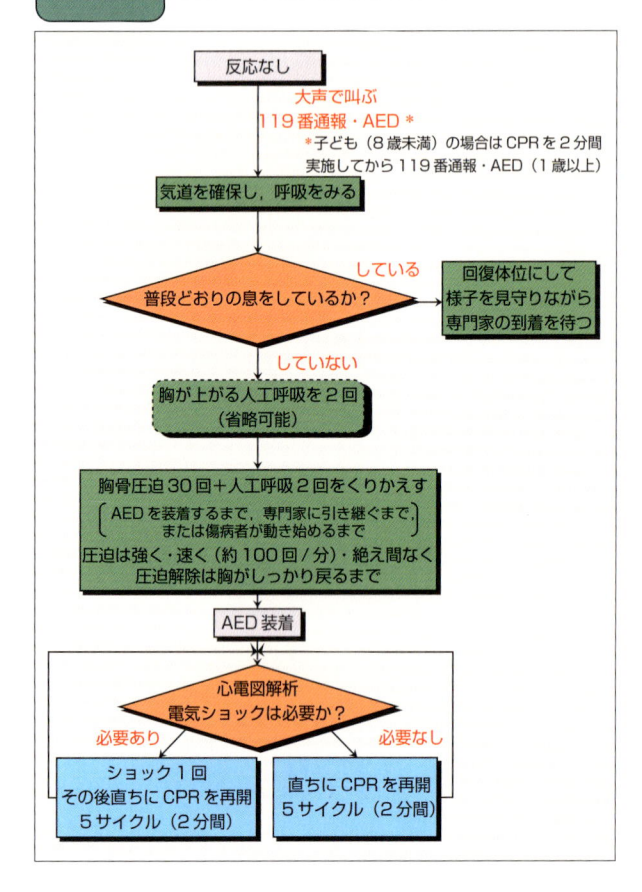

図4 ハイムリック法

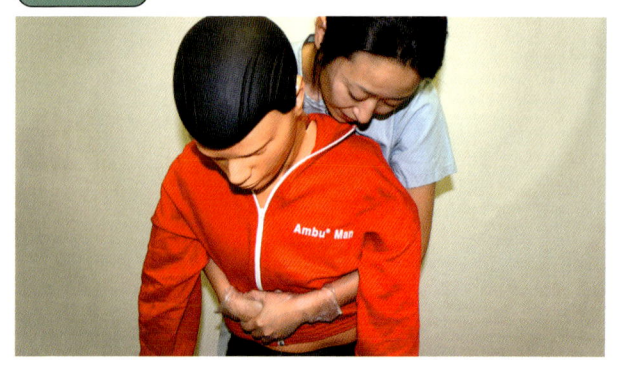

術者は救命者の後方に位置し，上腹部を圧迫する．

2人以上いる場合でも変わらない．なお，心マッサージは体力を消耗するので交代要員がいる場合には，中断時間を可及的に少なくし，タイミングよく代わる．2005ガイドラインでは胸骨圧迫心マッサージの重要性が強調され，何らかの理由で人工呼吸ができないときは心マッサージのみを行うこと，呼吸や循環の確認のための心マッサージの中断を最小限にすることなどを勧告している．

⑥AEDが到着したら速やかに作動させる（図2）

目撃された非外傷性の成人のsudden cardiac arrest（突然の心停止）ではVFがもっとも多くみられる波形であり，迅速なCPRと3～5分以内の除細動（ここではAED）がもっとも蘇生率を高める．したがってAEDが到着したら速やかに電極パッドを貼り，作動させる．詳細はAEDの項参照．

⑦二次救命処置へ

CPR，AEDと一連の救命処置を行いながら，可及的に早急に傷病者を高次医療機関へ搬送する．この，早期の通報，早期のCPR，早期のAED，早期のACLS（二次救命処置）を救命の連鎖とよんで救命率向上の鍵としている．

①～⑦までのフローチャートを図に示す（図3）．

2．異物による気道閉塞

通常は食事中などにみられるが，歯科領域では作業場が気道と重複しているため，抜去歯，器具器材などが異物となり，気道閉塞を起こすことがある．視覚的に確認できるものは可及的に手指で，固形異物はハイムリック法（腹部突き上げ法，図4）を異物が排出されるか傷病者の意識がなくなるまで試みる．

妊婦や肥満者には胸部突き上げ法を試みる．1歳未満の小児では腹部突き上げ法ではなく背部叩打法が推奨される．

3．気道補助用具

ヘルスケアプロバイダーは，傷病者の酸素化を改善させるために100％酸素投与や換気をサポートする補助用具の取り扱いに精通していなければならない．気道補助器具の主なものを紹介する．

①エアウェイ（図5a～c）

口腔用と鼻腔用があり，口腔用は咳反射や咽頭反射のない意識消失者に，鼻腔用は気道閉塞患者で歯を食いしばっていたり，口腔用が咽頭反射などで使

図5 気道補助用具

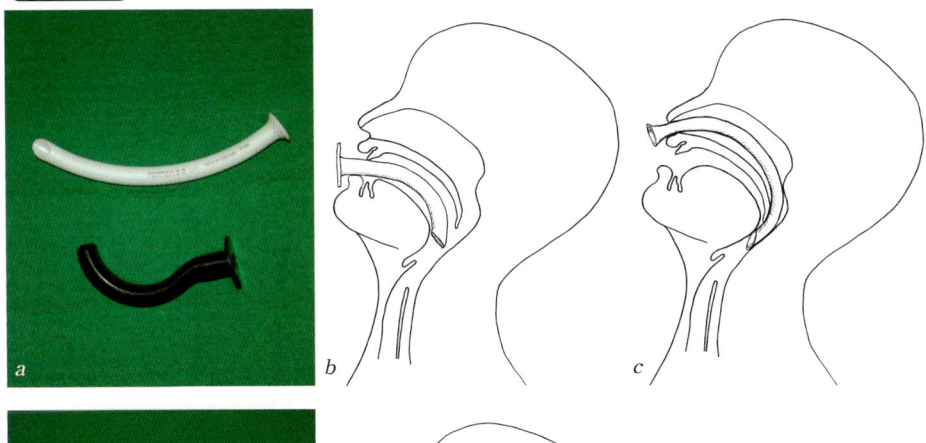

a〜c：エアウェイ経鼻（上段），経口（下段）．*d, e*：ラリンゲアルマスクエアウェイ．*f, g*：気管挿管チューブ経鼻（左），経口（右）．

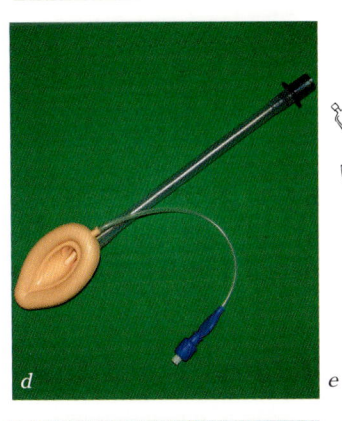

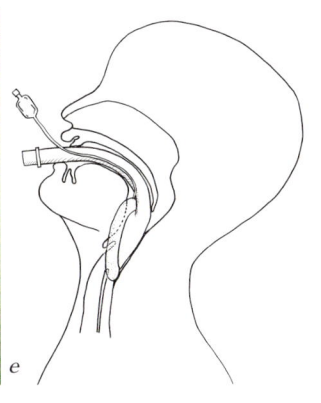

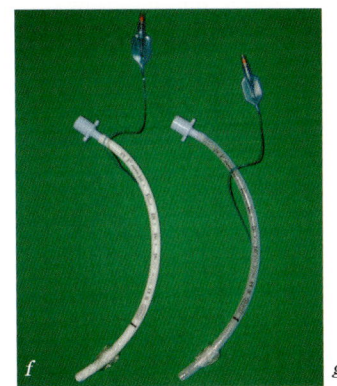

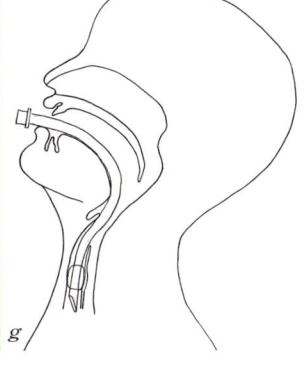

用できない傷病者に有効である．

②食道気管コンビチューブ

食道挿管を前提として作られたエアウェイで，チューブ近位端のバルーンと遠位端のカフの間に孔があり，その孔より送気がなされる．

③ラリンゲアルマスクエアウェイ（Laryngeal Mask Airway：LMA，図5d, e）

経口的に挿入し，喉頭蓋を覆うことで気道を確保する器具である．気管挿管ほどではないが挿入に熟練を要する．

④コブラPLA気道確保チューブ

ラリンゲアルマスクエアウェイより挿入が容易で，シール性にも優れている．

⑤気管挿管用チューブ（図5f, g）

喉頭鏡を用い，喉頭展開し気管内にチューブを留置し気道を確保する．手技に熟練を要する．陽圧換気ができ，気管内吸引も可能で嘔吐にも対応できる．

おわりに

国際蘇生連絡協議会（ILCOR）はすでに2010年改訂に向けて，年次計画を立てているという．今回の改訂が見直され，新たなエビデンスの基に蘇生法の手順，方法などが改変される可能性がある．情報に敏感でなければならない．

参考文献
1. 金子譲．一般歯科診療所における全身的偶発症．その実態と原因分類．Lisa．2000；7（7）：640-645．
2. 日本蘇生協議会（監修）．AHA心肺蘇生と救急心血管治療のためのガイドライン2005．東京：中山書店，2006．
3. 財団法人日本救急医療財団．わが国の新しい救急蘇生ガイドライン（骨子）【一次救命処置（BLS）】．http://www.qqzaidan.jp/qqsosei/guideline_BLS.htm（2007年9月13日アクセス）

管理とその手技

5. 救急蘇生の薬剤

日本歯科大学附属病院歯科麻酔・全身管理科　中村仁也

はじめに

　救急薬品は必要時に確実に使用できなければ意味がない．また，薬事法や医療法，酸素ボンベはさらに高圧ガス保安法で規制されている．一方，医療安全管理面からみても，普段から管理体制を確実に行う必要がある．この項目では，救急蘇生の薬剤を管理上の注意を踏まえ，述べていく．

救急蘇生の薬剤

1．酸素

　酸素は救急薬品の第一選択である．院内にはかならず酸素ボンベを用意しておくべきである．もし院内に笑気吸入鎮静器があれば，それで代用できる．歯科治療中の全身的偶発症のなかで酸素吸入が適応でないのは過換気症候群だけである．もう一点の注意は，喘息患者への発作時の酸素吸入である．発作時，喘息患者に高濃度酸素を吸入させると呼吸が止まることがあるので注意が必要である．このような場合は，低濃度酸素（2～3l/分）を吸入させるとよい．

　管理上の注意点として，酸素ボンベは，薬事法，医療法，高圧ガス保安法により規制されている．まず設置場所だが，直射日光があたらない，火気のない風通しのよいところに転倒しないように置く．そして定期的に残量をチェックし，3年以上使用していない酸素ボンベは新しいものに交換する．また，使用時は5m以内火気厳禁である．

2．アドレナリン

　アドレナリンは，心停止，アナフィラキシーショックの第一選択薬である．しかし，使用法を誤るとかえって危険を伴うため，確実に診断を行ってから大胆に使用すべきである．緊急時，薬剤アンプルの操作は繁雑であるが，最近はあらかじめ薬剤がシリンジに充填されているプレフィルドシリンジがあるので，一考してみるとよいだろう（図1a）．

　アナフィラキシーショックの場合，薬剤の投薬は一刻を争う．近年，緊急時過剰投与もなく，確実にアドレナリンを投与できるエピペン®（図1b, c）というアナフィラキシーショックの補助治療剤のキットが販売されているので，院内に用意しておくとよいだろう（購入時，医薬情報担当者からの説明，講習を受け，メルク製薬株式会社に登録が必要）．

図1　アドレナリン

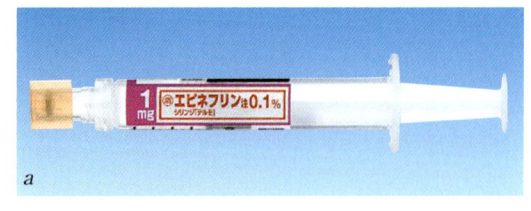

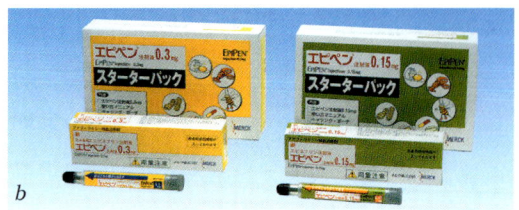

エピペン®の使用法

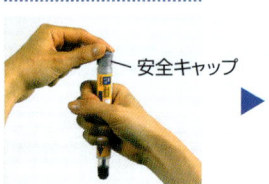

Step1　準備　　安全キャップを外す．

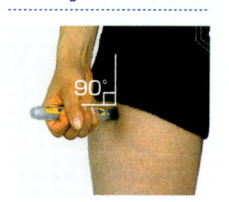

Step2　注射　　大腿部の前外側に押し付ける．

図2　硫酸アトロピン

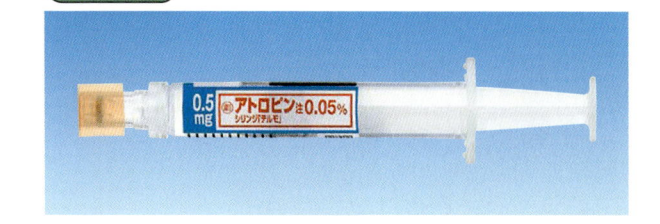

図3　昇圧薬

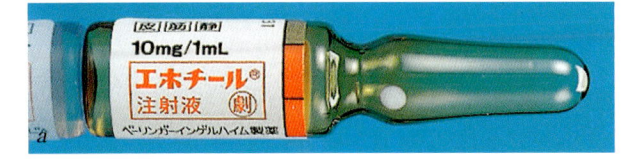

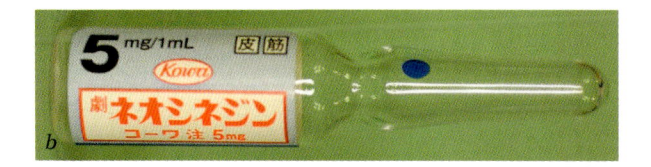

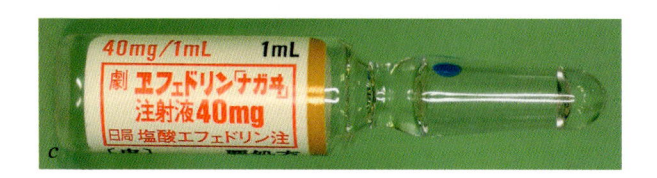

3．硫酸アトロピン

硫酸アトロピンは，徐脈，血管迷走神経反射性失神の第一選択薬である．徐脈とは一般的に心拍数が60回/分以下のことをいう．心拍数が60回/分を下回ったら，硫酸アトロピンを投与する．前項と同様，プレフィルドシリンジがあるので，一考してみるとよいだろう（図2）．

4．昇圧薬

昇圧薬は，適応が急性低血圧またはショックとなっている．$\alpha \cdot \beta$ 受容体刺激作用のある塩酸エチレフリン（エホチール® 図3a），α 受容体刺激作用のみの塩酸フェニレフリン（ネオシネジン1号® 図3b）を用意するのがよいだろう．塩酸エフェドリン（エフェドリン® 図3c）の適応は，気管支喘息，脊椎麻酔時の低血圧となっているが，歯科治療中の全身的偶発症のなかでもっとも多い血管迷走神経反射性失神の病態と脊椎麻酔時の低血圧の状態が似ていることより，血管迷走神経反射性失神の低血圧には非常によい昇圧が得られる．また投与方法は皮下注射となっているため，緊急時静脈注射ができなくてもよい．さらに，気管支喘息時の緊急薬剤として使用できるので経済的である．収縮期血圧が80mmHgを下回ったら投与するとよいだろう．

5．降圧薬

「高血圧治療ガイドライン2004」[3]では，とくに高血圧緊急症は原則的に経静脈的に降圧を図る，となっている．また切迫症では，内服でコントロールできることが多いので，Ca拮抗薬のニフェジピンカプセルの内容物の投与（舌下投与）やニカルジピンのワンショット静注は行わないとなっているので，作用発現の比較的早いCa拮抗薬の内服を行うとなっている．このことより，比較的容易に使用できる薬剤はニフェジピンの内服がよいと思われる．

収縮期血圧180mmHg，拡張期血圧120mmHg以上の場合では，平均血圧で25％以上は下降させず，過度な血圧下降は絶対に避ける．

6．冠血管拡張薬

虚血性心疾患である狭心症や心筋梗塞の発作の第一選択薬は，ニトログリセリン（ニトロペン®，ニトロダーム®，ミオコールスプレー®），硝酸イソソルビド（ニトロール®舌下錠，フランドルテープ®，ニト

Part 2　管理とその手技

図4 冠血管拡張薬

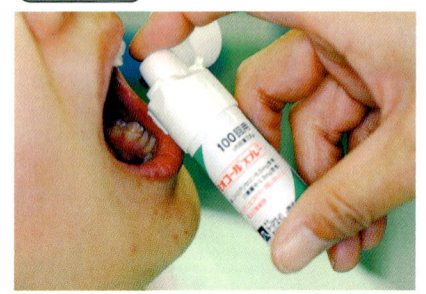

図5 ステロイド薬

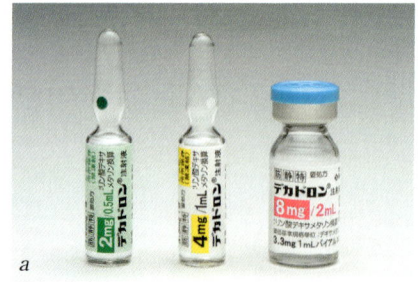

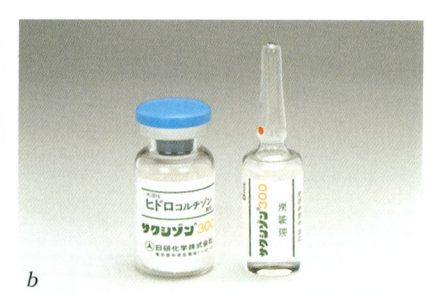

図6 鎮静薬

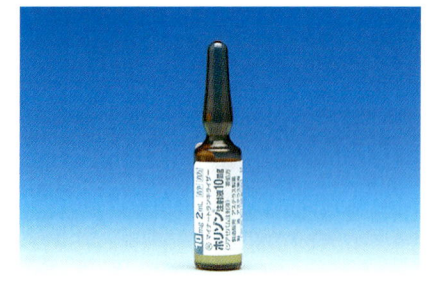

図7 輸液製剤

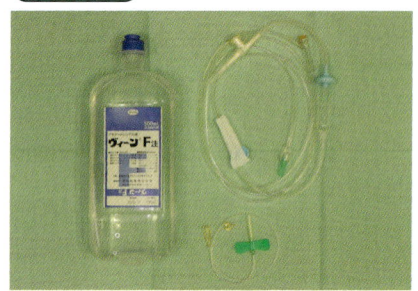

図7　酢酸カロリンゲル液ヴィーンFと点滴セット.

ロールスプレー®）である．なかでもスプレータイプのものは操作が簡便で，効能・適応外使用であるが，高血圧時のレスキューに使用できるため，院内に配備しておきたい薬剤である（図4）．

7．ステロイド薬

ステロイド薬，いわゆる副腎皮質ホルモンは，アレルギー疾患で気管支喘息，アナフィラキシーショック，薬疹，そしてじんましんの際に必ず必要な薬剤である．リン酸デキサメタゾンナトリウム（デカドロン注射液®　図5a），またはコハク酸ヒドロコルチゾンナトリウム（サクシゾン®　図5b）などがあるが，アレルギー反応の原因としてメチルパラベンが考えられる場合，サクシゾン®はメチルパラベンを含有していないので第一選択となる．しかし，付属の溶解液で溶解しないと使用できず，救急薬品と考えると繁雑な操作が必要となる．どちらを選ぶかは一考を要するが，筆者はサクシゾン®の効能に口腔外科領域手術後の後療法があることより，サクシゾン®を選択する．

8．鎮静薬

鎮静薬，とくにマイナートランキライザーであるジアゼパム（ホリゾン®　図6）は，不安，緊張や抑うつの軽減をする効果があり，過換気症候群発作時の第一選択薬で，さらに坑けいれん作用があるので，てんかん発作時のけいれんや局所麻酔薬中毒時のけいれんの第一選択薬となる．

9．輸液製剤

緊急時は静脈路の確保が必要となってくる．輸液製剤と点滴セットは用意しておくとよいだろう．乳酸加リンゲル液や酢酸加リンゲル液など各種あるが，とくに指定するものはない（図7）．

以上が，一般的に歯科診療室に用意しておく必要最低限の救急薬剤と考えている．筆者の独断と偏見で救急薬品とその使用法について表1にまとめたので，参考にしていただきたい．

救急蘇生の薬剤

表 1-1　救急薬品とその使用法①

神経性ショック	過換気症候群	エピネフリン過敏反応	局所麻酔中毒	高血圧症
症状 顔面蒼白　冷や汗 めまい　嘔吐 脈拍微弱　呼吸浅速 四肢の弛緩　意識消失 **処置** 体位 　水平位 　下肢を20〜30°上げる 呼吸管理 　深呼吸をさせる 酸素吸入 　気道確保 　人工呼吸 循環管理 血圧・脈拍測定 ↓ 徐脈60回/分 ↓ 硫酸アトロピン 1/2A 静注・1A 筋注 収縮期血圧 80mmHg ↓ エフェドリン 1/2〜1A 皮下注・筋注 症状に応じて 一次救命処置 （BLS）	**症状** 過呼吸　呼吸困難感 意識明瞭　不安 テタニー症状　興奮 **処置** 自分の呼気を 再呼吸させる ↓ 興奮状態が強い時 けいれんが続く場合 ↓ ホリゾン® 1A 静注	**症状** 不安　興奮　冷や汗 **処置** 血圧・脈拍測定 ↓ 一過性なので経過観察 酸素吸入 必要に応じて ↓ 鎮静薬や降圧薬の投与	**症状** 刺激症状 　不安感　興奮 　悪心嘔吐　けいれん 　呼吸数増加 抑制症状 　意識喪失　呼吸抑制 　チアノーゼ　血圧下降 　呼吸停止　心停止 **処置** 呼吸管理 　酸素吸入 　気道確保 　人工呼吸 けいれん対処 ホリゾン® 1A 静注・1A 禁注 血圧・脈拍測定 徐脈60回/分 ↓ 硫酸アトロピン 1/2A 静注・1A 筋注 収縮期血圧 80mmHg ↓ エフェドリン 1/2〜1A 皮下注・筋注 症状に応じて 一次救命処置 （BLS）	**症状** 頭痛　めまい　吐き気 けいれん　昏睡状態 **処置** 体位 　半座位 血圧・脈拍測定 酸素吸入 180/100mmHg 安静 200/110 mmHg 頭痛　めまい アダラート® 1cap 内服 ニトロール錠® 1錠舌下 200以上/120 mmHg 意識障害 上記内服プラス ホリゾン® 1/2A 静注 症状に応じて 一次救命処置 （BLS）

管理とその手技

Part 2　管理とその手技

表 1-2　救急薬品とその使用法②

狭心症・心筋梗塞	アナフィラキシーショック	喘息発作	てんかん発作	脳血管障害
症状 胸部痛　苦悶状態 顔面蒼白　不整脈 血圧下降　チアノーゼ **処置** 体位 半座位 血圧・脈拍測定 酸素吸入 ミオコールスプレー® ワンプッシュ ニトロール®錠1錠舌下 症状に応じて 一次救命処置 （BLS） 心停止 ↓ AED	**症状** 数分〜十数分後に発症 顔面蒼白　血圧下降 意識障害　呼吸困難 顔面の浮腫　かゆみ 発疹　赤斑などの 皮膚粘膜症状 **処置** 気道確保 酸素吸入 下肢挙上 血圧・脈拍測定 ↓ 30kg以下 0.15mg 筋注 30kg以上 0.3mg 筋注 ボスミン® 30kg以下 0.15mg 筋注 30kg以上 0.3mg 筋注 サクシゾン® 300mg 静注・筋注 急速輸液 症状に応じて 一次救命処置 （BLS）	**症状** 呼気性呼吸困難 チアノーゼ　意識喪失 **処置** 前かがみの呼吸しやすい姿勢にする 低濃度酸素吸入 （2〜3 l/分） 高濃度酸素禁忌 サクシゾン® 300mg 静注・筋注 ↓ 気管支けいれんの場合 ボスミン® 30kg以下 0.15mg 筋注 30kg以上 0.3mg 筋注 症状に応じて 一次救命処置 （BLS）	**症状** 意識喪失　筋肉硬直 四肢の進展 眼球の上転 **処置** 気道確保 酸素吸入 舌を噛まないように歯列間にタオルを噛ませる けいれん対処 ホリゾン® 1A 静注 1A 筋注	**症状** 激しい頭痛 （脳出血） 吐き気 いびき 苦しまずに意識喪失 （脳梗塞） **処置** 体位 半座位 酸素吸入 血圧管理 （高血圧症の管理参照）

おわりに

　最後に，薬品は使用期限がある．当然，酸素も同様である．各種救急薬品を揃えても各薬剤でその使用期限は異なる．使用期限のチェックを必ず日常の業務に加えるようにする．また薬事法により，劇薬や向精神薬は施錠のできるところに保管することになっているので，診療時間はすぐに使用できる場所に，それ以外は施錠して管理する．

　なお，平成19年4月より，医薬品の安全管理体制の構築が必須となり，医薬品安全使用のための責任者を配置すること，そして医療品安全管理責任者は，医薬品の安全使用のための業務に関する手順書の製作，従業員に対する医薬品の安全使用のための研修の実施等，法令で決められているので，病院や診療所それぞれにあった緊急時の救急薬品使用の手順書を製作しておく必要がある．

参考文献
1. 小浜啓次．救急マニアル第3版．東京：医学書院，2005．
2. 山口徹，北原光夫，総編集．今日の治療指針2007．東京：医学書院，2007．
3. 日本高血圧学会高血圧治療ガイドライン作成委員会．高血圧治療ガイドライン2004．東京：ライフサイエンス出版，2004．
4. 厚生労働省医政局長（通達）．良質な医療を提供する体制の確立を図るための医療法等の一部を改正する法律の一部の施行について．医政発第0330010号．

管理とその手技

6. 笑気吸入鎮静法・静脈内鎮静法

日本歯科大学附属病院歯科麻酔・全身管理科　石垣佳希

はじめに

歯科治療は少なからずストレスをともなうものである．よって全身疾患を有する場合は，治療行為そのものが体に変調をきたす原因となる．とくに循環器系疾患においては不測の事態を招くこともある．これを未然に防ぐためにはモニタリングにより治療中の状態の変化を絶えず監視する必要があるのは当然であるが，精神鎮静法を併用することによりストレスを軽減することができる．

精神鎮静法は，薬剤の投与経路から吸入鎮静法と静脈内鎮静法に大別され（表1），患者自身が歯科診療の必要性を理解し，術者との意志の疎通が可能であることが前提条件となる．選択の基準は，歯科治療に対する不安・恐怖心の程度，全身疾患の重症度，治療内容などを考慮し，決定する．

笑気吸入鎮静法は安全性や調節性に優れるが，設備投資の面からは吸入器や笑気・酸素ボンベなどよりも点滴セットと薬剤で行える静脈内鎮静法が望ましい．また確実な鎮静という点からは静脈内鎮静法が有効であるが，静脈確保の手技，薬剤投与，適切な鎮静状態の把握，緊急時の対応などを十分に習得しておかなければならない．精神鎮静法としての適応と禁忌は歯科治療に対する不安・恐怖心が強い患者，全身疾患（高血圧など）で歯科治療時のストレスを軽減する必要のある患者，絞扼反射が強い患者，歯科治療中に全身的に異常が発生した既往がある患者，長時間または大きな侵襲が予想される場合には適応となる．

表1　笑気吸入鎮静法と静脈内鎮静法の比較

	笑気吸入鎮静法	静脈内鎮静法
器具	笑気吸入鎮静器，鼻マスク（カニューレ）が必要	点滴器具，シリンジポンプなどが必要
施設・麻酔科医	笑気に関する十分な知識と技術を習得すれば可能	確実な気道確保ができる施設で麻酔科医が行う
患者への苦痛	非観血的で痛みをともなわない	静脈穿刺による痛みをともなう
調節性	調節性に富む	使用する薬剤によっては調節性がよい
効果発現時間	5〜10分程度の吸入後に鎮静効果発現	鎮静効果の発現が速い
確実性	効果が不十分な場合がある	鎮静効果が確実である
安定性	会話や口呼吸により鎮静度が減少する	会話や口呼吸による鎮静効果への影響が少ない
鎮痛効果	濃度により疼痛閾値の上昇が期待できる	鎮痛剤の併用が可能
抗不安作用	少ない	薬剤によっては抗不安作用が強い
上気道閉塞	まれである	容易に起こりやすい
循環抑制	ストレスの軽減により軽度の血圧低下	薬剤の投与量によっては徐脈・軽度血圧低下がある
健忘効果	少ないか，ほとんど期待できない	順行性の健忘効果が大きい（投与後の記憶が失われる）
回復	きわめて速やかである	薬剤によっては回復が遅い
汚染・事故	排気が不十分だと室内汚染の危険性がある	室内汚染の心配がない，針刺し事故の危険性がある
緊急時	酸素吸入が可能なので，緊急時に対応できる	静脈路が確保されているので，緊急時に対応できる
治療中の問題点	上顎前歯の場合，鼻マスクが妨げになる（カニューレ式の選択）	開口器による上気道閉塞，反射の軽減による誤嚥の可能性

図1　笑気吸入鎮静法

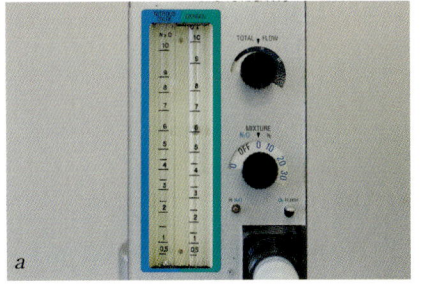

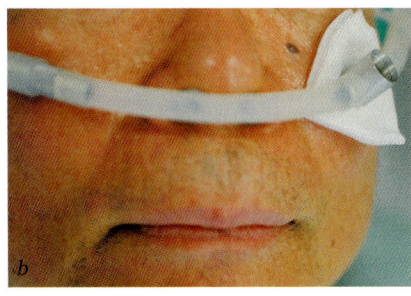

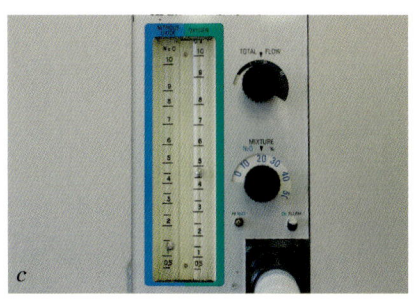

a：医療面接により術前の体調などを十分に確認し，血圧，脈拍，呼吸数などのバイタルサインを測定する．まず酸素を6*l*／分で流す．*b*：適合したサイズのカニューレ（または鼻マスク）を鼻腔にあて，ホースをヘッドレストの後ろで固定する．必要ならば鼻パッドを用いる．*c*：笑気濃度を20％に設定し，普通に鼻呼吸するように指示する．しばらくすると手の緊張がとれ，額の湿潤がみられる．不快を訴えなければ濃度を30％まで設定してもよいが，鎮静過剰期に移行するようなら速やかに濃度を下げる．*d*：カニューレ（または鼻マスク）が適合しているときは，リザーバーバッグが呼吸に合わせて伸縮する．バッグが膨張しきっている場合には，ホースの屈曲などの何らかの閉塞が考えられるのでチェックする．

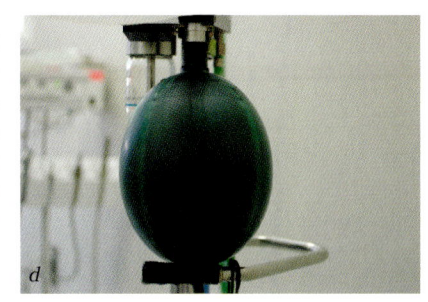

　また歯科診療の必要性を認めない，または理解できないことから診療行為に非協力的な患者，重度の心身障害による著明な不随意運動，重度の全身疾患を有する患者，妊娠初期の患者は禁忌である．
　次にそれぞれの鎮静法について解説する．

笑気吸入鎮静法（図1）

1．適応と禁忌
　基本的には前述のとおりであるが，以下の事項も含まれる．
①適応症
　原則的には痛みをともなう治療においてはすべてが適応症といえる．
②禁忌症
・中耳炎や気胸がある
・医療ガスにより眼科の手術を受けた患者
・鼻呼吸のできない患者
・最近ペースメーカーを埋め込んだ患者

2．術前管理
　まず十分な医療面接と全身状態の評価を行う．飲酒経験がない場合は陶酔感に不安を感じることがあるので，十分な説明が必要である．意識はなくならないこと，手足が温かくなってくること，多幸感を感じるなどの至適鎮静状態や安全性も説明する．禁飲食の必要性はないが満腹は避ける（嘔吐の可能性）．

3．術中管理
　ベルトなどの体を締めるものはゆるめてリラックスできる体勢をとる．できればモニタリング下で吸入前より血圧，心拍数などの記録を残すことが望ましい．終了後は状態に応じて酸素を投与する（必ずしも必要ではない）．

4．術後管理
　治療終了から10分程度経過し，以下の条件を満たしていれば帰宅を許可してよい．
・明確な応答ができる
・ふらつきがない
・バイタルサインに異常がない
　また当日の自動車や自転車の運転，機械操作には十分注意をするように指示する．

静脈内鎮静法（図2, 3）

1．適応と禁忌
　前述の適応・禁忌以外に以下の場合も含まれる．

Part 2　管理とその手技

図2　静脈内鎮静法（ミダゾラムによる静脈内鎮静法）

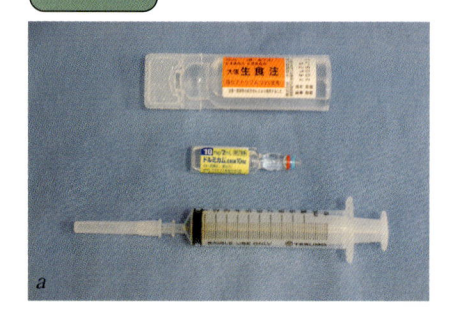

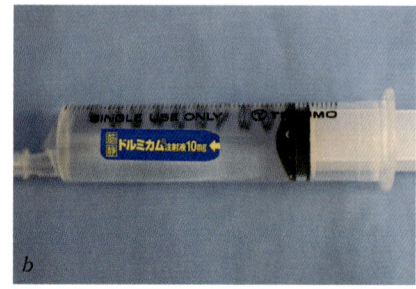

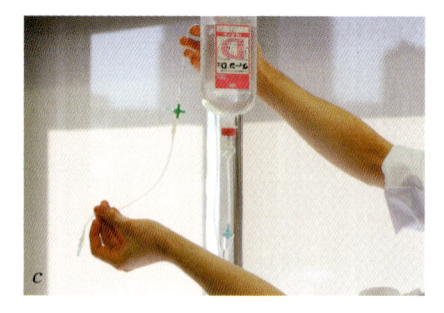

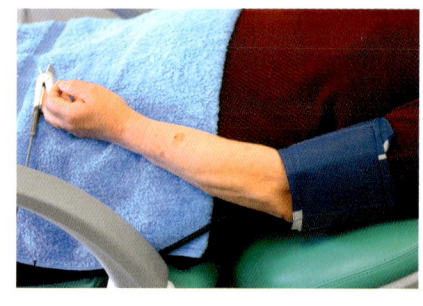

a：ミダゾラムによる静脈内鎮静法．ミダゾラム 10mg（2ml），生理食塩水，注射針・注射筒を用意する．8mlの生理食塩水とミダゾラム 10mg（2ml）を吸引し，1mg／mlに希釈する．

b：誤薬などを防止する目的でシリンジの確認しやすい部位に薬剤の内容を記したシールを貼るか，マジックで記入する．

c：輸液（ブドウ糖加アセテートリンゲル液など）の準備をする．回路の途中に三方活栓を付けた輸液セットをつないで回路内を輸液で満たす．

d：血圧計，心電計，経皮的酸素飽和度計を装着し，バイタルサインの計測を行う．術中は5分間隔で計測し，記録する．

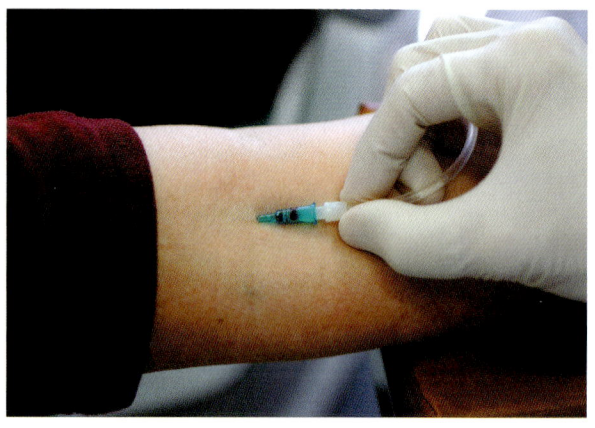

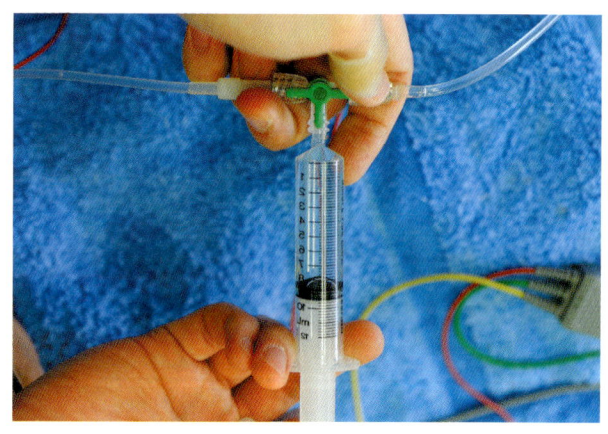

図2e　静脈路を確保し，輸液回路をつないで固定する．輸液回路からは輸液が1滴／秒くらいのゆっくりした点滴速度で滴下する．

図2f　ミダゾラム投与前に血圧，脈拍を確認し，過剰投与にならないように患者を観察しながら1分程度の間隔をおいて 0.5mlずつ投与する．ベリルの徴候が現れたら投与を中止してバイタルサインを確認する．応答が得られることが確認できれば歯科治療を開始する．

①適応症

・気管挿管困難症例
・笑気吸入鎮静法が選択できない（鼻閉，口呼吸，鼻マスク拒否など）．

②禁忌症

・妊娠初期（3か月未満）または妊娠後期
・緊急時の気道確保が困難（開口障害，小顎症など）
・ベンゾジアゼピン系薬剤禁忌患者（他剤を使用）

③注意を要する症例

・上気道閉塞関連疾患
・向精神薬服用患者
・小児および低体重
・循環系，呼吸系の予備力が低下している

2．術前管理

医療面接を十分に行う．とくに全身状態や常用薬については十分に確認し，必要に応じて内科主治医への対診を行う．

患者および保護者に本法を選択した理由，全身麻酔との違い，使用薬剤になどについて十分説明し，

図3 プロポフォールによる静脈麻酔

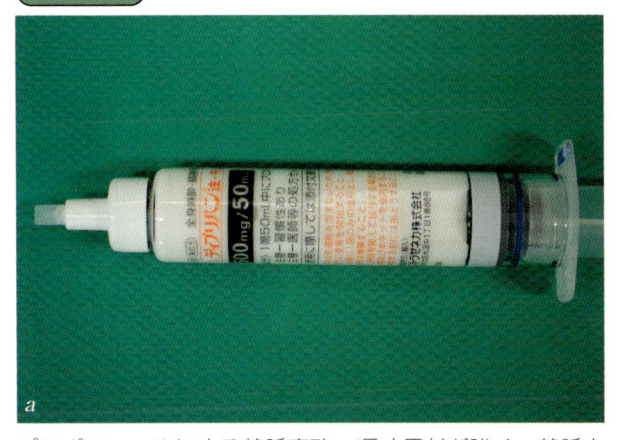

プロポフォールによる静脈麻酔．嘔吐反射が強く，静脈内鎮静法では管理が困難な場合は静脈麻酔薬により管理を行うことがある．プロポフォールは排泄半減期が1～2時間と短いため鎮静目的で使用されることもある．

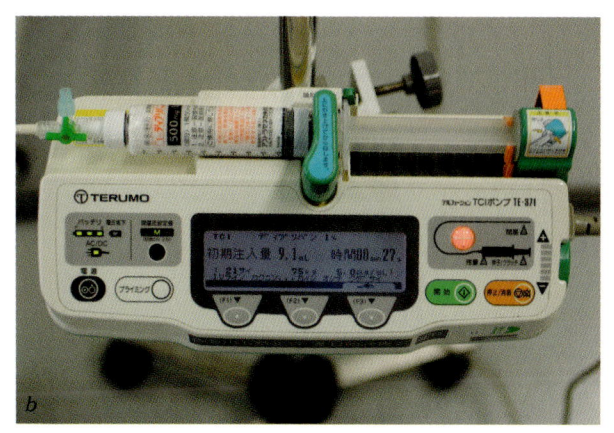

シリンジポンプを用いて持続静脈内投与を行うことで麻酔深度を一定に維持でき，管理が容易である．ただし呼吸抑制や循環抑制が強いので熟練を要する．

同意を得る（同意書を交わすことが望ましい）．施術開始2～3時間前から摂食，飲水を禁止する．

3．術中管理

患者の体位は基本的に水平仰臥位とし，術中は5分間隔あるいは適時，必要に応じて，次の事項を記録する．
・使用薬剤および使用量
・血圧計，心電計，経皮的酸素飽和度計などによるバイタルサイン

術中は呼吸・循環系を安定させ，術者の指示に反応できる程度に鎮静状態を維持しながら歯科治療にともなうストレスの軽減を図る．

4．術後管理

完全覚醒まで患者の呼吸や循環を監視する．嘔吐や再鎮静についても十分に監視し，同時に術後の疼痛や出血の有無も観察する．ユニットからベッドへの移動は体位変換にてバイタルサインの変化がないことを確認してから行う．

帰宅許可の基準については笑気吸入鎮静法と同様であるが，完全に覚醒（術後3時間以上）したことを確認し，ロンベルグテストで異常がないことや経口摂取が可能で嘔吐がないことなどを確認する．さらに自宅までの距離，交通手段，付き添いの有無を考慮して判断する．当日は車を運転させない，激しい運動や，重要な判断を要する仕事はしないように指示する．

おわりに

超高齢化にともなう全身疾患保有率の増加，さらにさまざまなストレスによる精神疾患患者の増加がみられる昨今，歯科治療における全身管理の必要性は高まっている．また，歯科医療に対する患者の要求度も高くなり，治療中の苦痛軽減や安心・安全な歯科治療環境を望む声も多く聞かれる．これらの点から，精神鎮静法は有用性の高い全身管理法であるといえる．しかし，精神鎮静法が決してアメニティ要素であってはならず，その意味ではすべての患者に精神鎮静法を行う必要性はない．

精神鎮静法は適否を熟慮し，また全身管理に関する知識と技能を十分に習得したうえで行うべき方法であることをつねに念頭におくべきと考える．

参考文献

1. 古屋英毅，金子譲，海野雅浩，池本晴海，福島和昭，城茂治（編）．歯科麻酔学（第6版）．東京：医歯薬出版，2005．
2. 古屋英毅，束理十三雄，佐野公人，山城三喜子（編）．歯科麻酔・全身管理学の手引き．東京：学研書院，2004．

管理とその手技

7. 局所止血の方法

東大宮総合病院歯科口腔外科　山口昌彦

はじめに

日常臨床において出血はつきものである．術中出血は術野の明視を妨げ，その進行に著しい障害となる．口腔外科領域では，その解剖学的特殊性により小動静脈が多く，またとくに口腔内においては，術野が大変狭いため手術中に思わぬ出血をきたし，その止血に手間取ることで術時間の延長を余儀なくされ，しいては臨床経過を左右する結果になりうることもある．したがって，止血操作は適切な方法で，迅速，確実，かつ清潔に行うことが要求される．

局所出血の種類

局所出血は，動脈性出血，静脈性出血，毛細血管性出血，実質性出血に区別される．

止血法

止血法には，一時的止血法，永久的止血法，薬剤による止血法がある．

1．一時的止血法

あくまで応急的な止血法であるが，重要な基本手技の1つである．一時的に止血を図り，のちに確実な永久的止血法を講じる．

①圧迫法

出血部位に直接ガーゼなどを当てて圧迫し，止血する方法である．出血部位が比較的浅層の場合に用いられ，小血管からの出血では本法でその目的を達する．口腔内では患者にガーゼを咬ませたり，サージカルパック（図1a）やレジンなどで製作した止血床（図1b）などを利用して行う．

②指圧法

比較的太い血管からの出血の場合に用いられ，出血部位より遠位で血管を手指で圧迫し，血流を遮断する方法である．動脈性出血の場合には出血部の中枢側を，静脈性出血の場合には末梢側を圧迫する．本法はあくまで一時的な止血法であり，出血量が減少している間に永久的止血法の準備が必要である．

③緊縛法

出血部より中枢側を駆血帯などで強く縛り，血行を遮断する方法である．口腔領域の出血に本法が用いられることはないが，上肢，下肢の大量出血によく用いられる．口腔外科手術においては，腫瘍切除後の再建で前腕皮弁や腓骨皮弁を作成する際に本法を応用する．注意点としては，1時間以上にわたる緊縛は神経麻痺や末梢組織の壊死をきたす危険性があるため，さらに血流を遮断しようとする際には，途中でいったん中止し，十分血流を回復させてから再度行う．

図1　圧迫法

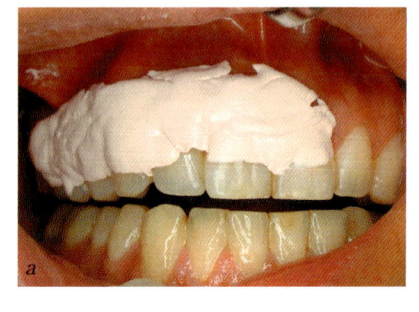

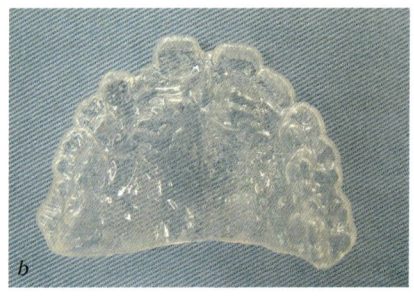

a：サージカルパックによる圧迫．
b：止血床．

図2　Mikuliczタンポン法

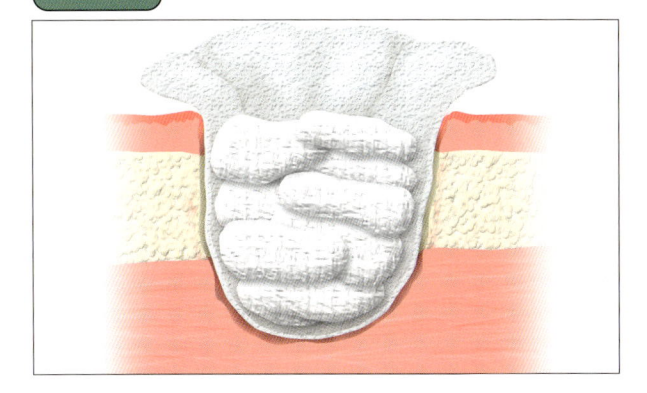

図3　止血鉗子

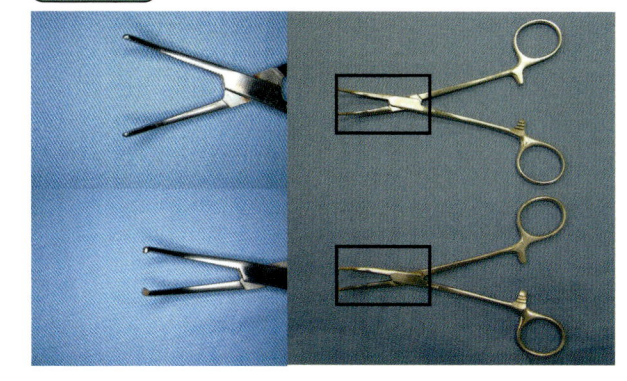

Póan鉗子（上），Kocher鉗子（下）．

図4　血管結紮法

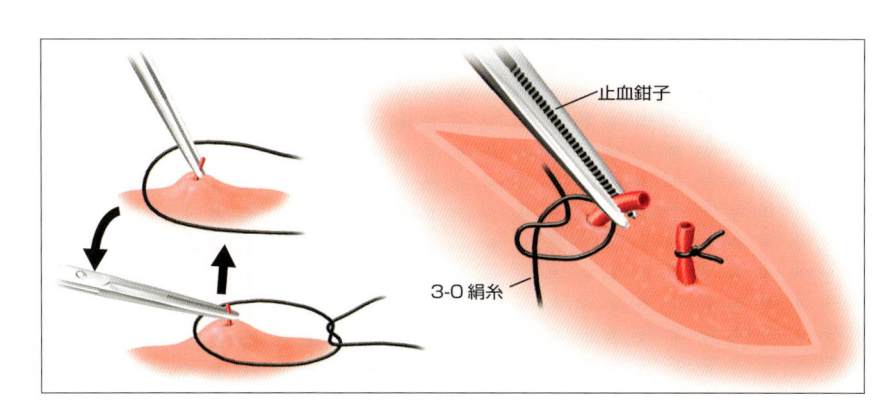

止血鉗子の動き（左），血管結紮法（右）．

ラベル：止血鉗子，3-0絹糸

④栓塞法

創腔が深く，出血部位が不明確な場合や止血が困難な場合などに，創腔にガーゼなどを強く圧接または充填する方法である．ガーゼにアドレナリンや後述する局所止血剤を併用すると効果的である．口腔内では抜歯窩からの出血に用いたり，開窓（副腔形成）時にはMikuliczタンポン法（図2）を用いることがある．創腔に密着しているガーゼを取り除く際は，強引に除去すると創面からの再出血をみる恐れがあるので注意を要する．

2．永久的止血法

出血部位が明確で，かつ手術器具が到達可能な場合にそれらの器具を用いて止血する方法である．

①結紮法

1）血管結紮法

出血している血管の断端を止血鉗子（Póan鉗子やKocher鉗子：図3）で挟み結紮糸を回して結紮する方法である（図4）．

2）側壁結紮法

比較的大きな血管，とくに静脈の側壁や末梢動脈の一部からの出血に対し，無鉤止血鉗子（Póan鉗子，モスキート鉗子）や無鉤鑷子で出血部の血管側壁をなるべく小さく把持し，5-0や6-0の細い結紮糸を用いて結紮止血する方法である（図5）．

3）周刺結紮法

瘢痕などの硬く緊張した組織，あるいは筋肉や実質性臓器などの脆弱な組織の場合に，周囲組織あるいは出血部一帯に煙草縫合や8の字縫合を行い止血する方法である（図6）．

4）集束結紮法

血管のみを把持することができない場合，血管と周囲組織をともに挟んで結紮する方法である（図7）．

| 図5 | 側壁結紮法 | 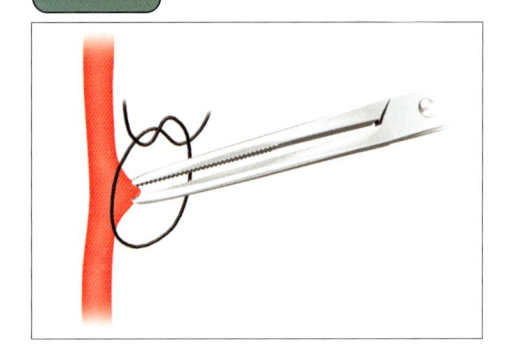 | 図6 | 周刺結紮法 |

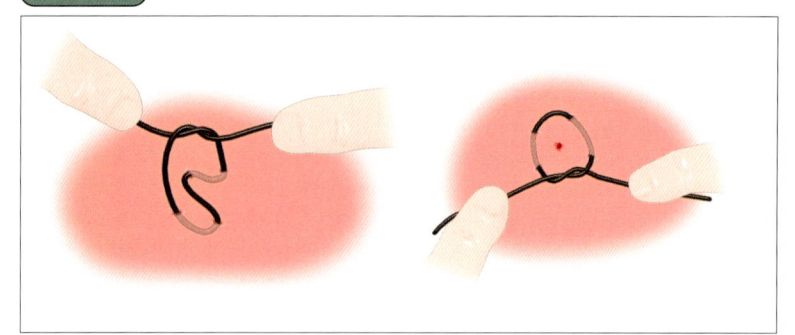

8の字縫合（左），煙草縫合（右）．

| 図7 | 集束結紮法 | 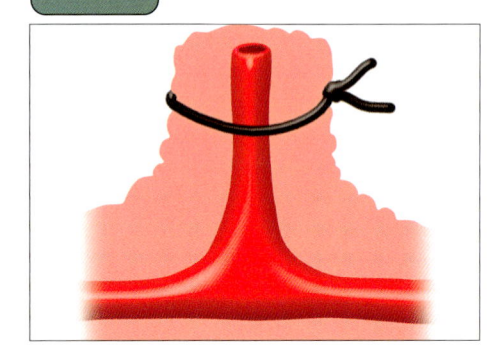 | 図8 | 焼灼法 |

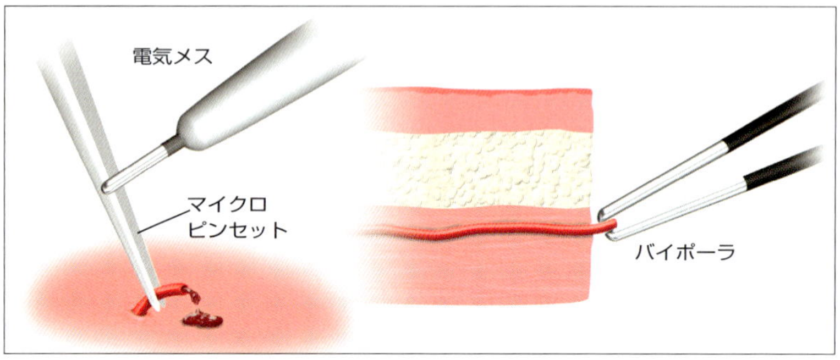

電気メス
マイクロピンセット
バイポーラ

焼灼法．電気メス（モノポーラ）による電気凝固（左）．焼灼法．バイポーラによる電気凝固（右）．

| 図9 | 電気凝固装置 |

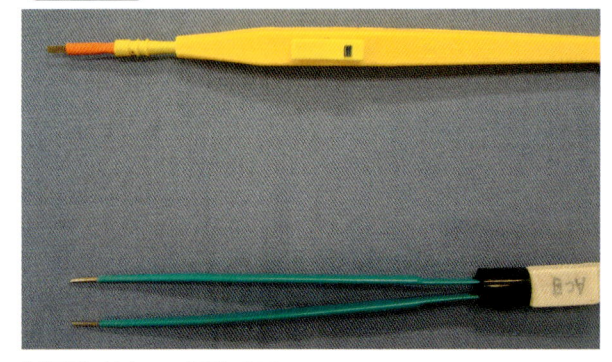

単極型（上），双極型（下）．

②挫滅法および捻転法

小血管からの出血に用いられる方法で，止血鉗子でしばらく把持していることにより血管に強圧が加わり挫滅し，さらに把持したあとに2～3回捻転して小血管を捻転挫滅させ止血する（注：本法は臨床の場においてはあまり用いられず，血管結紮を行うか，後述する焼灼法を併用することが多い）．

③創縁縫合法

出血している創縁を緊密に縫合することにより止血する方法で，口腔粘膜創傷からの出血に有効である．ただし，大きな血管からの出血には適応はない．

④焼灼法

出血している血管を鑷子や止血鉗子でつまみ，電気メスの先端を接触させて凝固させたり，直接バイポーラではさみ凝固止血する方法である．毛細血管や細い血管からの出血には効果的である（図8，9）．

⑤骨出血に対する止血法

1）挫滅法

骨挫滅器で出血部の骨を挫滅させ止血する方法である．

2）塞栓法

出血部にスポンゼル，サージセル，アビテン，骨ロウ（bone wax）などを填入栓塞して止血する方法である．本法は，下顎埋伏智歯抜歯など口腔外科小

局所止血の方法

図10 局所的止血剤

a：ゼラチンスポンジ（スポンゼル®）．b：酸化セルロース（サージセル®：ガーゼ状）．c：酸化セルロース（サージセル®：綿状）．

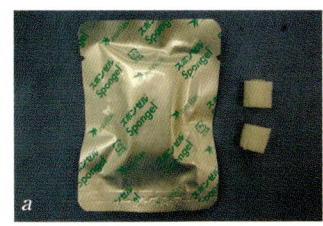

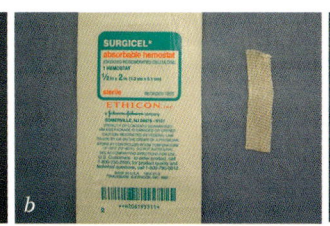

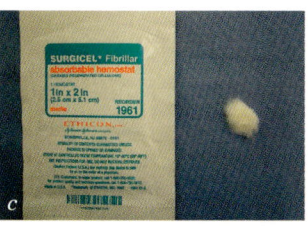

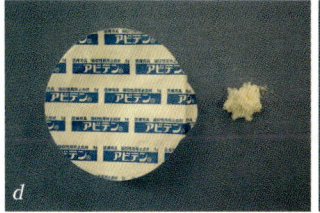

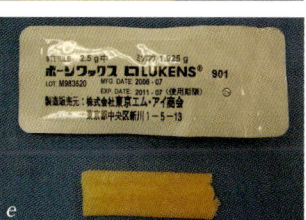

d：微線維性コラーゲン塩酸塩（アビテン®：フラワータイプ）．他にもシートタイプもある．e：骨ロウ（ボーンワックス®）．

手術においても広く用いられる．

⑥止血剤による方法

止血剤には，局所的に用いられるものと全身的に用いられるものとがあるが，全身的止血剤は他の局所止血法と併用して用いられる．

1）局所的止血剤
- エピネフリン：1,000〜2,000倍に希釈し（生食10ccに対してボスミン®1Aないしは1/2Aを希釈）ガーゼに浸して出血部位を圧迫する．
- スポンゼル®：出血部位に填塞または貼付する（図10a）．
- サージセル®：出血部位に填塞または貼付する（図10b，c）．
- アビテン®：出血部位に填塞する（図10d）．
- ボーンワックス®：骨出血部に貼付または填塞する（図10e）．

2）全身的止血剤
- レプチラーゼS®（血液凝固促進酵素剤）：1Aを100〜500ccの基剤に溶解して点滴静注する．
- ケーワン®（ビタミンK製剤）：1Aを100ccの基剤に溶解して点滴静注する．
- トランサミン®（抗プラスミン剤）：100〜500ccの基剤に溶解して点滴静注する．
- アドナ®（カルバゾクロム製剤）：1A（100mg／20ml／Aの場合）100〜500ccの基剤に溶解して点滴静注する．

単剤のみ用いる場合や，複数剤を混合（たとえば500mlの基剤に①+③+④を混注）して使用する場合もある．

大きなガーゼを創腔内に敷いて，そのなかに小さなガーゼを詰め，大きなガーゼで包み込む方法．止血後のガーゼの摘出が簡便で取り残すことがない．

おわりに

止血は切開，切離，縫合とともに外科手術の基本操作のひとつである．術中思わぬ出血に遭遇した場合，まず圧迫し，そして冷静に，落ち着くことである．慌てることは自分のみならず，周囲のスタッフをも動揺させることになる．局所麻酔下の手術であれば，患者が不安に陥ることになる．すべては多くの経験によりその技術は習得・向上するものである．

参考文献
1. 大谷隆俊, 高橋庄二郎, 園山昇（編）. 図説 口腔外科手術学〈上巻〉. 東京：医歯薬出版, 1997.
2. 瀬戸院一, 野間弘康, 香月武, 上田実（編）. 口腔外科 YEAR BOOK 一般臨床家，口腔外科医のための口腔外科ハンドマニュアル'03. 東京：クインテッセンス出版, 2003.
3. 瀬戸院一, 福田仁一, 吉田勲, 栗田賢一, 野間弘康（編）. 口腔外科 YEAR BOOK 一般臨床家，口腔外科医のための口腔外科ハンドマニュアル. 東京：クインテッセンス出版, 2006.
4. 栗田賢一, 覚道健治, 小林馨（編）. SIMPLE TEXT 口腔外科の疾患と治療. 東京：永末書店, 2005.

管理とその手技

8. スタンダードプリコーション

前・日本歯科大学附属病院総合診療科　武内佳依

はじめに

　歯科診療における感染予防対策には，予防的健康管理基準を満たすことが不可欠である．2003年，米国疾病管理予防センター（CDC）により「歯科臨床における院内感染予防ガイドライン」が勧告された．これをもとに，スタンダードプリコーションについて記す．

スタンダードプリコーション（標準予防策）が提唱されるまで

　1985年，ユニバーサルプリコーション（普遍的予防策）はHBV，HCV，HIVなどの血中ウイルスから医療者を守るために生まれた予防策で，考え方の基本は「推定される感染病態にかかわらず，すべての人びとの血液，体液は，感染性のあるものとして扱うべきである」というものである．対象とする物質は血液・血中ウイルスが存在しうる体液（精液・膣分泌物・羊水・脳脊髄液・心囊液・腹水・胸水・関節滑液）となる．注射針のリキャップの禁止，手洗い，手袋などの感染予防器具の使用が強調されている．

　1987年，生体物質隔離は，ユニバーサルプリコーションでは目にみえる血液が含まれない限り対象外とされてきた，便・鼻汁・喀痰・汗・涙・尿・嘔吐物のなかにも潜在的に感染源になるものがあり，それに対する防御の必要性が次第に認識されるようになった．その結果，「目にみえる血液を含む含まないにかかわらず，潜在的に感染性のあるすべての湿性の生体物質を主に手袋をすることにより隔離する」という生体物質隔離の考え方が提唱された．

　1996年，CDCはユニバーサルプリコーションと生体物質隔離の考え方の主な特色を統合し，病院感染予防の新たなガイドラインであるスタンダードプリコーションを提唱した．

日本のスタンダードプリコーションの現状

　わが国においても医科領域ではすでにこのCDCの提唱に基づくガイドラインが推奨され，これを取り入れている病院も多数ある．その内容は手袋などの保護具の使用，抗菌成分を含まないせっけんによる手洗い，使用済み器具などの処理，環境清掃，針刺し防止などの労働衛生，環境を汚染する患者の配置などまでに及んでいる．しかし，これをこのまま歯科領域に取り入れるのは，コストや設備の問題から困難が存在する．そこで，2003年にCDCより10年ぶりに歯科領域における感染管理のためのガイドラインが改訂発表された．内容はスタンダードプリコーションが織り込まれ，感染経路の遮断策として消毒剤，基材の選定や診療所の設備，区画にまでに言及されている．

スタンダードプリコーションとは

1．考え方

　すべての患者の湿性生体物質は，感染の可能性があるものとして取り扱う．その対象となるのは，血液・精液・膣分泌物・羊水・脳脊髄液・心囊液・腹水・胸水・関節滑液・耳鼻分泌物・創・創からの浸出液・尿・便・病理組織（生検材料・手術切除材料・剖検臓器）・胎盤・抜去歯である．ただし，汗・唾液・涙液は除く．

2．目的

　スタンダードプリコーションの目的としては，以下の2点があげられる．
①患者を交差感染から守る．
②医療従事者の職務感染を防ぐ．

スタンダードプリコーション

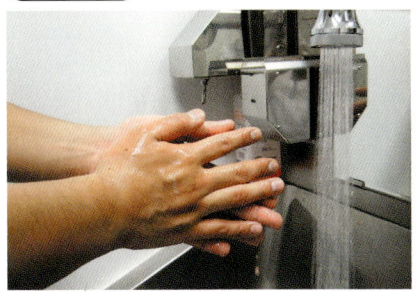

図1 手洗いの手順

①せっけんを手に取り手掌を洗う．
②手掌で手の甲を包み込むように洗う（反対側も同様に）． 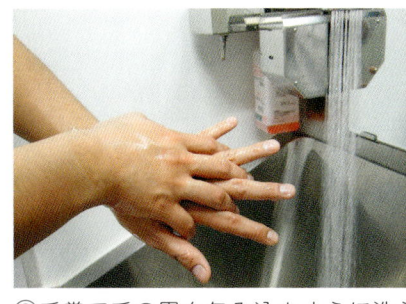
③指の間を擦るように洗う． 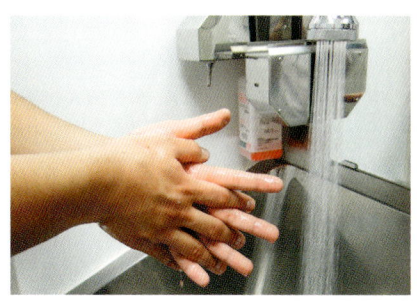
④指を包んで洗う． 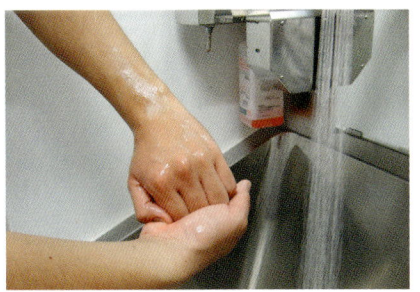
⑤親指を手掌で捻じるように洗う． 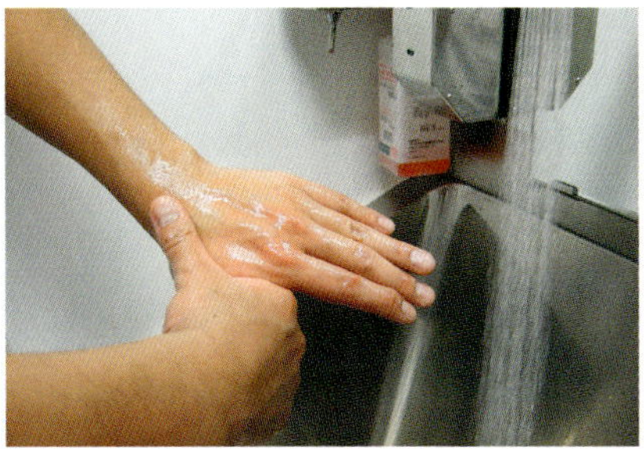
⑥指先・爪の間を渦を描くように洗う． 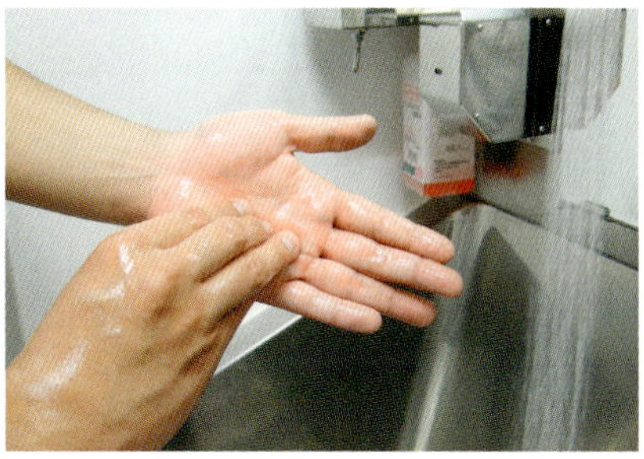

3．利点

スタンダードプリコーションの利点は，交差感染の率を低下させると同時に，すべての患者がその診断にかかわりなく，一定のケアを受けることができることにある．また，医療従事者を未同定な病原体からの感染症から保護できるということも，その利点といえる．

湿性生体物質を取り扱う際の考え方のポイント

①体液・排泄物は病原体が未同定である（調べつくすことはできない）．
②湿性の体液（汗・唾液・涙液は除く）は高リスクである．
③肉眼で血液や体液の付着が確認できるもの（ガーゼ・紙類など）も対象となる．

対策の実際

1．手洗い

すべての医療行為の基本となり，感染防止に対してもっとも大きな役割を果たすのが手洗いである．適切に行うことで院内感染を減少させることができる．

①手袋の着用の有無にかかわらず，血液・体液・汚染物等に触った際には，ただちに流水とせっけんによる手洗い，場合によっては消毒を行うこと．
②微生物の伝播を防ぐため，患者と接触する前や手袋をはずした直後に手洗いを行う．他の部位への二次感染を防ぐために同一患者に対しても，処理ごとに手洗いが必要である．
④特定の状況（流行病の発生や頻発の予防）や目的に応じて，手洗いの種類と使用する洗浄剤を選択する．

手洗いの手順については図1，その種類と方法については表1を参照．

2．防護用具の使用

微生物との接触や伝播を防止する手段として，防護用具（手袋・エプロン・マスク・ゴーグル・フェイスシールド）を以下のように使用する（図2）．

Part 2 管理とその手技

表1 手の衛生の方法と適応

方法	薬剤	目的	持続期間（最低）	指示
通常の手洗い	水と抗菌作用のないせっけん（普通のせっけん）	汚れと一過性微生物の除去	15秒§	各患者診療の前後（例：手袋着用前，および手袋を脱いだ後）．血液や唾液によって汚染されていそうな物を素手で触ったあと．歯科診療室または歯科技工室を出る前．目に見えて汚れたとき．裂かれたり，切れたり，穴のあいた手袋を脱ぎ再度手袋を着用する前．
消毒的手洗い	水と抗菌性のせっけん	一過性微生物の除去または駆除，常在性微生物の削減	15秒§	
消毒的手擦り	アルコールベースの速乾性擦り込み式手指消毒剤	一過性微生物の除去または駆除，常在性微生物の削減	薬剤が乾燥するまで手を擦り合わせる	
外科用手指消毒	水と抗菌性のせっけん	一過性微生物の除去または駆除，常在性微生物の削減（持続的効力）	2～6分 持続的効力のある外科用手擦り消毒剤の製造業者の指示に従う	外科処理のために滅菌手術用手袋を着用する前
	水と抗菌作用のないせっけん（普通のせっけん†）その後，アルコールベースの持続的効力のある外科用手擦り消毒剤			

（歯科臨床における院内感染予防ガイドラインより改変引用）

† 使用中および使用後に固形せっけんおよびその周りで病原体が発見された．手を使用しないでディスペンサー調整つまみのある液体せっけんの使用が望ましい．

§ ほとんどの一過性微生物叢を皮膚から除去するために有効と報告された時間．大半の処置に関して，あらかじめ濡らし泡立てた手指の表面全体を15秒以上強く擦り，続いて冷たい，またはぬるま湯の流水下でゆすぎ落とすことを勧める．手は手袋を着用する前はつねに完全に乾かすものとする．

① 手袋（グローブ）
・血液，体液などと接触する際，（未滅菌の）手袋を使用する．
・装着は粘膜等に触れる直前に行う．
・同一患者でも微生物が高濃度に存在する部位に接触後，他の部位へ処置を移動するときには交換する．処置ごとの交換が原則である．
・使用後はすぐにはずし，ただちに手洗いを行う．

スタンダードプリコーション

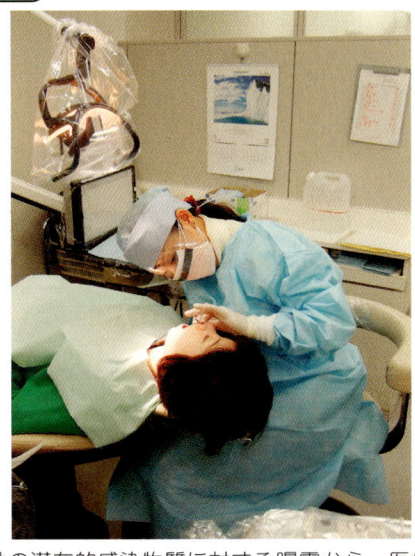

図2　個人用防護具

血液や他の潜在的感染物質に対する曝露から，医療従事者の皮膚，目，鼻，口の粘膜を保護することを目的に作られている．

表2　患者治療器具類の感染管理カテゴリー

カテゴリー	定義	歯科器具または品目
危険	軟組織への侵入，骨への接触，血流または他の正常な無菌組織への侵入または接触	外科用器具，歯周外科用スケーラー，外科用メス刃，外科用切削バー
準危険	粘膜または傷のある皮膚への接触．軟組織へは侵入しない．骨への接触もない．血流または他の正常な無菌組織への侵入または接触もない．	デンタルミラー，アマルガム・コンデンサー，反復使用可能印象用トレイ，歯科用ハンドピース*
非危険	傷のない皮膚との接触	エックス線写真ヘッド／コーン，血圧測定器カフ，フェイスボウ，パルスオキシメータ

*歯科用ハンドピースは，準危険品目とみなされるが，次の使用までの間に加熱滅菌をつねに行うこと．高レベル消毒はしない．
（歯科臨床における院内感染予防のガイドラインより改変引用）

・手袋除去後は手袋の汚染表面を素手で触れないように注意する．
②マスク，アイプロテクション，フェイスシールド
・血液，体液が飛び散る可能性がある場合には，マスク，ゴーグル，フェイスシールドなどの防護用を使用すること．
・これらをはずすときは，汚染された表面を素手で触らないように注意する．
③ガウン
・血液，体液が飛び散る可能性がある場合には，ガウン（未滅菌）を着用すること．

・撥水性，あるいは防水性のあるものを使用すること．
・ガウンを脱ぐときには，汚染された表面を素手で触らないように注意する．

3．周辺環境対策

　Spauldingの消毒および滅菌ための医療器材分類方法では，医療機器および機材をその使用に関する感染症の危険性の程度にしたがって3つのカテゴリーに分けており，滅菌消毒の必要レベルを容易に理解することができる．歯科器具のカテゴリー分け

Part 2　管理とその手技

図3　汚染危険物の専用廃棄容器（小型）

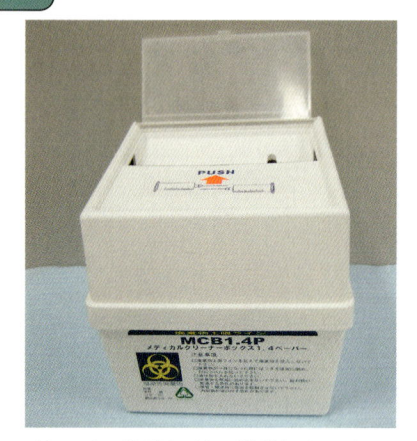

注射針，シリンジの先端など，鋭利なものをユニット脇ですぐに廃棄できるようにする．

図4　汚染危険物の専用廃棄容器（大型）

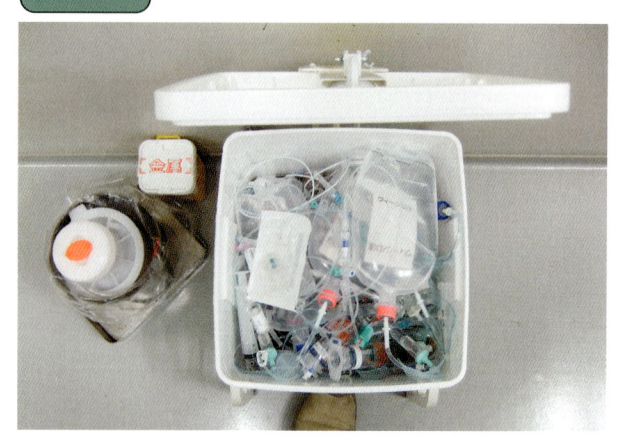

規制医療廃棄物は取り扱いや廃棄するために慎重に梱包する必要がある．

と，それぞれのカテゴリーの定義については表2を参照．ポイントを以下に示す．

①消毒薬の使用に関しては，その副作用から身を守るためだけでなく，汚染された機材の再使用処理のプロセスにおいても，交差汚染を避けるため手洗いや防護用具の使用が重要である．

②患者ケアに使用した器材の取り扱いは，血液，体液で汚染した場合，皮膚との接触，衣服の汚染，微生物の伝播を避けるようにして取り扱う．

③再使用可能な器具は，他の患者の治療に安全に使用できるように，表2の分類により適切な洗浄・消毒滅菌方法を選択し，処理後，使用する．使い捨ての物品は適切に廃棄する．

④患者周囲の環境表面などを日常的に清掃消毒する手順が病院に備わっていることを確認し，その手順が実践されていることを確認する．

⑤血液・体液で汚染されたリネン類は皮膚との接触，衣服の汚染，微生物の伝播を避けるように取り扱い，搬送・処理する．

4. 血液媒介病原体対策

鋭利器材の取り扱いには，とくに注意が必要である．以下の点をよく留意しておく．

①針やメスなどの鋭利器材を取り扱う際には，負傷を避けるように心がける．

②使用済み針は先端を体に向けない．両手で扱ったり両手でのリキャップはせずに，片手で行う「スクープ法」または被覆用の道具を使用する．

③使い捨ての注射器から手で針を抜いたり，曲げたり，折ったりしない．

④使い捨ての注射器，注射針，刃などは使用現場にできるだけ近い場所に置いた耐貫通性の専用廃棄容器に廃棄する（図3）．

⑤再利用可能な鋭利器材も耐貫通性容器に入れて再処理区域まで運ぶ（図4）．

⑥外科処置時には「ハンズフリー法」により鋭利器材の直接手渡しを制限したり，盲目的な操作を避け，声を掛け合ったり視覚的な確認操作を加えることで互いの安全に留意する．

おわりに

歯科医療の施設内に完全な予防対策を提供するためには，歯科医師だけでなく，医療スタッフとの協力が必要である．そして，歯科医療従事者を教育し，感染リスクを明らかにしたうえで，予防対策実行し，曝露した場合の迅速な対応が求められる．今後，個々の医院，病院の管理プログラムの確立は重要なものとなる．

参考文献
1. Kohn WG, Collins AS, Cleveland JL, Harte JA, Eklund KJ, Malvits DM（著），池田正一（編訳）．歯科臨床における院内感染予防ガイドライン（2003年）．平成16年度厚生労働省科学研究費補助金エイズ対策事業．http://api-net.jfap.or.jp/siryou/dental_guideline/2003.pdf

Part 3

基礎疾患の顔貌・口腔症状

基礎疾患の顔貌・口腔症状

1. 高血圧症患者

防衛医科大学校歯科口腔外科 佐藤㤗則／安藤俊史

写真1 高血圧症患者の顔貌写真

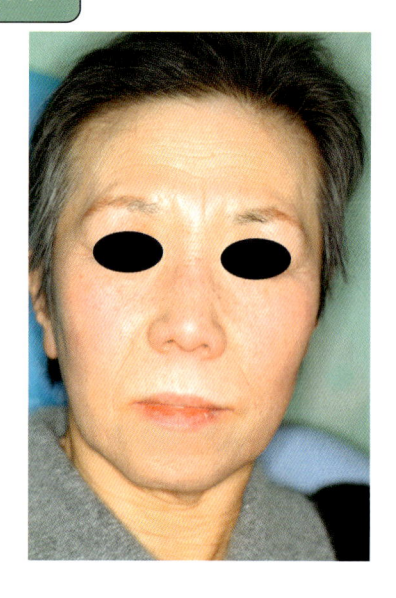

写真2 自動測定器によるモニタリング

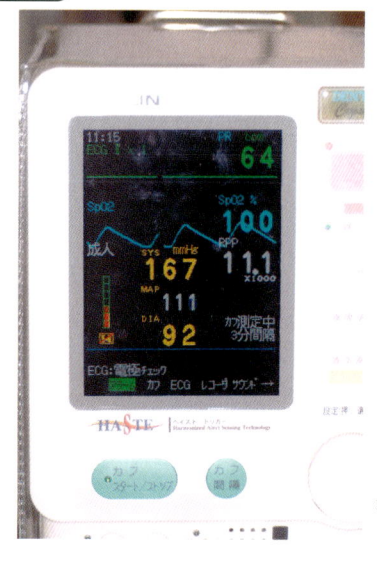

写真1 紅潮がみられ顔貌からも高血圧症の既往を推測する．
写真2 高血圧症患者では歯科処置中血圧，脈拍数の測定を行う．

写真3 抜歯時血圧上昇

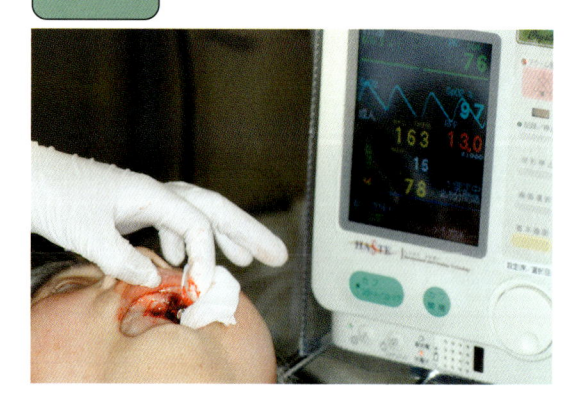

降圧剤服用中であっても，観血的処置には心因性に血圧上昇が起こることがある．一時中止して血圧の下がるのを待つ．

　顔貌から既往を推し量ることは多くの疾患で重要であり，高血圧症でも顔貌の潮紅からその既往の推測を行う．高血圧症患者では歯科処置中でも血圧の変動と脈拍の変化を監視しながら行うことが望ましい．

　高血圧症患者に特有の口腔症状はないが，血圧上昇により観血的処置での易出血性がみられるので，つねに止血の処置ができるように準備しておくことが必要である．歯肉出血の患者では，とくに高齢者で血圧コントロールが不十分で口腔内より出血をきたして来院することもあり，抗凝固薬などの服用の問診以外に血圧測定もルーティンに行うのが好ましい．

　日ごろから十分口腔ケアを行い，負担の大きい歯科処置を受けなくてすむように指導する．カルシウム拮抗薬のニフェジピンの服用での歯肉増殖にはプラークが関与していることから，徹底した口腔衛生を図った後に歯肉切除を行う．

高血圧症患者

写真4 高血圧症患者の歯肉出血

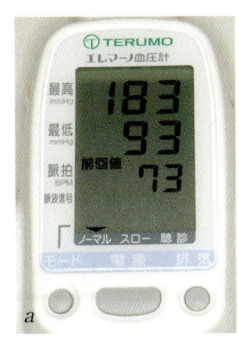

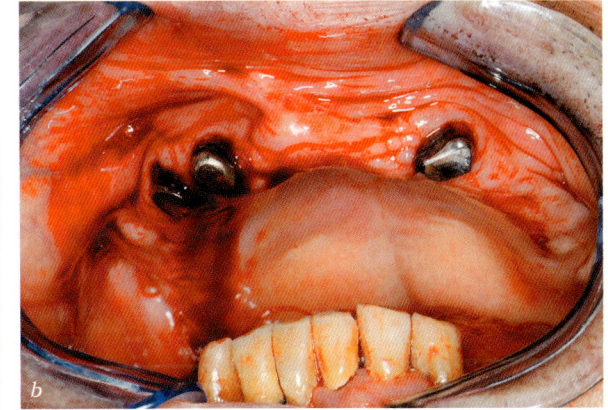

口腔内出血を主訴に来院．血圧測定を行うと血圧上昇を示し（a），内科的にコントロールが行われていなかった．

写真5 ニフェジピン服用による歯肉増殖

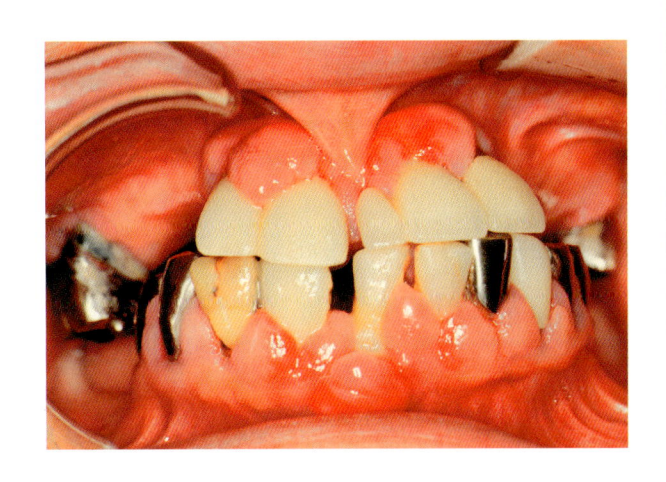

歯肉切除を行ったが，再発のため降圧薬の変更を行った．

写真6 ニフェジピン服用による歯肉増殖（同上患者）

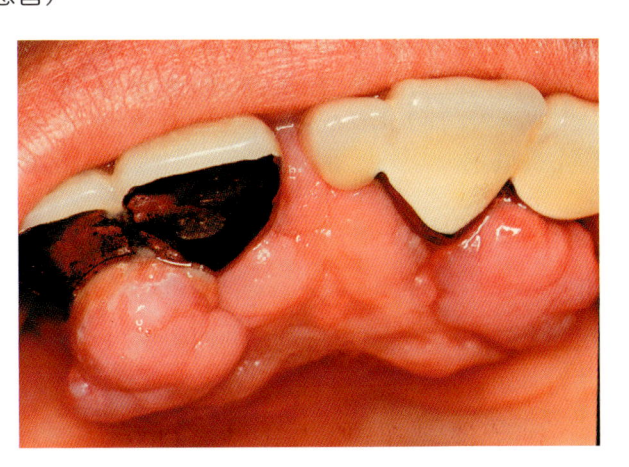

歯のないところには増殖はみられない．

基礎疾患の顔貌・口腔症状

2. 鉄欠乏性貧血患者

前・日本歯科大学附属病院総合診療科　武内佳依

写真1 鉄欠乏性貧血患者の顔貌写真

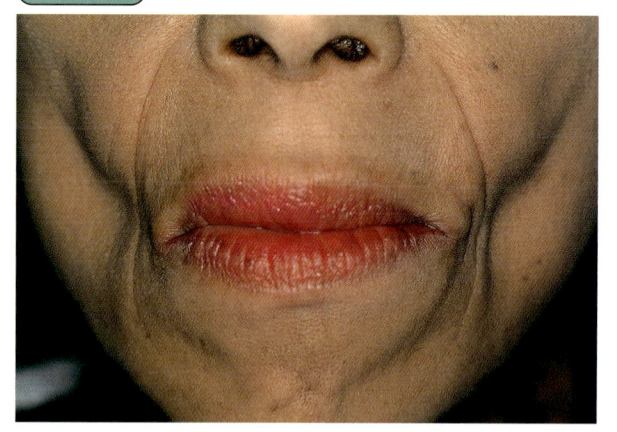

口角炎がみられる．

写真2 鉄欠乏性貧血患者の舌所見

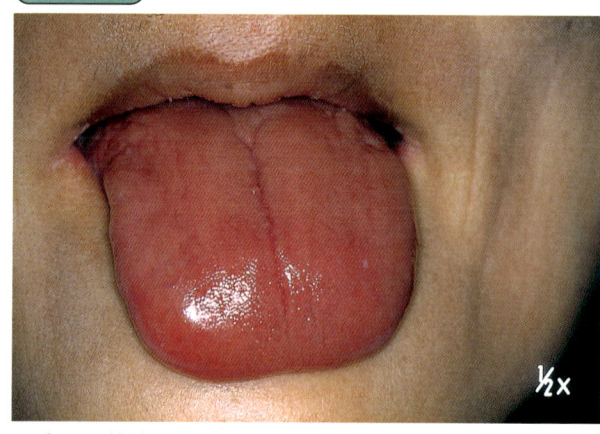

舌乳頭の萎縮により表面平滑となり光沢を有する．また，しばしば舌炎を合併し発赤と強い痛みを生じる．鉄欠乏性貧血に舌炎と嚥下困難を合併したものを Plummer–Vinson 症候群という．

写真3 スプーンネイル

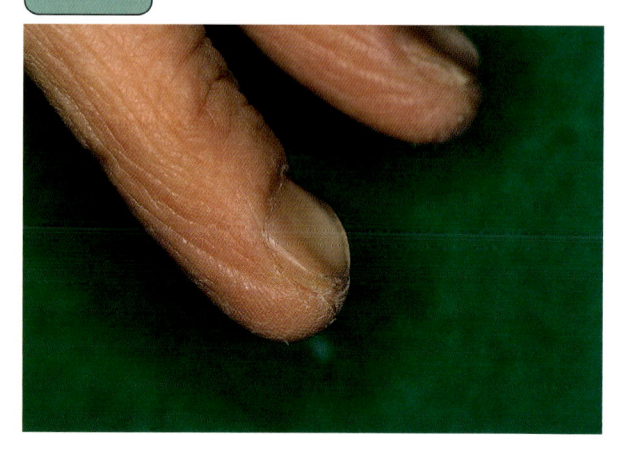

慢性の鉄欠乏性貧血でしばしば爪に変形をきたすことがある．爪は薄弱となり，軽度のときは扁平にとどまるが高度のときは匙形に陥凹する．

　原因にかかわらず鉄の不足によりヘモグロビンが減少する疾患で，思春期以降の女性に好発し貧血症の50〜80％を占めもっとも頻度が高い．
　緩慢に進行し症状は一般に軽度である．酸素運搬機能低下による易疲労性，動悸，耳鳴り，頭痛，頻脈，機能的収縮期雑音，舌粘膜萎縮による痛みなどがみられる．鉄欠乏性貧血に舌炎と嚥下困難を合併したものを Plummer-Vinson 症候群という．爪の変形（スプーンネイル），月経異常や土，氷，糊などを口にする異食症（Pica）もときにみられる．進行すると脳や運動の機能低下，角化不全性の口腔，頬部上皮の薄皮化，感染に対する反応性の低下などの症状もみられることがある．

基礎疾患の顔貌・口腔症状

3. バセドウ病患者

佐賀大学医学部歯科口腔外科学講座　山下佳雄／後藤昌昭

写真1　バセドウ病患者の顔貌写真

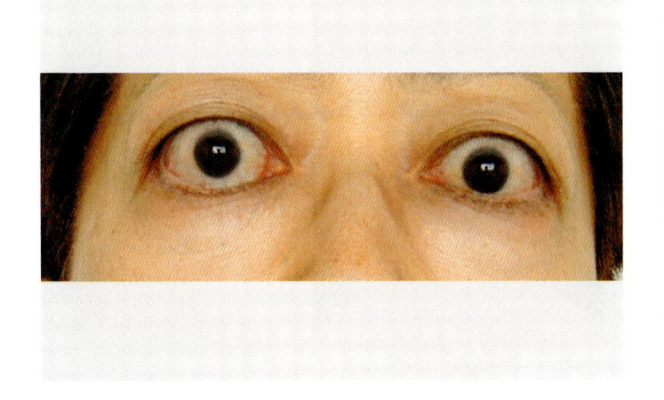

眼球突出，眼窩周囲の浮腫，眼瞼後退．目を見開いたような表情をつくる．

写真2　甲状腺のびまん性腫大

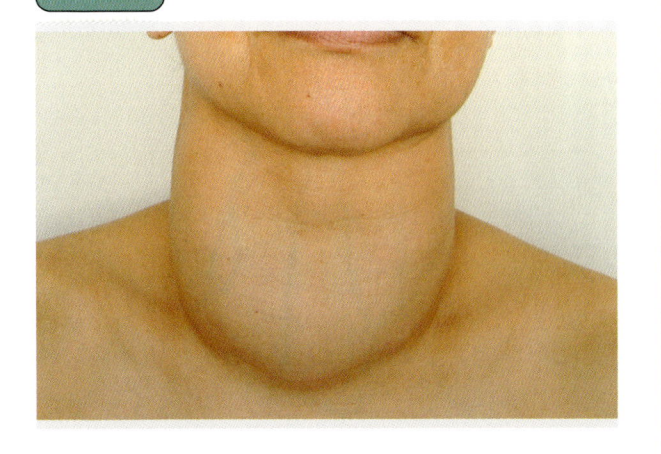

甲状腺腫により正常の大きさの2～3倍となる．弾性硬である．

　Basedow病（Graves病）は，甲状腺ホルモンの過剰産生によって起こる甲状腺機能亢進症の一種である．患者の特徴的な顔貌として，①特異的な眼症状（眼球突出　写真1）と②甲状腺の腫大（写真2）があげられる．発症は思春期以降30歳代に多い．甲状腺はびまん性に腫大し，動悸，頻脈，多汗，手指振戦などがみられ，食欲異常亢進にもかかわらず体重減少を認める．その他，眼症状（眼球突出，眼窩周囲の浮腫），微熱，下痢，精神状態不安，月経異常などをともなうことがある．また，眼瞼や口唇周囲の皮膚に肝斑に似た色素斑を生じることもある．

　口腔内所見としては，口腔乾燥症を併発していることがある．また，口腔粘膜にアジソン病に似た斑状の色素沈着が起こりうる．甲状腺機能亢進症では歯の萌出が早い傾向にある．

　治療としては抗甲状腺薬の服用で改善するが，外科的手術，放射線治療などの選択肢もある．

基礎疾患の顔貌・口腔症状

4. 糖尿病患者

済生会横浜市東部病院口腔外科　坂井陳作
日本歯科大学附属病院口腔外科　白川正順

写真1 糖尿病患者の顔貌写真

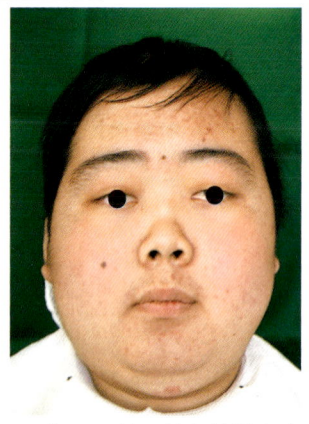

15歳，男性．若年性糖尿病の顔貌所見．

写真2 糖尿病患者のエックス線写真

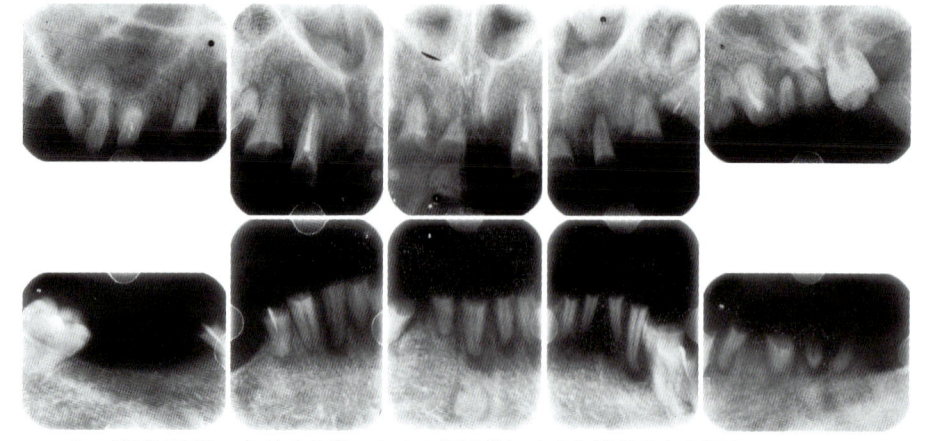

エックス線写真所見．う蝕の多発，高度の歯周炎による歯槽骨吸収を認める．

　糖尿病に特徴的な顔貌所見は存在しない．しかい，糖尿病患者の約30％は肥満症の既往があることから肥満傾向の顔貌を思い浮かべるであろう．40歳以上で発症する成人型糖尿病は糖尿病患者の過半数を占め，その大多数は肥満型である．ただし，病状の進行とともに体重の減少を生じた場合やせ型となり，また40歳以下で発症する若年型糖尿病はほとんどの場合やせ型で急激にはじまるということを忘れてはならない．

　口腔内所見では，口腔乾燥を生じることより舌の乾燥，溝状舌，発赤，舌苔が散見される．また歯肉出血，歯肉退縮，ひいては歯槽骨の吸収と歯周病の増悪が認められる．加えて口腔内が酸性に傾くことにより，う蝕の多発が認められる．また，抜歯や小手術のあとの創から出血しやすく，創の治癒が遅延し感染しやすい．

　臨床において遭遇する頻度が非常に高い疾患であるため，その病状を十分に認識するとともに，初診時の医療面接を軽んじてはならない．

糖尿病患者

写真3 糖尿病患者の顔貌写真

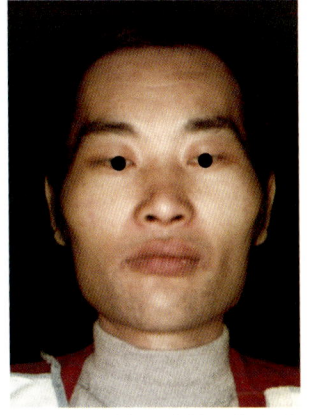

38歳，男性．憔悴した顔貌で，やや老人様である．重症糖尿病患者である．

写真4 糖尿病患者のパノラマエックス線写真

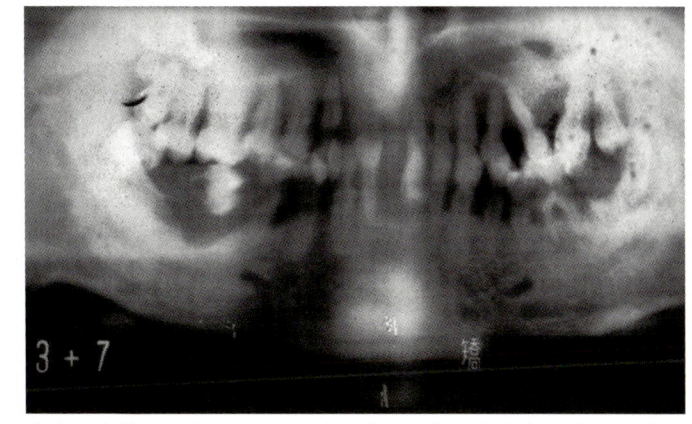

高度の歯槽骨の吸収．それによる歯の喪失（歯周病の進行），多数のう蝕を認める．

写真5 糖尿病患者の口腔内写真

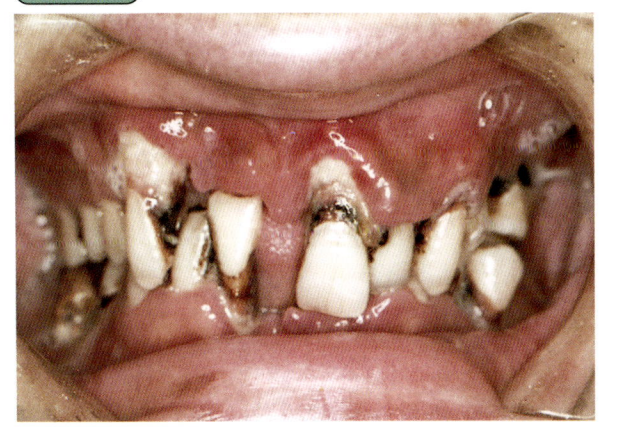

口腔内所見．う蝕の多発，歯肉の発赤，腫張を認める．

写真6 糖尿病患者の口腔内写真

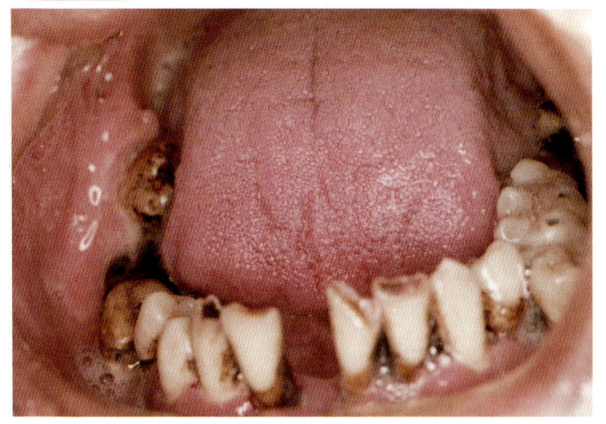

舌の発赤，平滑化．歯肉の発赤，腫張，退縮．う蝕の多発，多数歯欠損を認める．

写真7 糖尿病患者のエックス線写真

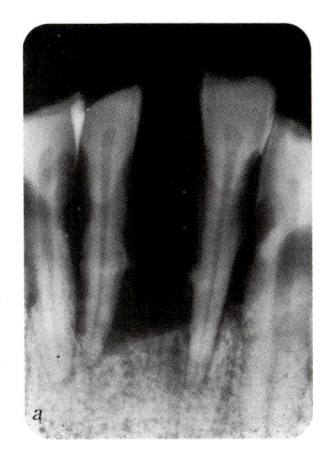

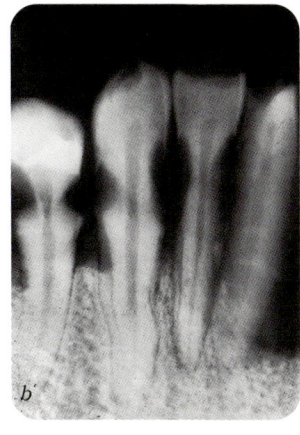

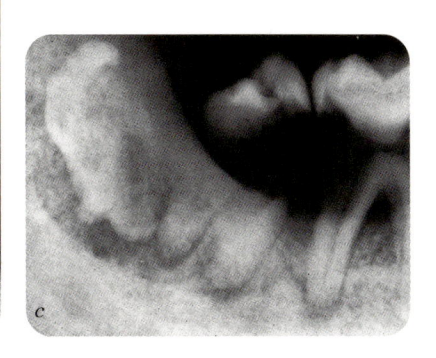

エックス線写真所見．多発性歯頸部う蝕，歯石沈着，高度の歯槽吸収を認め，歯の動揺が激しい．

基礎疾患の顔貌・口腔症状

5. 肝炎患者

石川県立中央病院歯科口腔外科　宮田　勝

図1　肝炎患者の顔貌症状

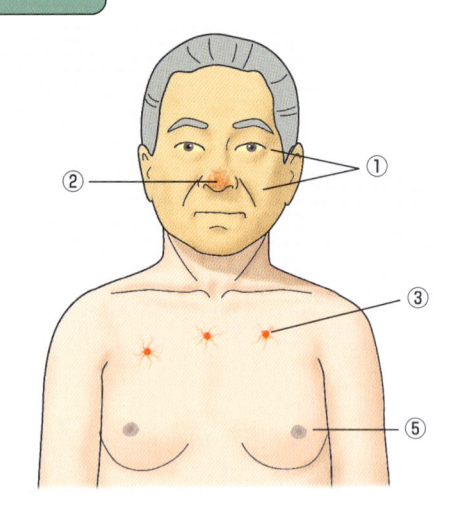

①黄疸	顔面の皮膚色が黄土色，茶褐色を呈す．眼球結膜（白眼のところ）が黄色になる．
②酒さ	鼻の頭全体が赤くなる．表面は，にきびのようにぶつぶつして，でこぼこしていることが多い．
③蜘蛛（クモ）状血管腫	米粒大から粟粒大までの紅色丘疹を中心に放射状に，クモの巣をはるように，1cm程度までに毛細血管が拡張した状態を認める．顔面・頸部・前胸部にみられる．
④手掌紅斑	手のひらが赤くなるのがみられる．
⑤女性化乳房	男性で女性のように乳房が大きくなることがある．

写真1　C型肝炎患者の手のひら

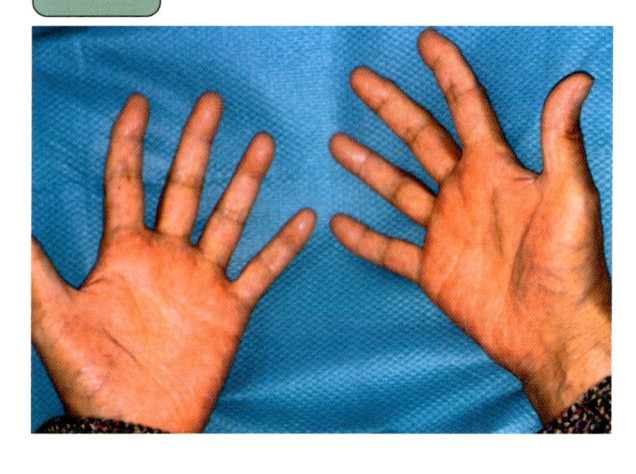

72歳，女性．手掌紅斑（手のひらが赤くなる）を認める．

写真2　C型肝炎患者の口腔内写真

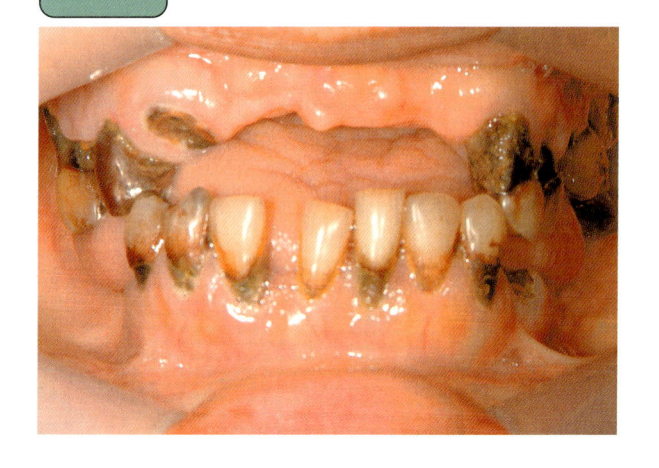

53歳，男性．C型肝炎に肝硬変・糖尿病を併発している．多発性う蝕・高度の口腔貧血を認める．

肝炎患者

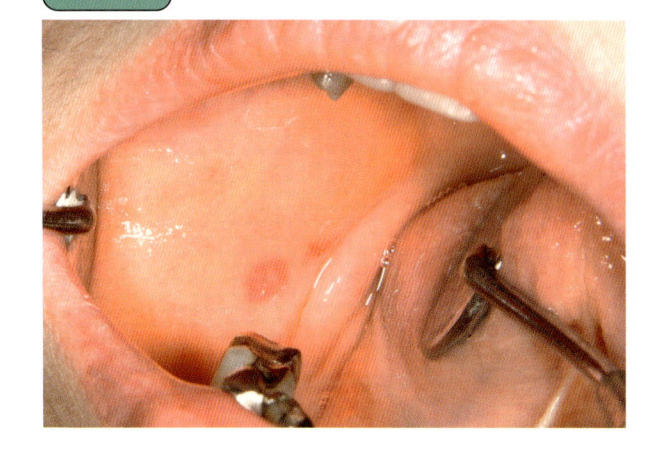

写真3 口腔内写真

64歳，女性．右側頬粘膜に斑状出血を認める．

写真4 C型肝炎患者の顔貌写真

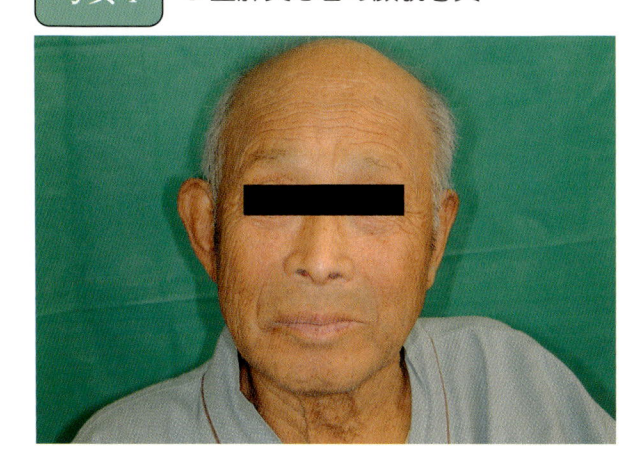

71歳，男性．肝硬変を併発している．貧血様顔貌を呈する．多くは黄疸がでて，黄土色や茶褐色を呈す．

　肝炎患者か否かを顔貌や口腔内からのみで判断することはできない．しかし，顔貌や手のひらの所見を注意深く観察することで，肝疾患を疑う患者さんかどうかをある程度判断できるだけでなく，出血傾向の可能性を判断することができる．
　つまり，慢性肝炎，肝硬変などの患者さんでは，黄疸，酒さ，クモ状血管腫，手掌紅斑，女性化乳房の特徴が生じやすくなる（図1）．このほか，皮膚に泥状の色素沈着や，がんこなかゆみを認めたり，手指のふるえをみることもある．重要なことは，これらの症状が単独でなく，複数認められた場合は，肝障害が進行していることを疑うべきであり，多くは，門脈圧亢進症による出血傾向を疑うべきだということである．
　したがって，この時期に抜歯をはじめ，観血的な歯科治療は避けるべきであり，治療開始の前に肝疾患専門医への対診が必要となる．

基礎疾患の顔貌・口腔症状

6. 人工透析患者

町田市民病院口腔外科　小笠原健文

写真1　人工透析患者の顔貌写真と口腔内写真

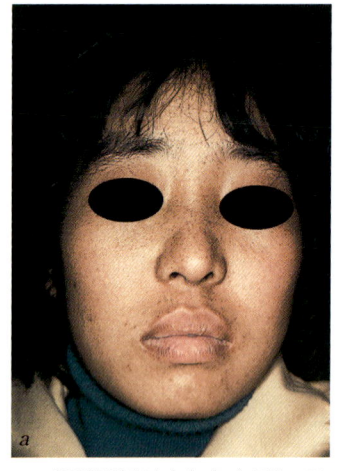

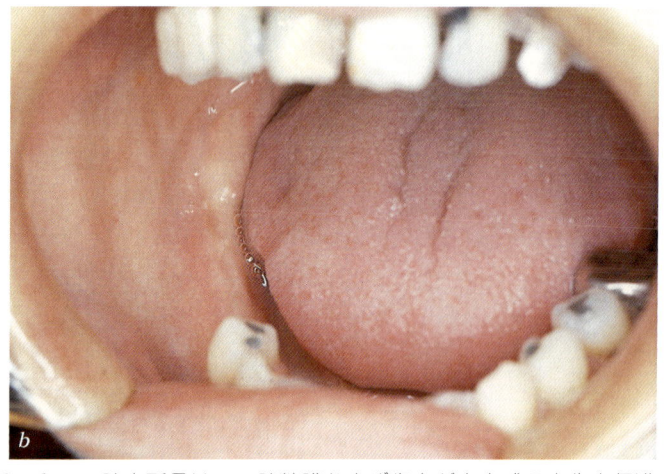

a：顔貌所見は土気色を呈している．*b*：口腔内所見は，口腔粘膜および歯肉が赤血球の産生を促進するエリスロポエチンの分泌が減少し貧血となるため，蒼白で貧血状態を呈している．また，唾液腺の萎縮による唾液分泌減少のため口腔乾燥を認める．

　長期透析患者の顔貌は皮膚の褐色化により土気色の顔色を呈すため，その顔貌からもある程度診断がつく．口腔内は，腎性造血ホルモンであるエリスロポエチン活性の低下により造血障害が起こり，口腔粘膜や歯肉は蒼白となり貧血状態を示す．また，唾液腺の萎縮により口腔乾燥がみられ，口腔内の自浄作用は低下する．さらに易感染性や免疫能の低下により健常者では軽微な症状でも重篤な感染症に進行しやすいため，定期検診と早期治療，口腔清掃など口腔ケアが重要である．

基礎疾患の顔貌・口腔症状

7. 紫斑病患者

明海大学歯学部病態診断治療学講座口腔顎顔面外科学第2分野　坂下英明
医）全仁会 高木病院口腔外科　鈴木　円

写真1 紫斑病患者の皮膚所見

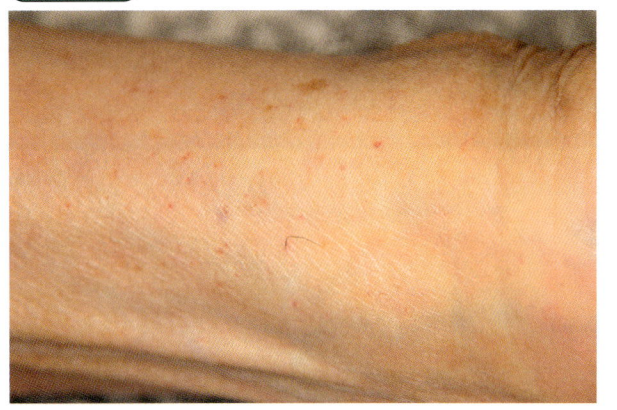

前腕にみられた点状の紫斑.

写真2 紫斑病患者の皮膚所見

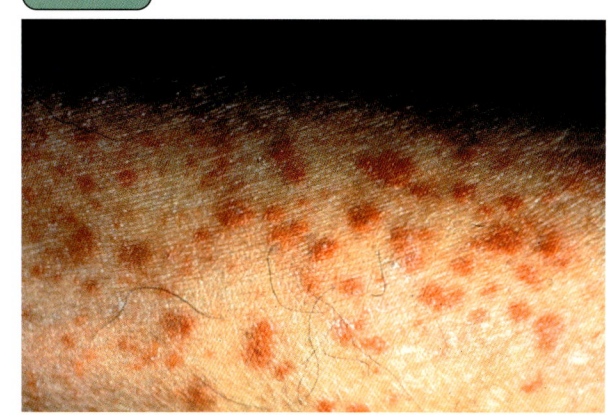

下腿にみられた斑状の紫斑.

写真3 紫斑病患者の皮膚所見

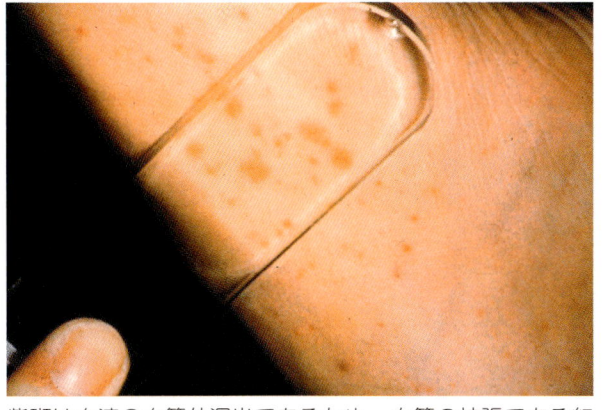

紫斑は血液の血管外漏出であるため，血管の拡張である紅斑とは異なり，圧迫しても消退しない.

写真4 紫斑病患者の口腔内写真

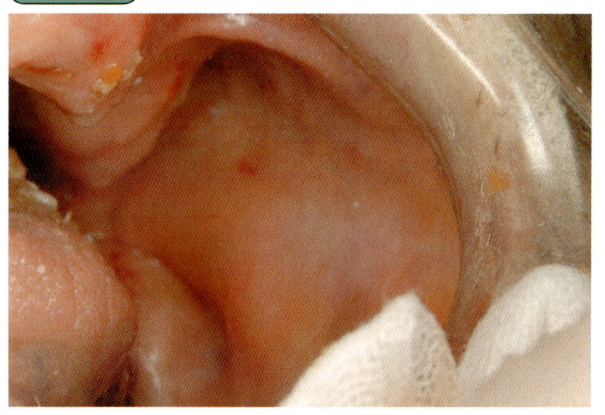

頬粘膜にみられた紫斑と点状出血.

写真5 紫斑病患者の口腔内写真

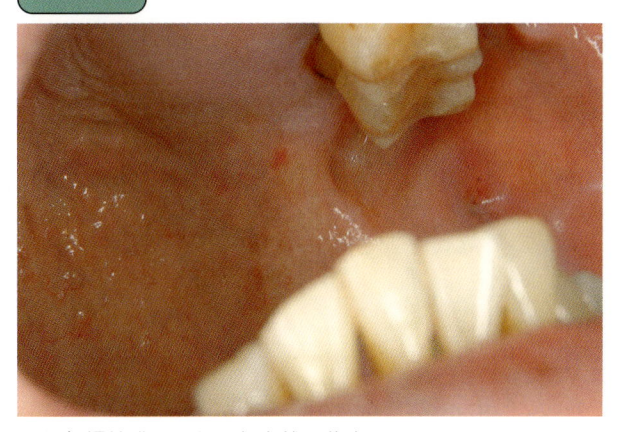

口蓋と頬粘膜にみられた点状の紫斑.

> 紫斑は，真皮あるいは皮下に赤血球の血管外漏出が起きることによってみられる．点状や斑状など，さまざまな大きさの紫斑があり，皮膚だけでなく口蓋や歯肉，頬粘膜などの口腔粘膜にも生じることがある．紫斑は血管の拡張である紅斑とは異なり，硝子圧で退色しない.

基礎疾患の顔貌・口腔症状

8. 白血病患者

東京大学医学部附属病院顎口腔外科・歯科矯正歯科　髙戸　毅／西條英人

写真1 急性骨髄性白血病，髄外再発患者の顔貌写真

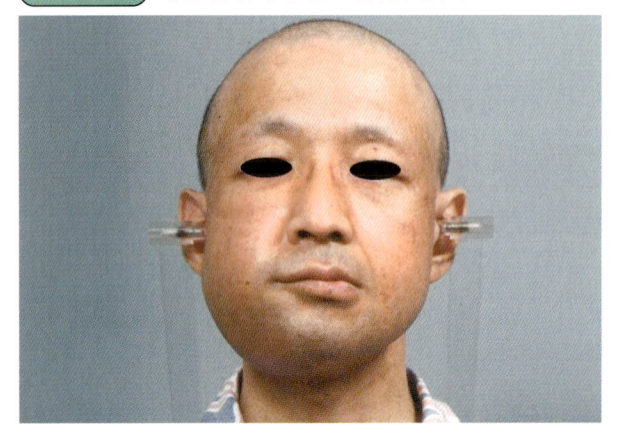

本症例は髄外に再発したため，右側頬部に腫脹が認められる．

写真2 初診時口腔内写真

図中矢印の部分に弾性硬の髄外再発と思われる腫瘤を触知した．さらに，頬粘膜には潰瘍所見が認められた．

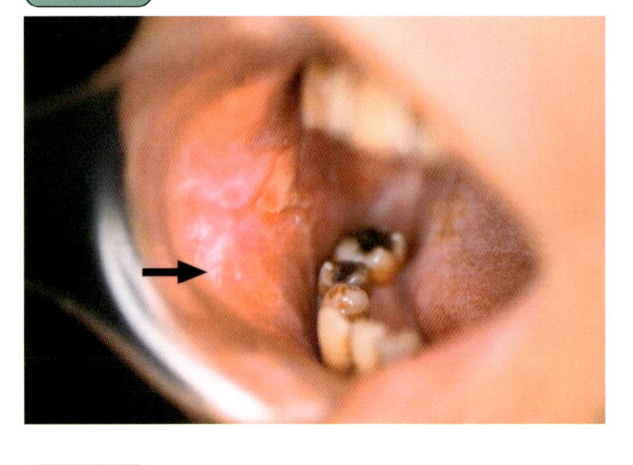

写真3 白血病患者の口腔内写真（上顎）

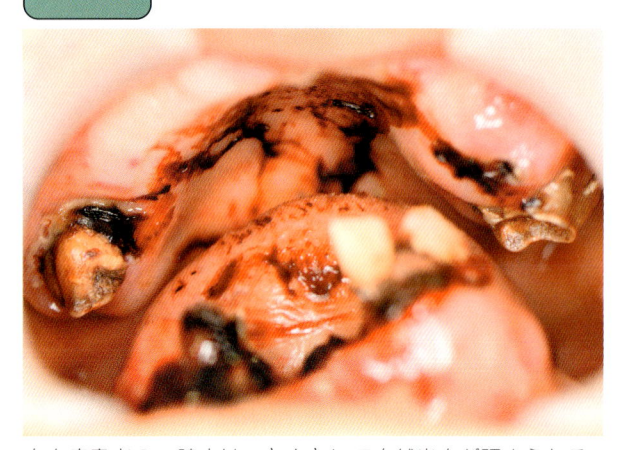

白血病患者の口腔内は，ときとして自然出血が認められる．

写真4 白血病患者の口腔内写真（下顎）

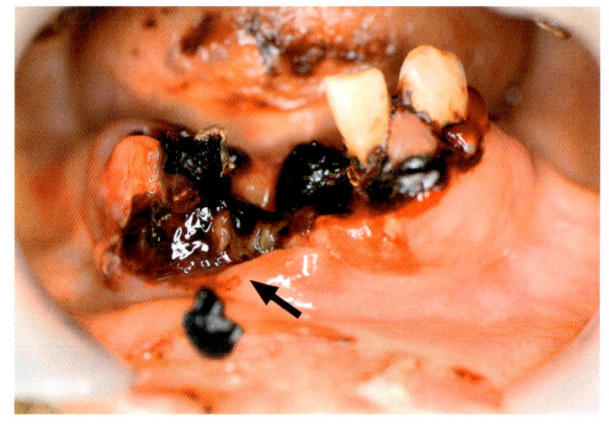

出血をともなう歯肉炎と一部には壊死性歯肉炎が認められた（矢印）．

白血病患者

写真5 急性骨髄性白血病患者の顔貌写真

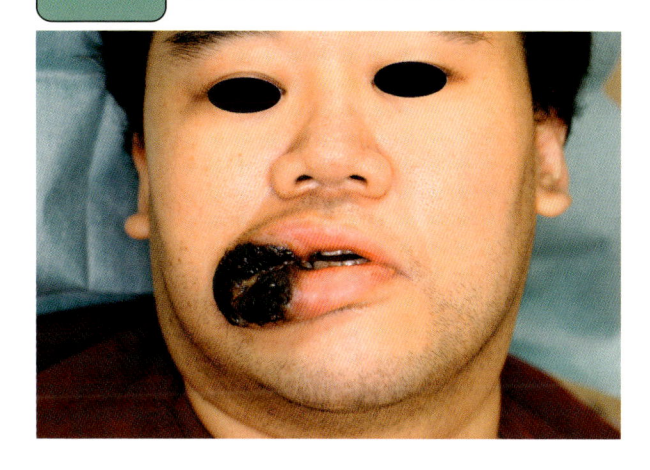

急性骨髄性白血病患者では，ときに口腔内の壊死性歯肉炎が口腔外に波及することもある．右側口唇部に壊死組織が認められ，周囲の口唇は腫脹している．

写真6 急性骨髄性白血病患者の口腔内写真

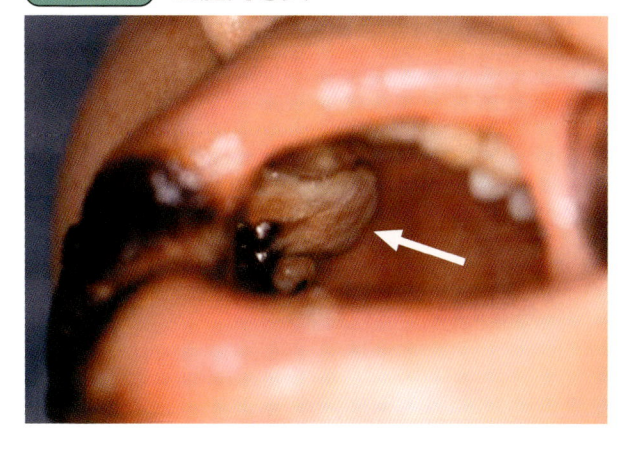

口蓋側の口腔粘膜には壊死性病変が認められる（矢印）．

基礎疾患の顔貌・口腔症状

　貧血，出血，感染症が急性白血病の特徴的な症状である．急性白血病では，血液中に未熟な白血球が異常増殖し，赤血球や血小板が減少していく．未熟な白血球は本来の病原体に対する免疫能力をもたず，感染症とそれにともなう発熱がみられる．一方で赤血球不足は倦怠感や息切れなどの貧血症状を招き，血小板不足は口腔粘膜からの自然出血などをはじめ，さまざまな出血症状となる．
　写真1，2の症例は，急性骨髄性白血病の右側頬部から下顎角部にかけて髄外再発した症例である．急性骨髄性白血病の髄外再発は3〜7％とされており，とくに顎顔面領域への再発は稀である．
　写真3〜6は，白血球減少や血小板減少による壊死性歯肉炎や歯肉における自然出血が認められた写真である．これらの症状は健常者では起こりにくく，日常歯科診療において遭遇した場合には何らかの血液疾患の可能性を考慮することが重要である．

基礎疾患の顔貌・口腔症状

9. 血友病患者

東京大学医学部附属病院顎口腔外科・歯科矯正歯科　髙戸　毅／西條英人

写真1　血友病A患者の顔貌写真

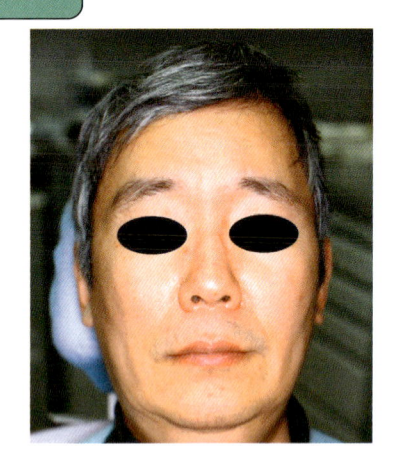

写真2　血友病A患者の口腔内写真

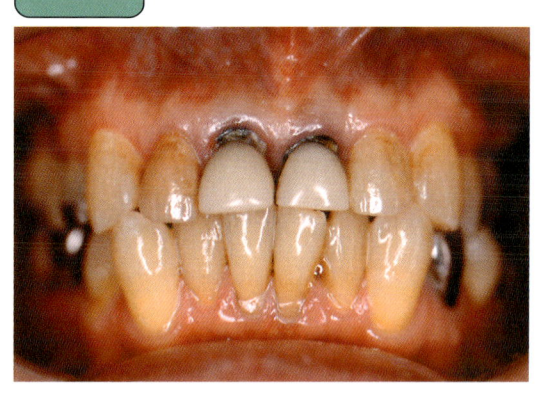

前歯部は軽度の辺縁性歯周炎があるものの，自然出血は認められない．

写真3　血友病A患者の口腔内写真（上顎，咬合面）

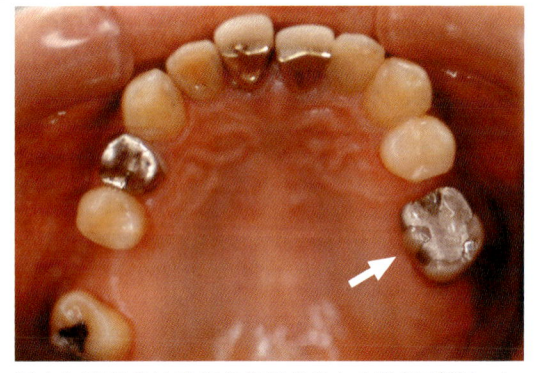

図中矢印の歯は重度の歯周炎のため動揺が著しく，抜歯を予定した．抜歯に先立ち補充療法（血液凝固第VII因子：コージネイト®）を施行．

写真4　抜歯直後の口腔内写真

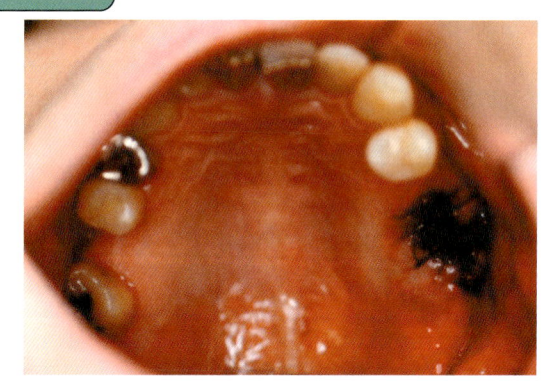

血友病の歯肉出血は主に外傷性出血であり，多発性歯肉出血はほとんど認められないといわれている．抜歯窩にはサージセルガーゼ®を挿入し，縫合処置を行っている．

写真5　止血シーネ装着時

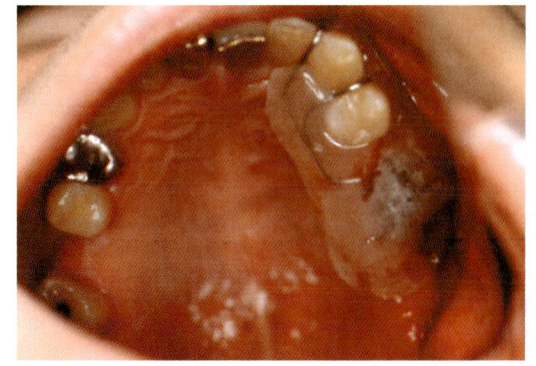

抜歯窩への圧迫，および機械的刺激による再出血を防ぐために，止血シーネを装着した．

　血友病の臨床症状は欠乏因子の血中レベルと相関する．因子活性1％以下の重症型では出血は重篤で頻回に繰り返され，関節の変形や障害をきたすことが多い．5％以上の軽症型では自発出血はほとんどみられなくなるが，外傷，手術後に異常出血を起こす．口腔粘膜からの出血の多くは咬傷から起こる．抜歯によりしばしば大量出血の原因となる．

基礎疾患の顔貌・口腔症状

10. 筋ジストロフィー患者

愛知県心身障害者コロニー中央病院　石黒　光
名古屋市立大学大学院医学研究科口腔外科学分野　横井基夫

写真1　筋ジストロフィー患者の顔貌写真

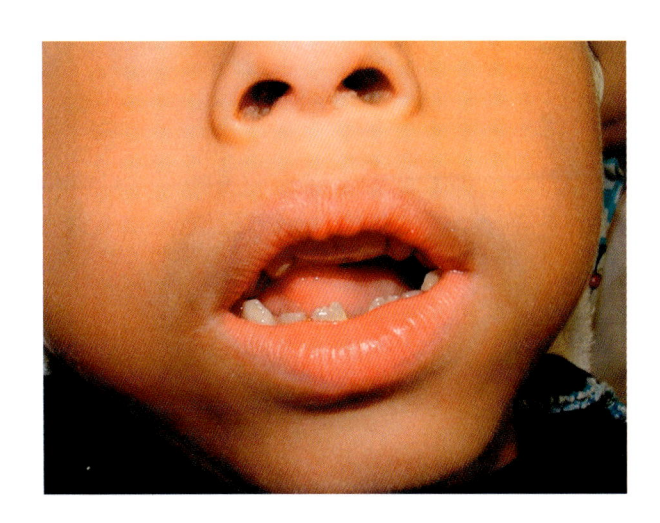

咀嚼筋群の筋力低下により開口し，口唇閉鎖不全および舌の前突で前歯の不正咬合が認められる．

写真2　筋ジストロフィー患者の口腔内写真

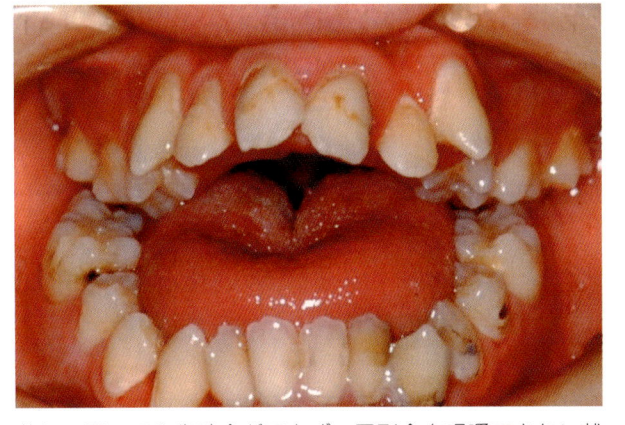

著しい開口で臼歯咬合ができず，固形食を咀嚼できない状態．

写真3　オーバーデンチャー装着

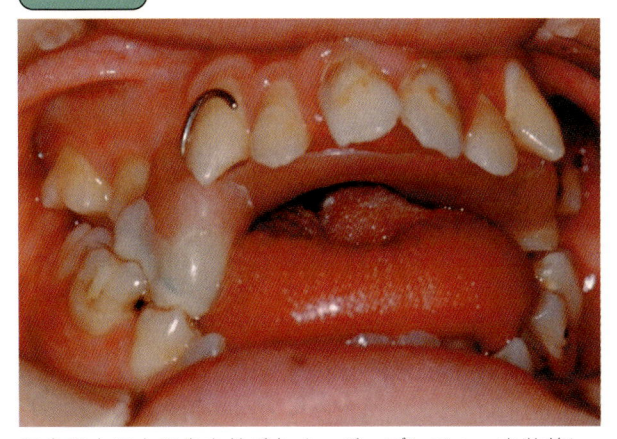

臼歯の上に人工歯を並べたオーバーデンチャーを装着し，一定の咀嚼機能が回復できた例．

　筋ジストロフィー患者とくにデシャンヌ型では，口腔・顎顔面の異常がよくみられる．筋萎縮や筋力の低下が舌筋よりも咀嚼筋群や頬筋，口腔周囲筋群に早く現れ，口腔内外の筋の均衡バランスが崩れやすい．そのため歯列の拡大や前歯の唇側傾斜を生じ，舌の肥大や前突により若年者では歯性の開咬が，思春期になると下顎角の開大による骨格性の開咬になりやすい．その結果，大臼歯のみの咬合（写真2・3）や咀嚼筋力の低下などから咀嚼機能が不十分になる．また，口唇閉鎖も不全になり，つねに開口状態の顔貌（写真1）を示すことが多い．

基礎疾患の顔貌・口腔症状

11. 抗てんかん薬服用患者

明海大学歯学部病態診断治療学講座口腔顎顔面外科学第2分野　坂下英明
医）全仁会 高木病院口腔外科　鈴木　円

写真1 抗てんかん薬服用患者の口腔内写真

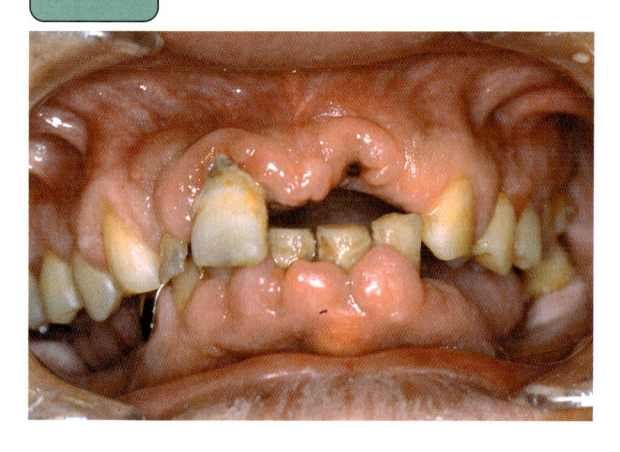

ヒダントイン服用患者の歯肉増殖．増殖性変化が主体で組織は硬く，歯槽骨の吸収がないことが特徴である．

写真2 抗てんかん薬服用患者の口腔内写真

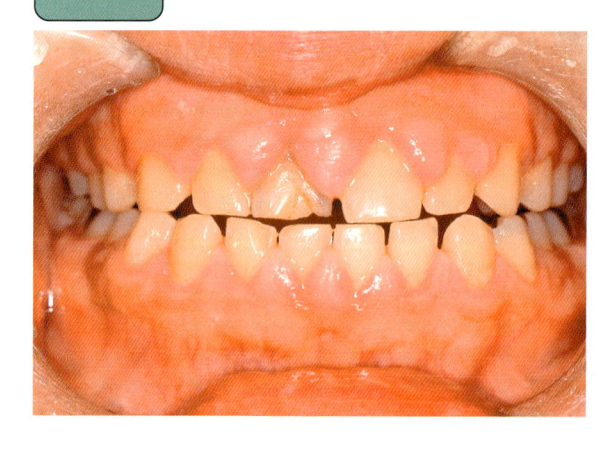

27歳，女性．15年以上フェニトインを服用．上下顎前歯部の歯間乳頭に線維質で比較的硬い歯肉肥大を認める．

　抗てんかん薬で起こる副作用としての歯肉増殖はよく知られている．歯肉増殖は抗てんかん薬を長期服用すると出現しやすく，小児や若年者で多くみられる．歯肉中の線維芽細胞が活発に分裂し，増殖や肥厚が起こると考えられている．通常の歯周炎と異なり増殖性変化を主とし，歯槽骨の吸収がないことが特徴である．

　歯肉増殖の程度はプラーク量などの口腔清掃状態と関係あることから，口腔内の衛生を保つようとくに努める必要があり，刷掃指導やスケーリングなどが重要である．とくに女性では美容上無視できないことも多いので，歯肉増殖の防止に努める必要がある．また再発することが多いため，長期にわたる指導や管理が必要である．

基礎疾患の顔貌・口腔症状

12. SLE 患者

東京女子医科大学医学部歯科口腔外科学教室　安藤智博／扇内秀樹

写真1　SLE患者の顔貌写真

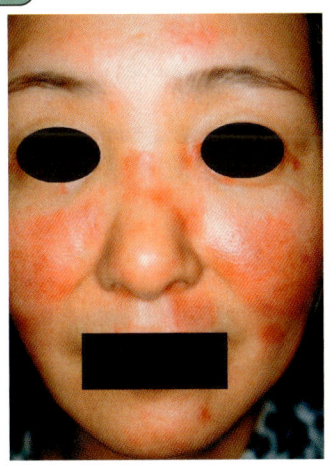

SLEにもっとも代表的な皮疹で，鼻背を中心に左右対称性な浮腫性紅斑，いわゆる蝶形紅斑．（東京女子医大皮膚科学教室・石黒直子先生のご厚意による）

写真2　SLE患者の口腔内写真

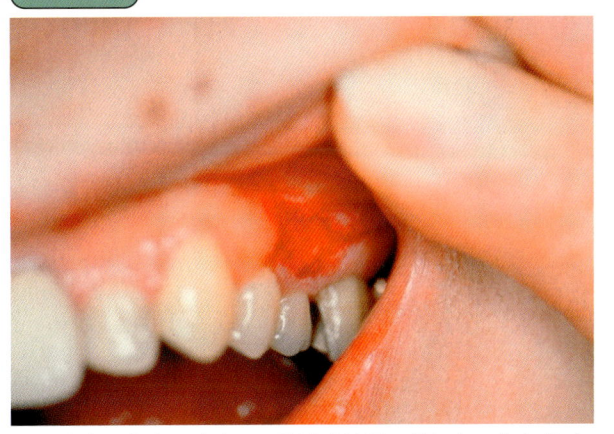

SLE患者の歯肉の潰瘍．口腔潰瘍は硬口蓋にもっとも多く，頬粘膜，歯肉にも認められる．（東京女子医科大学皮膚科学教室・石黒直子先生のご厚意による）

写真3　SLE患者の顔貌写真

写真4　SLE患者の口腔内写真

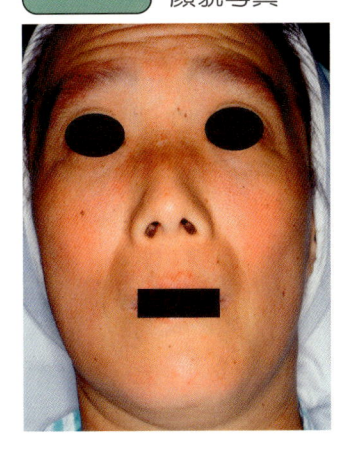

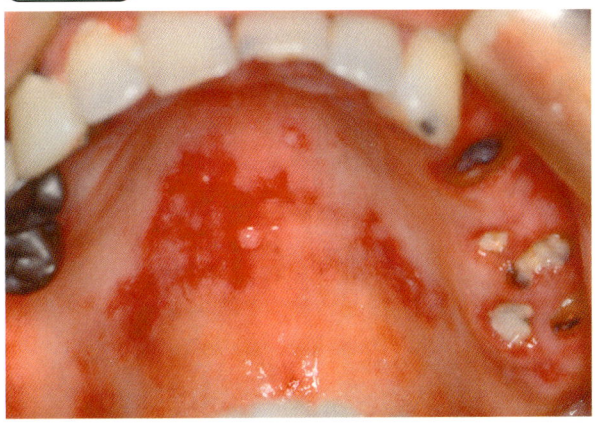

写真3　50歳代の女性，鼻根部に紅斑を認める．
写真4　同患者の口腔内写真．口蓋に不規則な形のびらんを認める．口腔粘膜の潰瘍は蝶形紅斑と相似のものであり，SLEの20～25％に認められる．口蓋が好発部位である．

抗核抗体などの自己抗体が産生され，免疫複合体を形成することによって起こる多臓器障害性の慢性炎症性疾患である．臨床症状は多彩で頬部紅斑，円板状皮疹，光線過敏症，口腔内潰瘍，漿膜症，腎障害，神経障害などがある．皮膚症状は90％以上の患者にみられ，口腔内潰瘍は活動性にともなって口蓋などに出現する．無痛性のことが多い．

基礎疾患の顔貌・口腔症状

13. 慢性関節リウマチ患者

東京女子医科大学医学部歯科口腔外科学教室　安藤智博／扇内秀樹

写真1　慢性関節リウマチ患者の口腔内写真

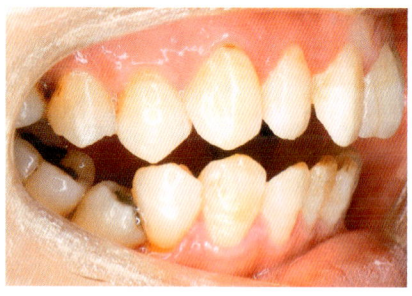

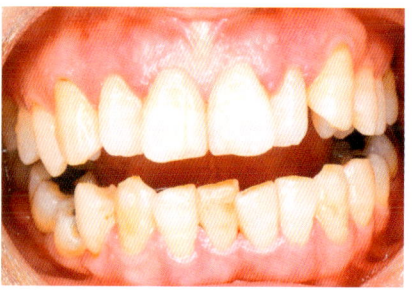

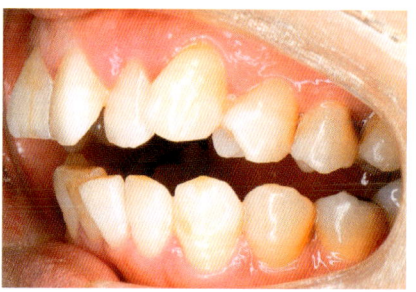

40歳代の女性，開口障害と咬合不全を主訴に来院した．口腔内写真で，開口域は30mmで，前歯部・小臼歯部は開咬を呈し大臼歯のみ咬合している．

写真2　慢性関節リウマチ患者のエックス線写真

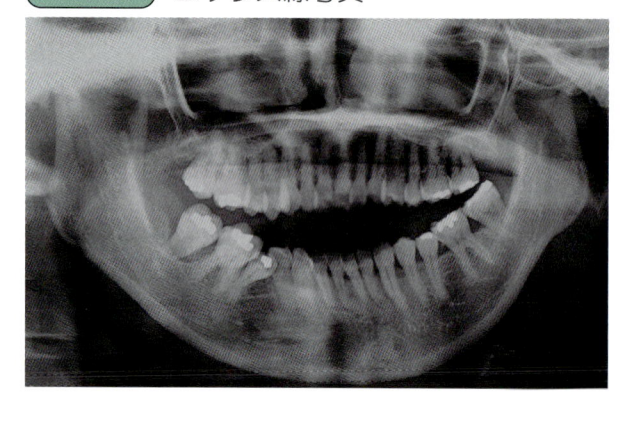

両側下顎頭の著明な吸収性変形，破壊を認める．

写真3　慢性関節リウマチ患者のエックス線写真

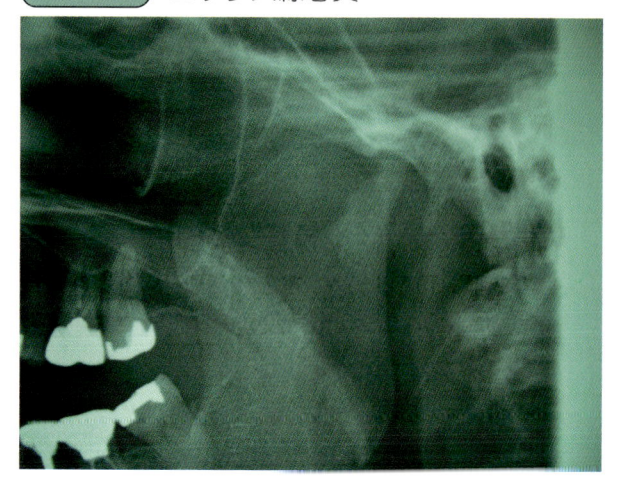

50歳代の女性．左側下顎頭に吸収像（骨びらん）を認める．リウマチの関節炎は多発性で手に好発するが，顎関節にも発現する．

慢性関節リウマチ患者

写真4 慢性関節リウマチ患者の手の写真

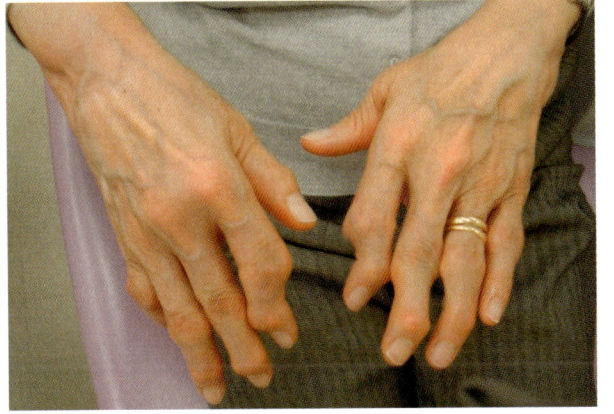

関節リウマチの好発関節は手指・ひじなどで，多発性，対称性である．

写真5 慢性関節リウマチ患者の手の写真

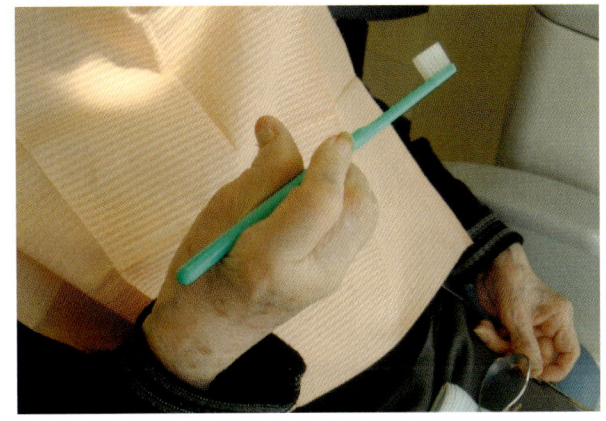

指関節に関節炎があると歯ブラシが持ちづらいが，持ち方や柄を工夫したり電動歯ブラシを使用し口腔ケアを行う．

写真6 慢性関節リウマチ患者の口腔内写真

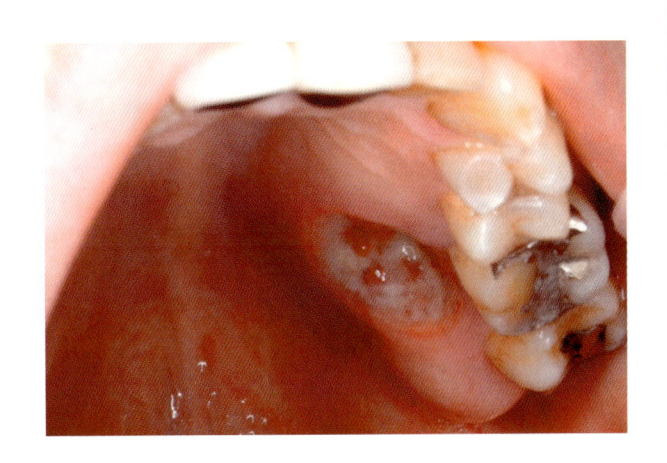

リウマチの治療に用いられていた抗TNF-αモノクローナル抗体（インフリキシマブ）によって起こったと考えられる歯肉の潰瘍．インフリキシマブの副作用として感染症があり，もともとあった歯周炎がTNF-α活性が抑制されたことにより，このような病変が引き起こされたと考えられる．

基礎疾患の顔貌・口腔症状

　慢性関節リウマチの有病率は0.5〜1.0％とされており，40〜60歳の女性に好発し，わが国には50万人あまりの患者がいる．関節炎は多発性・対称性に生じ，手に好発するが，顎関節も侵されることがあり，変形性関節炎を生じる．写真のように下顎頭の破壊による下顎の後退，それにともなう開口を呈することもある．手首，指の関節に関節炎が起こることが多く，刷掃指導などを工夫しなければならない．

　治療には抗リウマチ薬，ステロイド薬，生物学的製剤などが用いられる．それらの副作用として，骨髄抑制，易感染性などがあり，難治性の口内炎や口腔カンジダが発症することがある．

基礎疾患の顔貌・口腔症状

14. 梅毒患者

自治医科大学歯科口腔外科学講座　草間幹夫

写真1　梅毒患者の顔貌写真

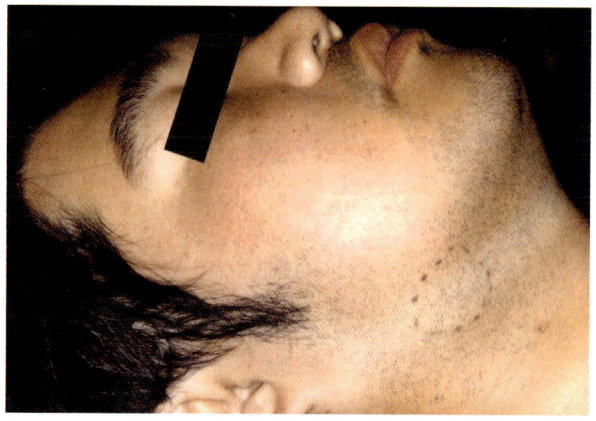

頚部のリンパ節腫脹（点線）．頚部リンパ節は多発性，無痛性に硬く腫脹している．

写真2　梅毒患者の口腔内写真

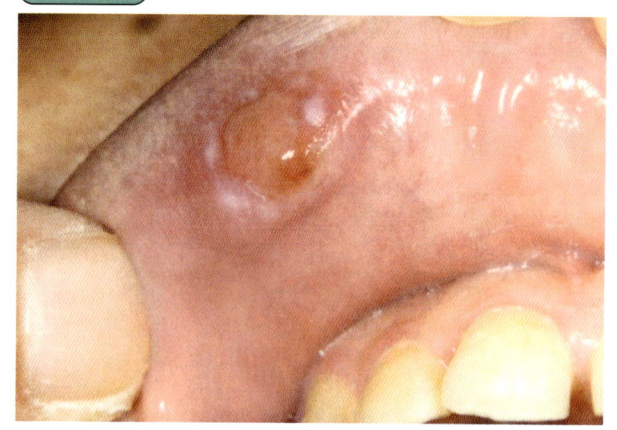

口唇の第1期梅毒（初期硬結）．孤立性，境界明瞭，暗赤色，痛みのない硬い結節として認められる．

写真3　梅毒患者のCT画像

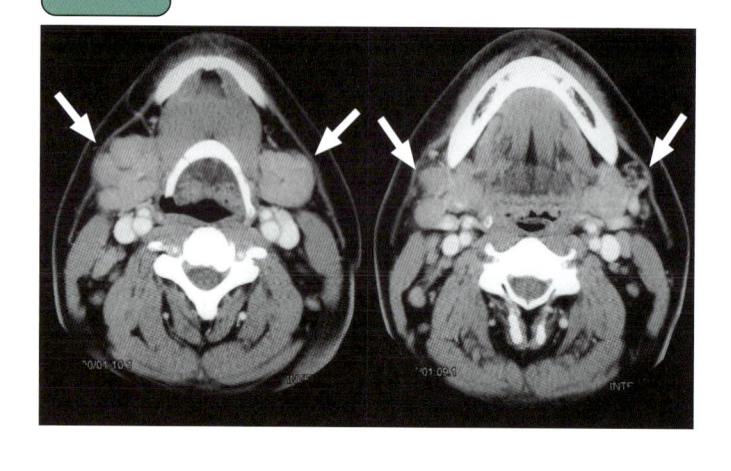

両側頚部に多発性のリンパ節腫脹が認められる（矢印）．

　梅毒は，皮膚，粘膜の広範囲にわたりさまざまな症状を呈するが，口腔粘膜や頚部リンパ節ではきわめて特徴的な症状を引き起こす．症状により第1期から第4期まで分類される．近年，抗生物質の出現により著明に減少し，第3期，第4期梅毒はほとんどみられなくなった．第1期は，感染約3週後に口腔粘膜に無痛性の硬結，頚部に無痛性のリンパ節腫脹が生じ，口腔の硬結は硬度を増しながら浅い潰瘍を形成する（硬性下疳）．第2期は，感染約3か月後，口唇，舌，頬粘膜，口蓋などに紅斑が出現し，乳白色の乳色斑がみられるようになる．

梅毒患者

写真4 梅毒患者の頸部写真

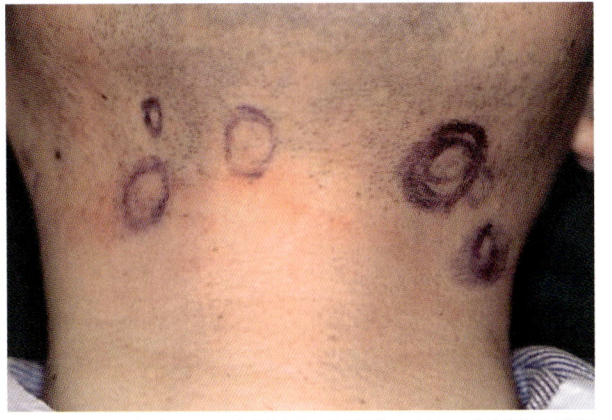

頸部リンパ節腫脹．両側頸部に多発性のリンパ節腫脹が認められる．

写真5 梅毒患者の口腔内写真

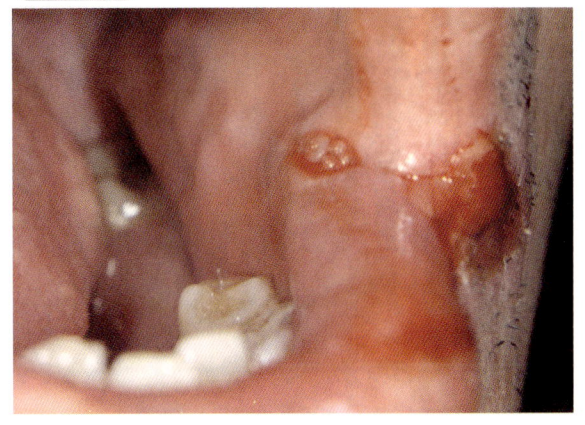

口角の第1期梅毒（硬性下疳）．左口角部に大豆大の小潰瘍があり，その周囲に小指頭大の硬結を触知する．

写真6 梅毒患者のCT画像

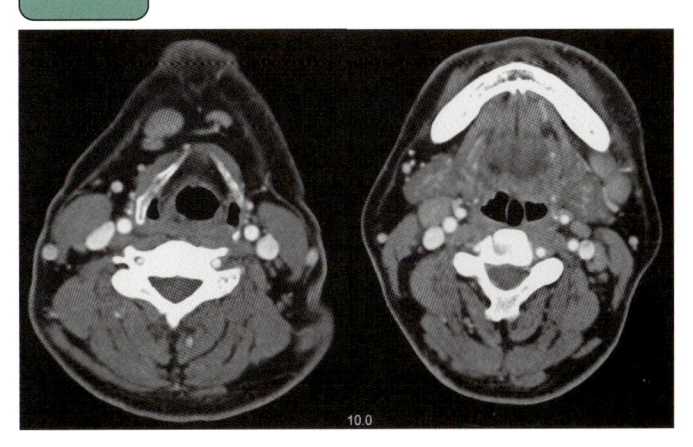

両側頸部に多発性のリンパ節腫脹が認められる．

写真7 梅毒患者の舌の写真

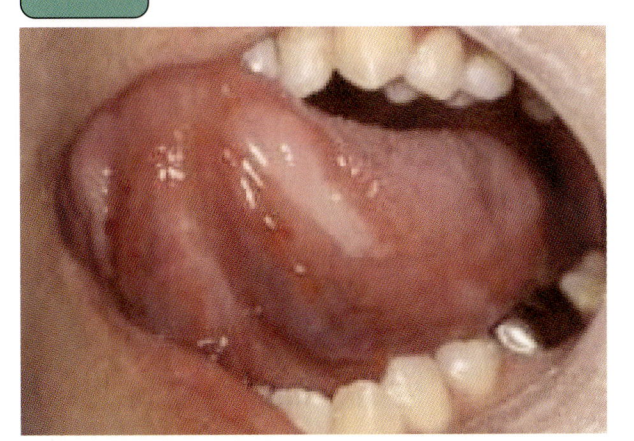

舌の第2期梅毒（乳白色斑）．左側舌縁に紅暈をともなう乳白色斑がある．

写真8 梅毒患者の舌の写真

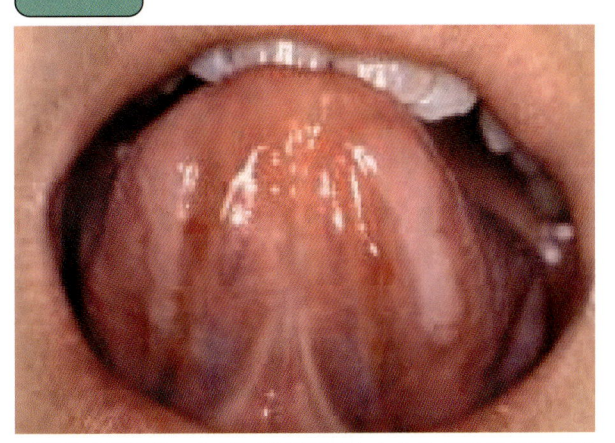

同患者の正面像．左側舌縁に紅暈をともなう乳白色斑がある．

基礎疾患の顔貌・口腔症状

基礎疾患の顔貌・口腔症状

15. HIV感染者・AIDS患者

東京医科大学医学部口腔外科学講座　千葉博茂／伊能智明

写真1 口腔内写真

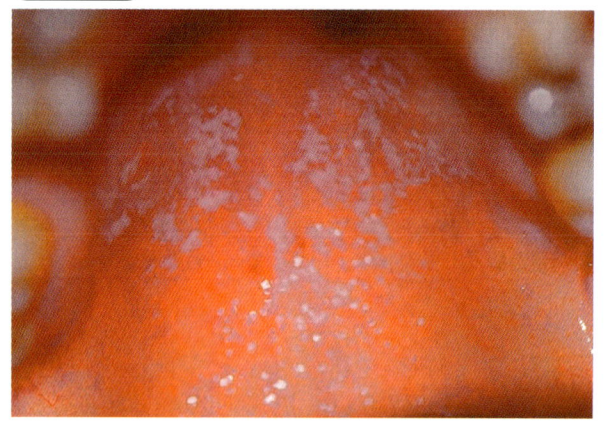

口腔カンジダ症．口蓋に紅斑と白斑が混在している．

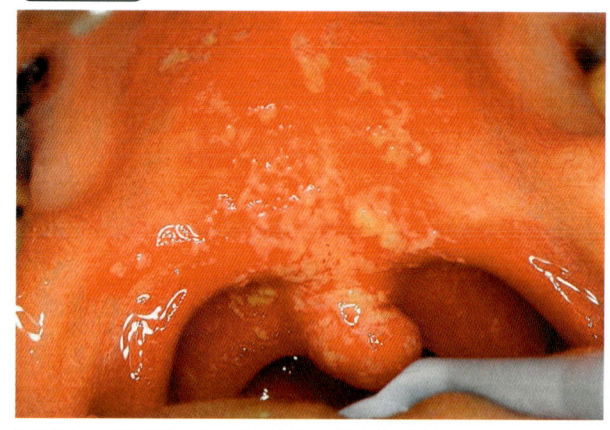

写真2 口腔内写真

口腔カンジダ症．軟口蓋から口蓋垂にかけて肥厚した白斑を認める．

写真3 顔貌写真

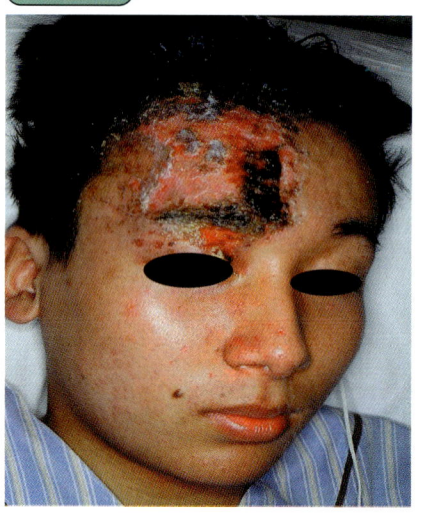

帯状疱疹．右側三叉神経第1枝領域に出現している．

写真4 口腔内写真

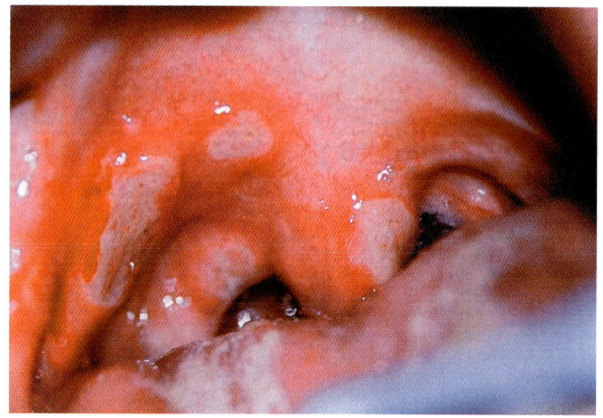

再発性アフタ．軟口蓋に認める．原因不明で出現消失を繰り返す．

　口腔カンジダ症は，CD4リンパ球数が200/μl以下になると出現頻度が著しく増加する．HIV感染症の口腔症状は，あくまでもCD4リンパ球数の減少により出現する日和見感染症である．

　HIV感染者は，口腔内だけでなく顔面にもさまざまな症状が出現する．①口唇ヘルペスが1か月以上長期化したり，再発を繰り返したり，重症化するものはHIV感染を疑う．②帯状疱疹（写真3）は，顔面の三叉神経第1枝，第2枝領域に生じやすく，水泡が破れて痂皮化するが，細菌による難治性の二次感染を生じる場合がある．

HIV 感染患者・AIDS 患者

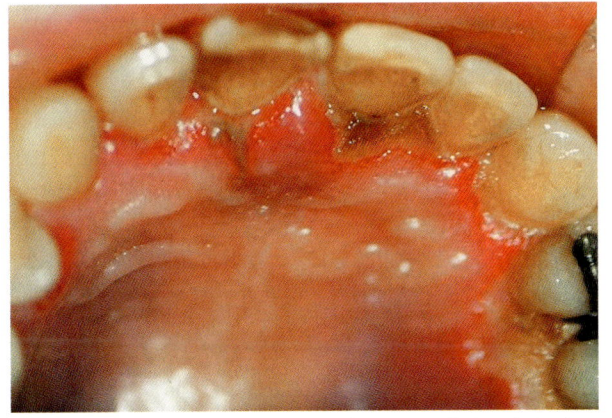

写真5 口腔内写真

壊死性潰瘍性歯肉炎（NUG）．広範囲の歯間乳頭部に壊死を認める．

写真6 舌写真

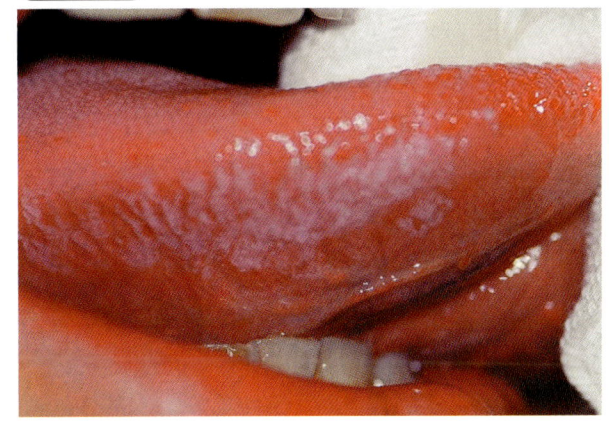

口腔毛様白板症（OHL）．舌側縁に縦状の皺状の白斑を認める．舌下面や口底に出現するときは平坦な白斑になる．

写真7 口腔内写真

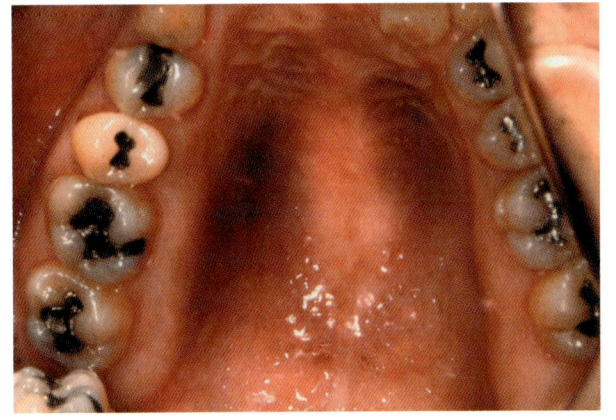

カポジ肉腫．両側口蓋にやや暗い赤紫斑を認める．平坦ではなく結節様のものもある．

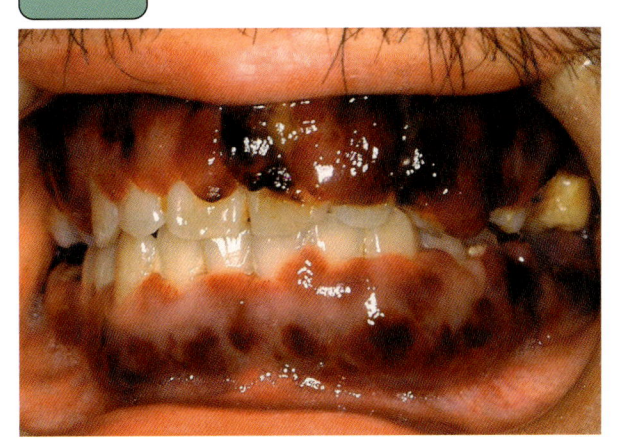

写真8 口腔内写真

カポジ肉腫．上下歯肉の腫瘍は外方性で広範囲に認められる．口腔以外では食道，顔面や上下肢皮膚にも認められた．

HIV 感染症が進行し，免疫能が徐々に破壊されて初めて AIDS が発症する．OHL やカポジ肉腫はウイルス感染が原因である．OHL はエプスタインバーウイルス（EBV），カポジ肉腫はヒトヘルペスウイルス8型（HHV-8）が原因とされている．免疫能が改善すると消失する．

基礎疾患の顔貌・口腔症状

Part 4

見てすぐわかる疾患と成り立ち

見てすぐわかる疾患と成り立ち

1. 絵で見る動脈硬化の進展過程

町田市民病院口腔外科　小笠原健文

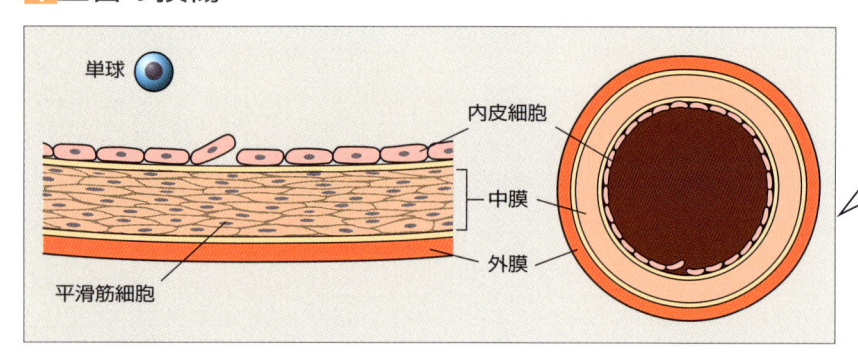

1 血管の損傷

内皮細胞が高血圧などにより傷害される．

2 内腔の狭窄

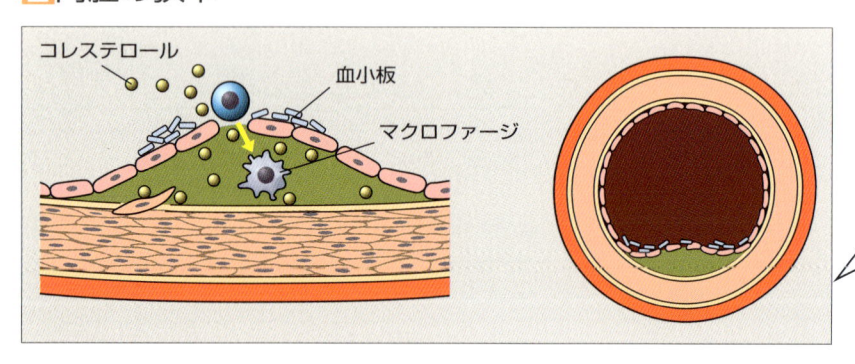

損傷部位より単球が内皮下に入り込み，マクロファージに姿を変える．破れた血管を塞ぐために血小板が凝集する．

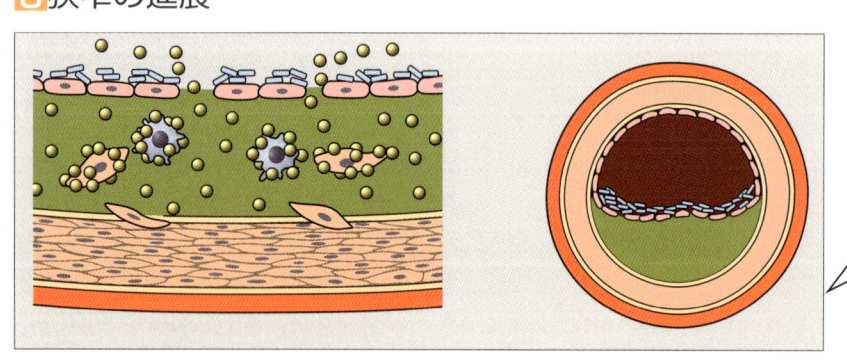

3 狭窄の進展

マクロファージは血管壁に入ってきたコレステロールを貪食し，泡沫細胞となり，平滑筋細胞も内皮下にきてコレステロールを貪食する．

4 内腔の閉塞

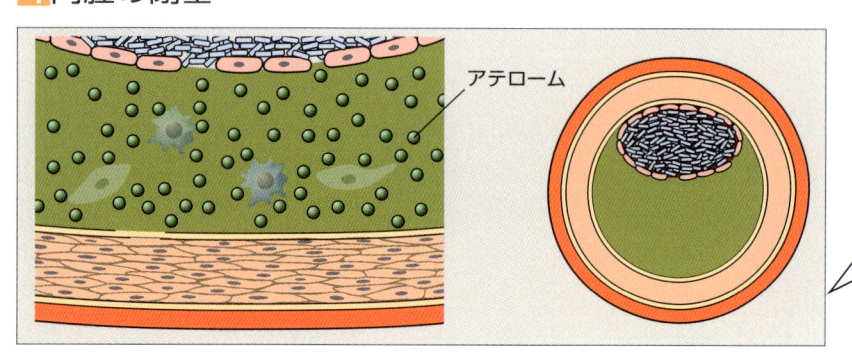

マクロファージと平滑筋細胞はやがて崩壊し，アテローム（粥腫）を形成する（粥状硬化）．石灰沈着，線維化なども加わり，血管壁は硬く，内腔は狭くなる．血栓が形成され，血流障害が起こる．

見てすぐわかる疾患と成り立ち

2. 絵で見る狭心症と心筋梗塞

町田市民病院口腔外科 小笠原健文

狭心症

1 狭心症とは
冠動脈の血流低下により，一時的に酸素欠乏に陥ったため生じる胸痛および胸部不快感を主症状とする疾患である．

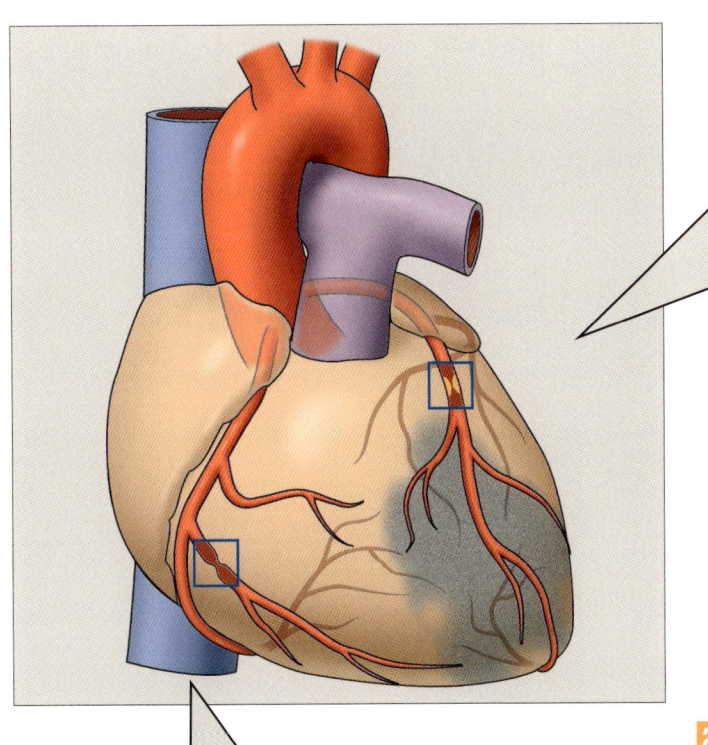

[冠状動脈の器質的狭窄]

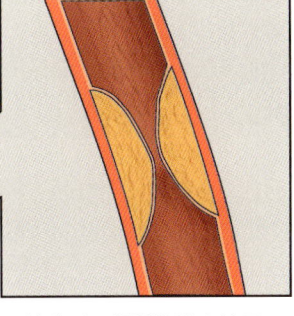

冠状動脈の器質的狭窄はアテローム（粥腫）などにより生じ，心筋の血流が低下する．器質的狭窄の原因は主として動脈硬化である．

[冠状動脈スパズム]

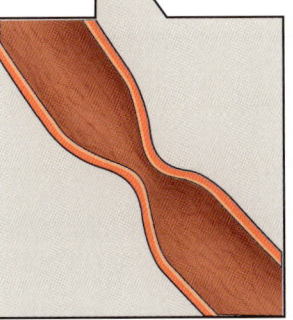

血管壁平滑筋の痙攣・攣縮により冠状動脈の内腔が狭窄し，血流が低下する．そのため，心筋は一時的に虚血状態になる．

2 症状
労作によって誘発される．突然，発作的に起こる前胸部の圧迫感，また，痛みというより表現しにくい漠然とした苦痛を生じる．部位は胸骨や前胸部全体，ときに左の上肢や肩，首，心窩部や下顎にも放散する．安静やニトログリセリン等冠拡張薬により症状は軽快する．

3 心電図所見
ST部分の低下を示すことが多い．また，T波平坦化および陰性化を示すことが多い．

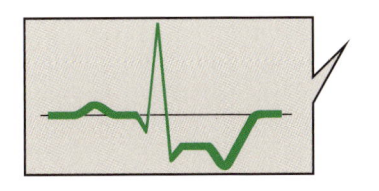

Part 4　見てすぐわかる疾患と成り立ち

心筋梗塞

1 心筋梗塞とは

冠動脈硬化により冠動脈が高度の狭窄や血栓形成で閉塞し，心筋虚血，酸素欠乏が一定時間以上持続し，その結果心筋細胞が壊死に陥った病態．

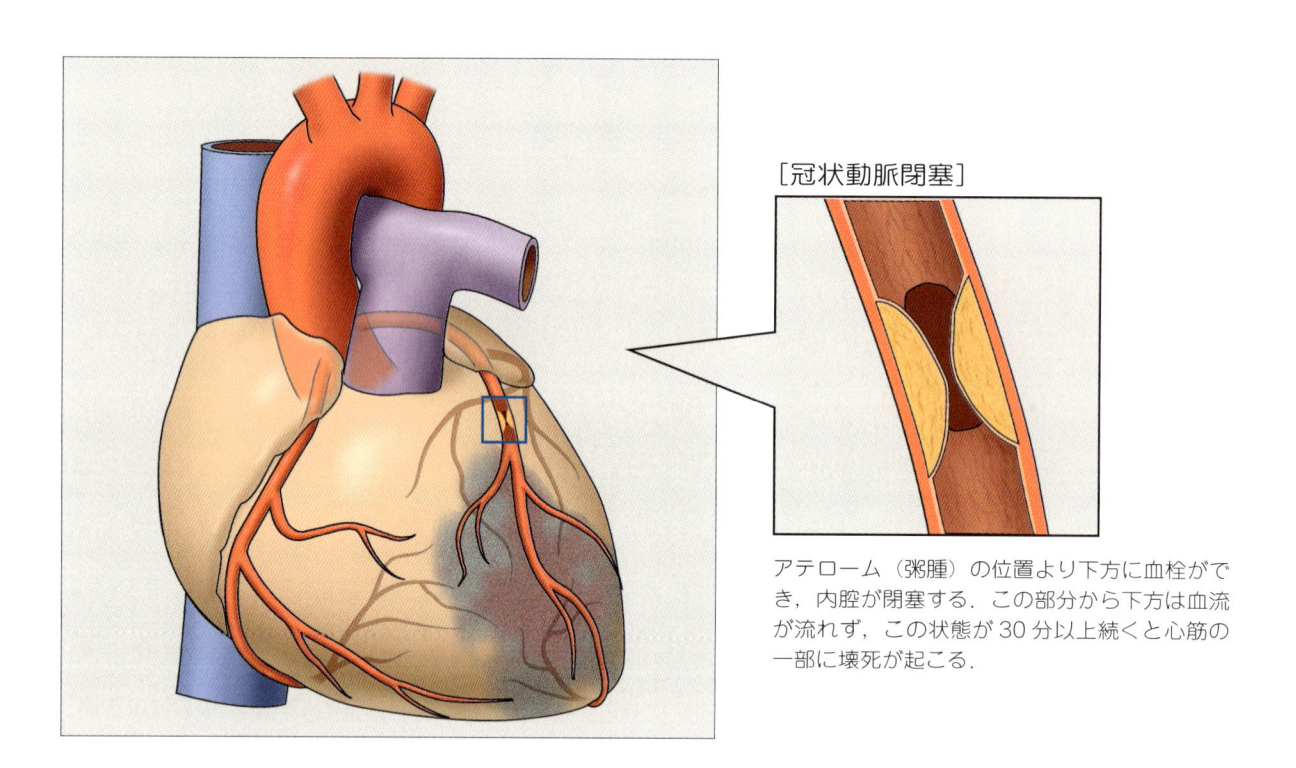

［冠状動脈閉塞］

アテローム（粥腫）の位置より下方に血栓ができ，内腔が閉塞する．この部分から下方は血流が流れず，この状態が30分以上続くと心筋の一部に壊死が起こる．

2 症状

前胸部から心窩部にかけて突然の激しい胸痛や胸部絞扼感が持続する．顔面は苦悶状・蒼白で冷汗をともなう．安静やニトログリセリンでも改善しない．また，不整脈が生じ，重症化すると心不全，心原性ショック，心破裂に陥る．

3 血液検査

まず白血球が増加し，以下時間を追ってCPK，AST，LDH，血沈，CRPが上昇する．

4 心電図所見

急性期に発症直後はT波増高のみ認め，数時間以内にST上昇を示す．発症6～12時間後に異常Q波が出現し，12～24時間後にT波は陰性化しはじめる．

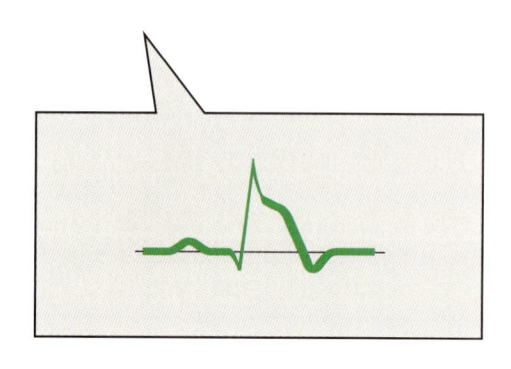

狭心症と心筋梗塞の胸痛

1 胸痛とその随伴症状

胸痛は，狭心症と心筋梗塞の症状として重要である．さらに，狭心症と心筋梗塞では胸痛とともに，随伴症状として『冷や汗』『吐き気』『息苦しさ』をともなう場合もある．

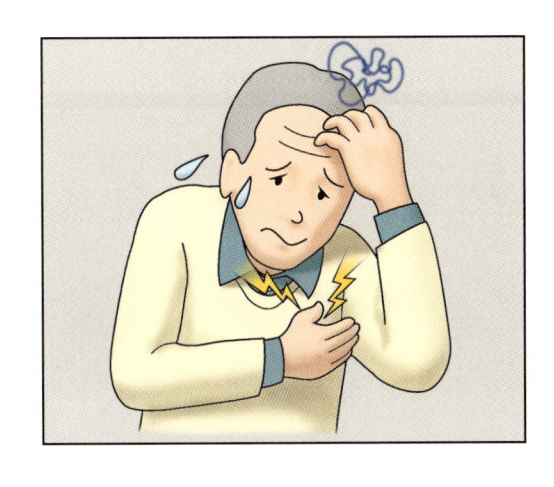

■狭心症が疑われる胸痛

- 階段を上る，急いで歩いたときに起こる数分間の胸の痛み．
- 食事，喫煙，寒さ，横臥などに関連して起こる胸の痛み．
- 飲酒した翌日の早朝に起こる，数分間の胸の痛み．
- 痛みで目が覚める．明け方，トイレに立ったときや洗面のときに起こる胸の痛み．

■心筋梗塞が疑われる胸痛

- 安静，労作と関係なく，突如前胸部の激しい痛みが起こり，15分以上続く．
- 持続性の胸痛とともに，不安感，動機，息切れ，冷や汗，めまい，脱力感をともなう．
- 胸痛の発作が繰り返し起こり，しだいにひどくなる．
- それまでに発作に効果があったニトログリセリンが効かなくなる．

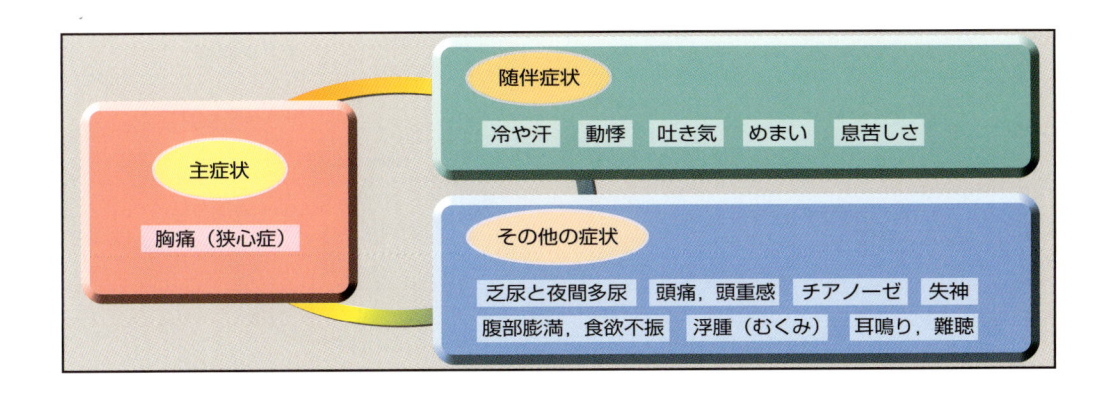

主症状
胸痛（狭心症）

随伴症状
冷や汗　動悸　吐き気　めまい　息苦しさ

その他の症状
乏尿と夜間多尿　頭痛，頭重感　チアノーゼ　失神
腹部膨満，食欲不振　浮腫（むくみ）　耳鳴り，難聴

Part 4　見てすぐわかる疾患と成り立ち

狭心症において痛みを感じる部位

　狭心症で痛みを感じる部位は，胸の中央部が締め付けられるというのがもっとも多く（①），次に多いのが左胸部，下頚部（②）である．下顎や心窩部に感じる場合もあり（③），強度の狭心症では，左肩から肘部に放散痛をともなうこともある．

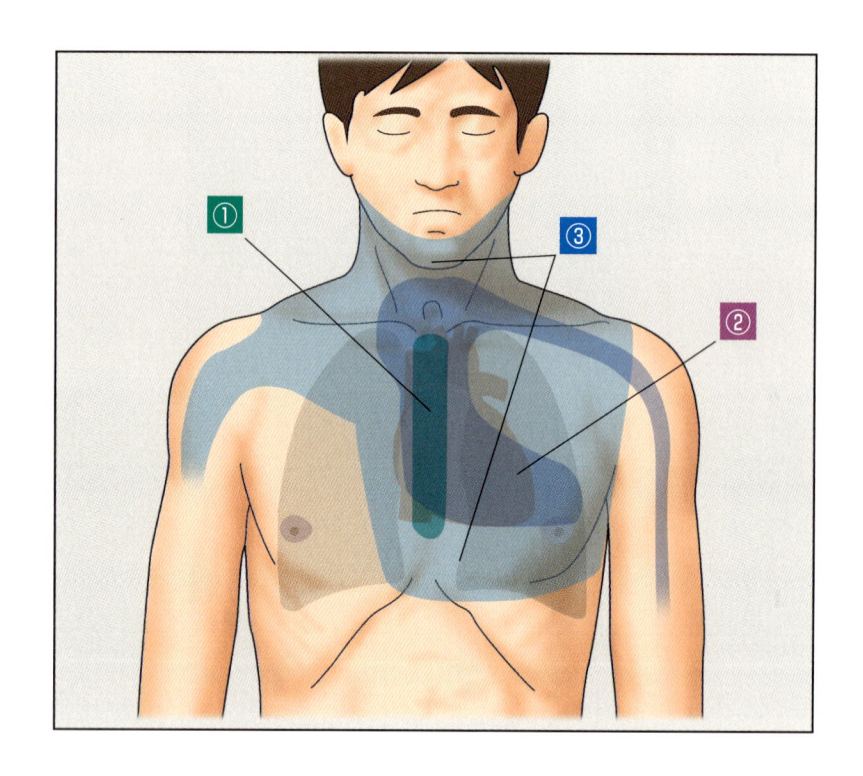

狭心症，心筋梗塞の治療薬の種類

　狭心症の治療薬には，硝酸薬，β遮断薬，Ca拮抗薬，その他の冠血管拡張薬，抗凝血薬などがある．使用する薬，またはどの薬を併用するかは，狭心症の病型，重症度，年齢などによって異なってくる．

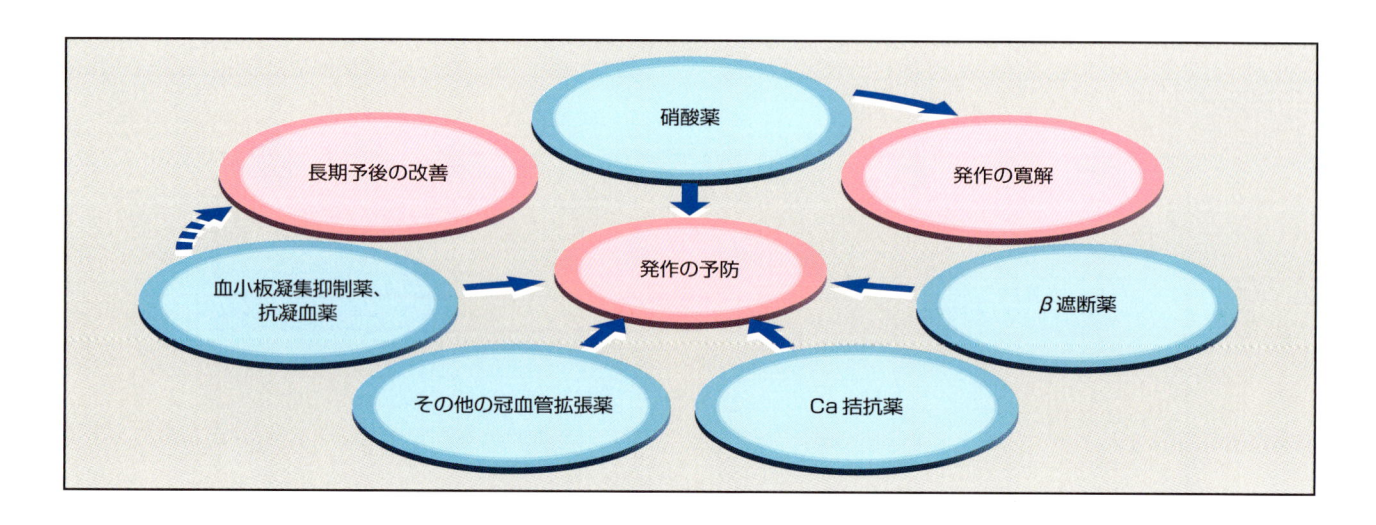

見てすぐわかる疾患と成り立ち

3. 絵で見る不整脈の代表的心電図

町田市民病院口腔外科　小笠原健文

心電図とは

　心臓は各々の心筋細胞が脱分極するとともに，電気的刺激が刺激伝導系を介して心臓全体に伝わることで収縮し，全身に血液を送るポンプの役割を果たしている．体表面に電極を置き，心臓の電気的活動が記録され，その波形が心電図である．正常では洞房結節が心臓のペースメーカーとして規則的に電気刺激をつくり，それを刺激伝導系をという電気の通り道を介して心臓全体にすばやく伝え，心臓をリズミカルに収縮させる．

正常な心電図

P波：心房の脱分極の過程すなわち電気的刺激が心房内を伝わる様子を表す．心房に異常があればP波に異常が現れる．
QRS波：心室の脱分極の過程すなわち電気的刺激が心室内を伝わる様子を表す．心房を伝わった電気刺激は，房室結節，ヒス束，そして右脚，左脚を通った後に心室全体を脱分極する．心室に異常があればQRS波に異常が現れる．QRS波において上向き（陽性）の波をR波とし，R波の前の下向きの波（陰性）をQ波，R波の後の陰性波をS波と呼ぶ．
T波：脱分極した心室は再び静止時に戻ろうと再分極し，心室の再分極のこと．心室に異常があればT波にも異常が示されることが多い．
ST部分：心室興奮の極期．

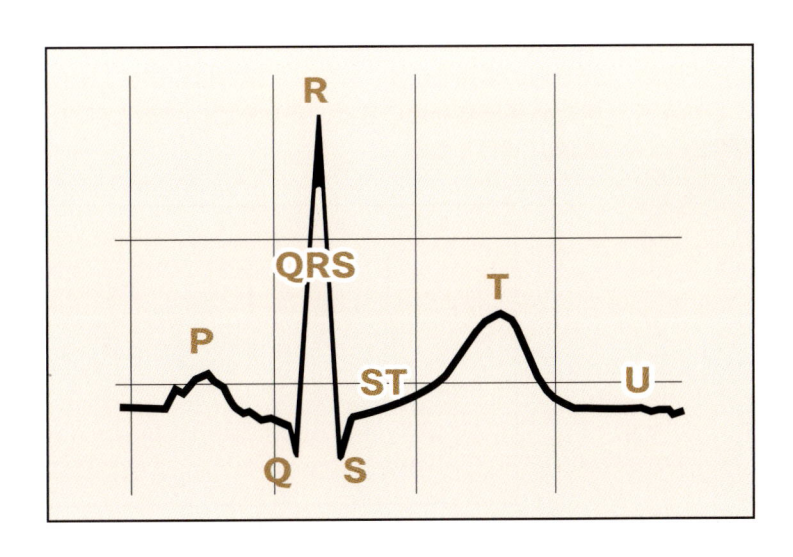

Part 4 　見てすぐわかる疾患と成り立ち

不整脈の心電図

1 心室性期外収縮（PVC）
　正常の心拍より早期に心室に刺激が発生し興奮が始まったもので，QRS波の幅が広い．基礎に器質的心疾患がなく，散発性のものは問題がないが，心疾患があり多発性のものや2個以上連結するものなどは危険と考えるべきである．

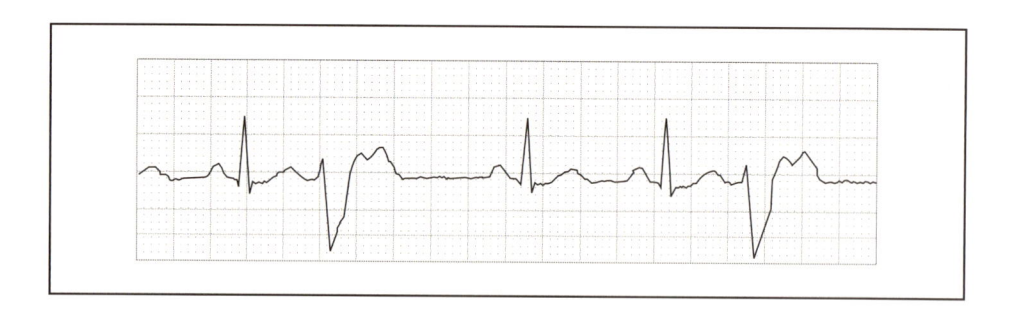

2 心房細動（Af）
　心房の個々の心筋細胞が不規則かつ非同期的興奮を起こす状態．続発症としての血栓形成が重要で遊離血栓が脳血管を閉塞すると，脳梗塞を発症する．

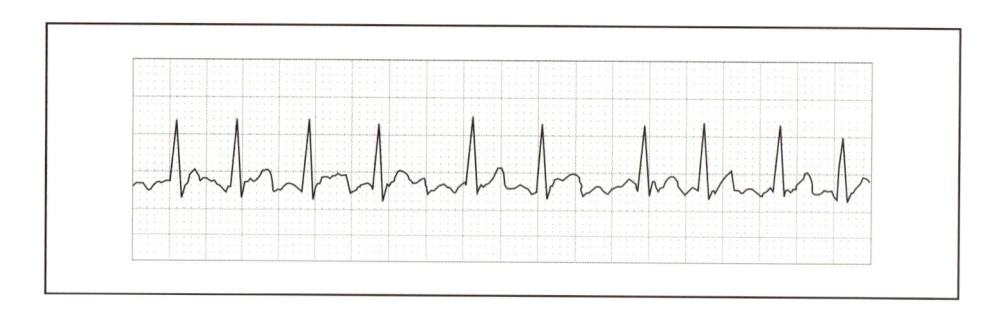

3 WPW症候群
　心房と心室の間に正常の房室伝導路以外に異常な筋線維束の副伝導路が存在し，刺激がここを通って心室に早く伝達される．特徴的なΔ（デルタ）波と短縮したPQ間隔，QRS幅の延長を示す．WPW症候群は発作性上室性頻拍を起こしやすく，また心房細動を起こすと300/分近い頻脈となり，ショック状態さらに心室細動に移行しうる．

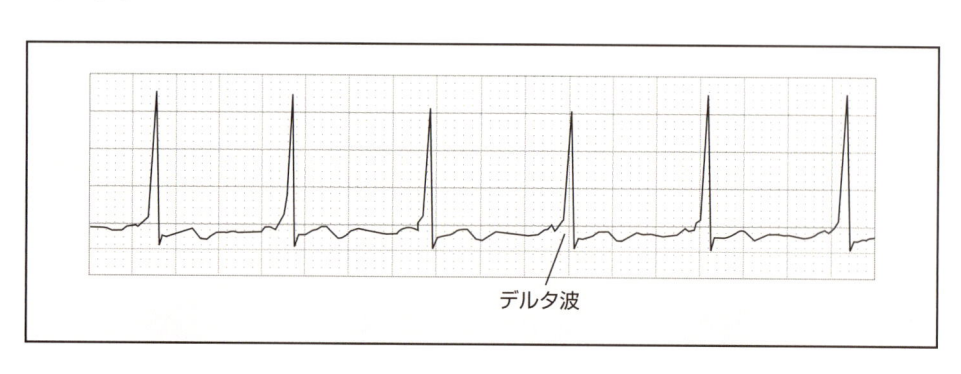

デルタ波

4 房室ブロック（A-V block）

心房興奮が心室に伝導する際の刺激伝導障害が原因である．ブロックには単に伝導が遅延するのみのもの（第1度房室ブロック；①）から，QRS波の脱落をきたすもの（第2度房室ブロック；②），完全に刺激伝導が遮断されるもの（完全房室ブロック；③）まである．

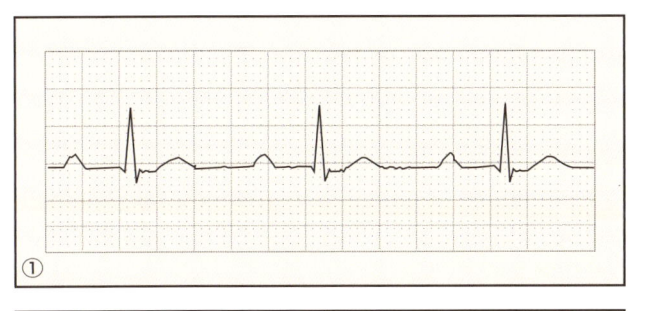

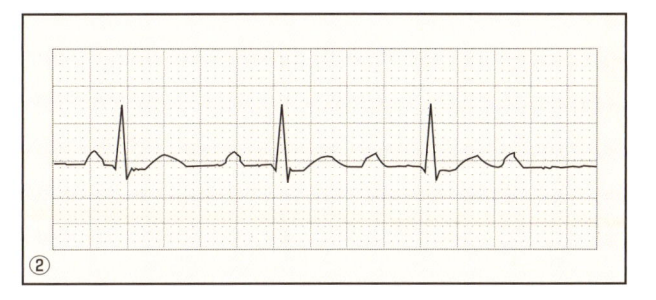

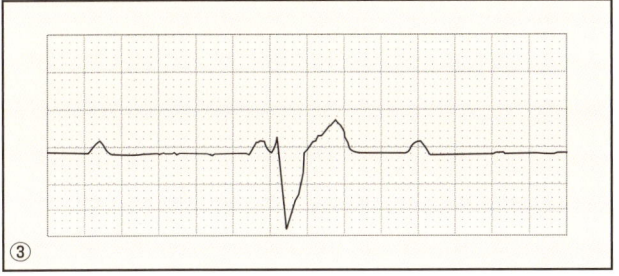

①

②

③

5 心室頻拍（VT）

心室性期外収縮が規則正しく120〜200回/分の速さで現れる．心室細動に移行しやすい．

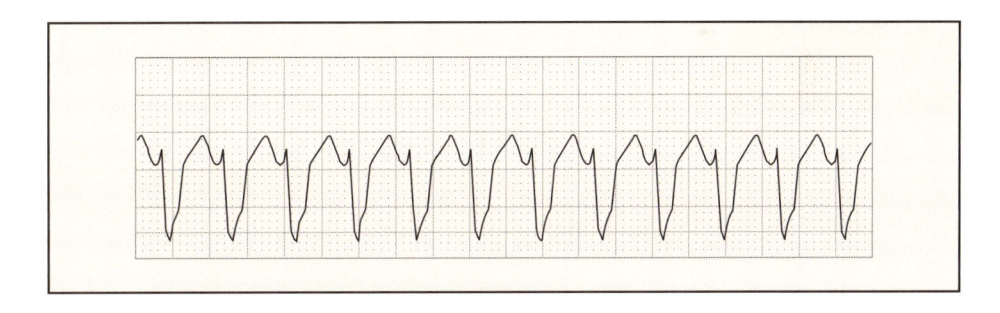

6 心室細動（Vf）

明確なQRS波やT波が識別できず，粗く不規則な振動波が続き，心筋はけいれん状態にある．心臓は機械的収縮が不可能となり，血液の循環は停止する．

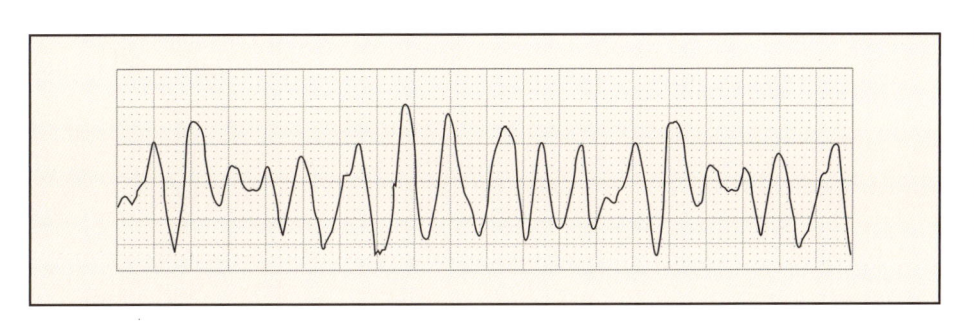

見てすぐわかる疾患と成り立ち

4. 絵で見るペースメーカー

町田市民病院口腔外科　小笠原健文

ペースメーカーとは

　心臓のリズムをつかさどる洞結節の異常や刺激の伝導路が障害され，結果的に自己脈がないまたは少ない，いわゆる徐脈という不整脈の患者に電気刺激により正常な脈拍数を維持するための装置．これは超小型ペースメーカーを前胸部皮下に埋め込むもので，現在は設定されたレートより早いタイミングで自己脈が出現するとペーシング（刺激）を抑制（センシング）するタイプが一般的である．

ペーシングとペースメーカー

1 A. pacing
　心房に電気的刺激をだし，心臓を拍動させている．頻脈徐脈症候群に適応である．

2 V. pacing
　心室に電気的刺激をだし，心臓を拍動させている．徐脈性不整脈のほとんどに有効である．

3 A. V. pacing
　心房・心室に電気的刺激をだし，心臓を拍動させている．

4 植え込み型除細動器（ICD）
　心室頻拍，心室細動などの致死的な不整脈が起こった時に自動的にペーシング，除細動（電気ショック）を行って不整脈を自動的に停止させる植え込み型の装置．

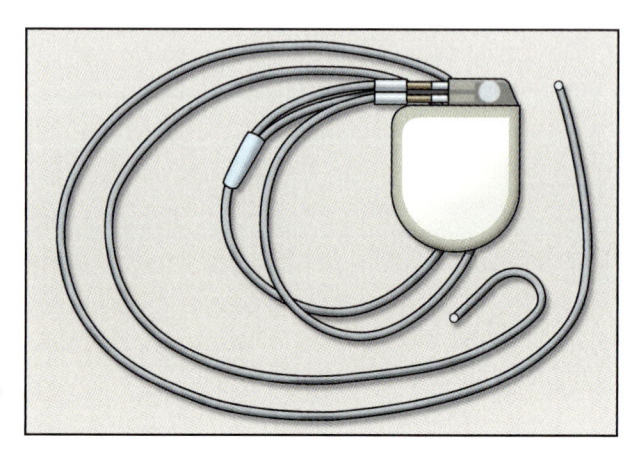

　直流除細動器を小型化して体内に埋め込み，不整脈を停止させる．

5 心臓再同期療法（CRT-D）

　2006年から両心室ペースメーカーとICD機能を備えた心臓再同期療法を行っている．これは心不全になると心電図上でQRS波の幅が広くなり心臓の左室の動きが右室より遅れ両方の同期性が悪くなる．CRTは左室と右室の収縮のずれを補正し，心不全を改善させ，また，ICDにより致死性の心室頻拍を停止させるもの．

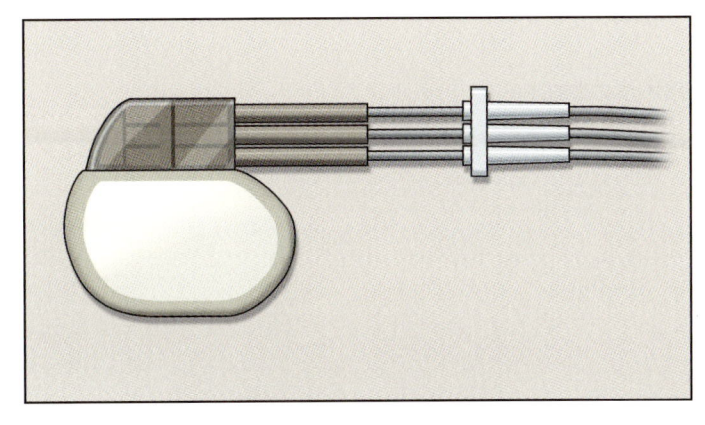

3本のリードを右心房，右心室，左心室に留置する．

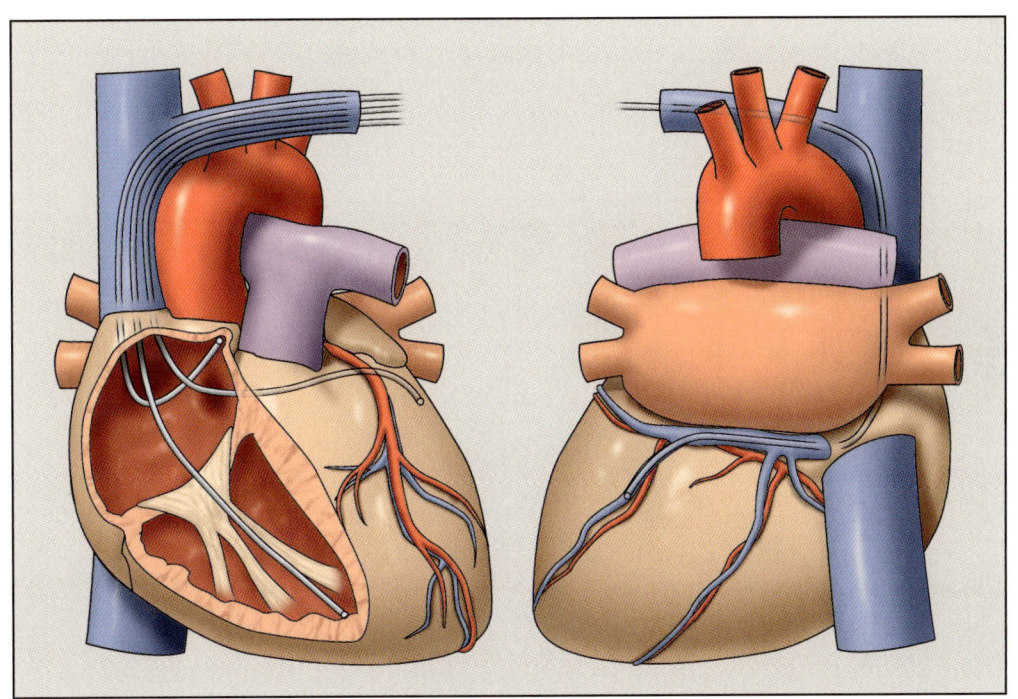

見てすぐわかる疾患と成り立ち

5. 絵で見る心筋症

町田市民病院口腔外科　小笠原健文

心筋症とは

　心機能障害をともなう心筋疾患と定義され，突然死や難治性の急性心不全を起こすことがある．

分類

1 拡張型心筋症

　心筋の変性疾患で心室内腔の著明な拡張と心筋収縮機能の著しい低下のために，うっ血性心不全を呈する．また，心室細動などの不整脈が出現し，突然死がみられることもある．肥大型心筋症に比べて予後はきわめて不良である．

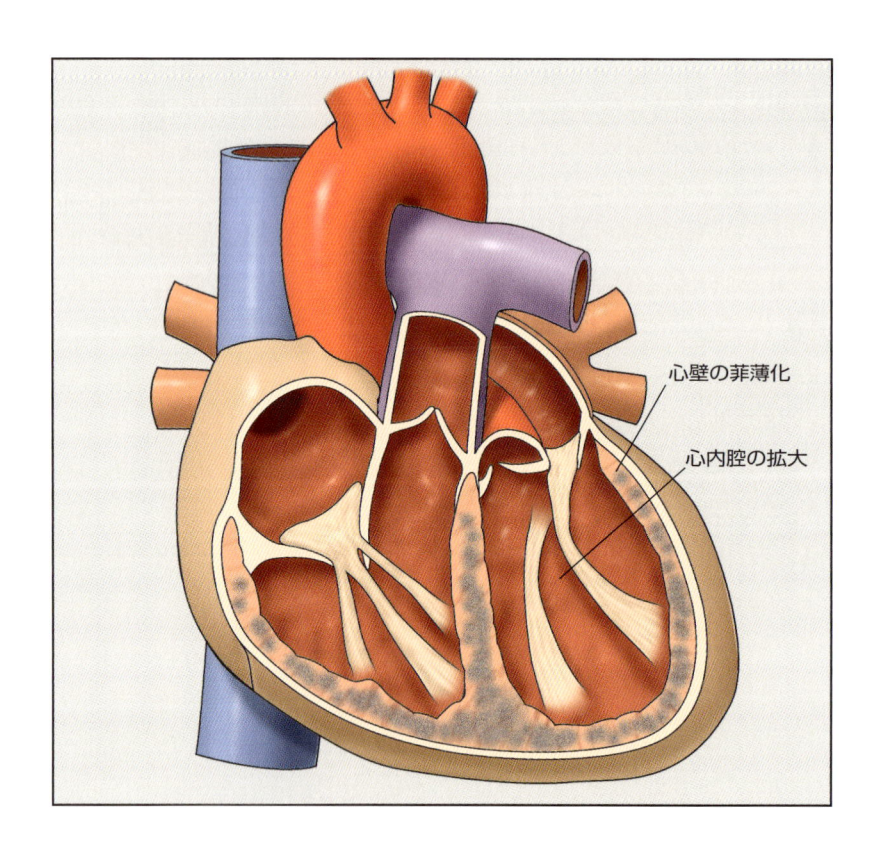

　　　　　　　　　　　　　　　　　　　心壁の菲薄化
　　　　　　　　　　　　　　　　　　　心内腔の拡大

2 肥大型心筋症

　心筋の変性疾患で，左室肥大を主徴としている．基本病態が心流出路の狭窄による心拍出量低下である閉塞性肥大型心筋症と，心室筋の肥大による左室拡張能の低下および不整脈である非閉塞性肥大型心筋症に分類される．約半数は家族内に発生し，常染色体性優性遺伝形式をとる．

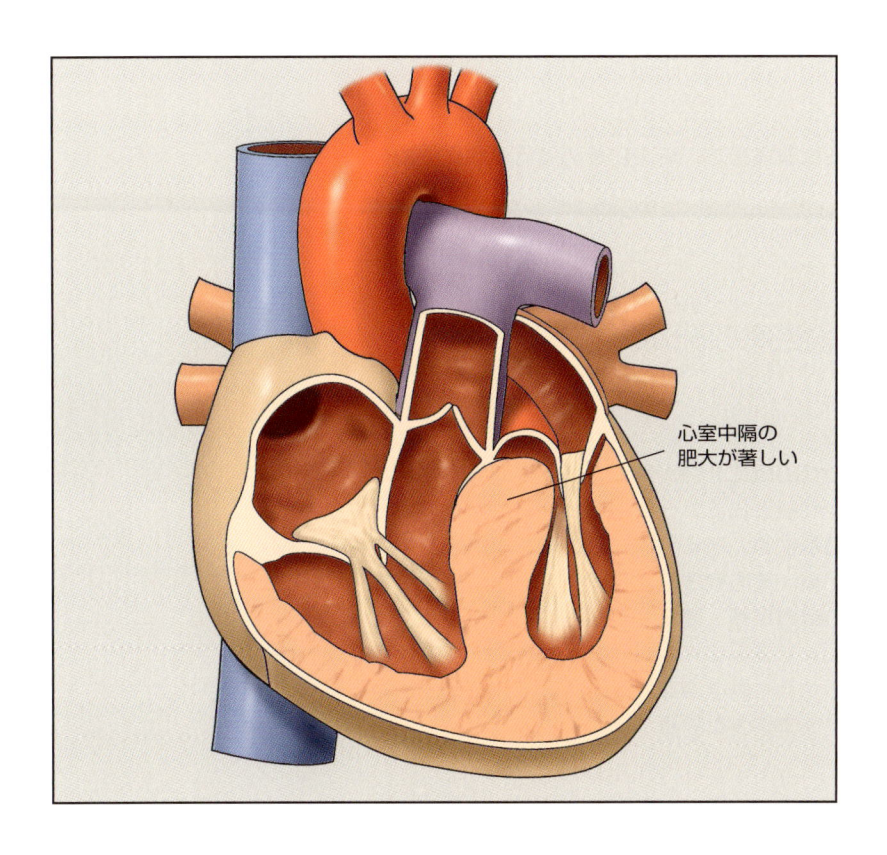

心室中隔の肥大が著しい

見てすぐわかる疾患と成り立ち

6. 絵で見る脳梗塞と脳出血

町田市民病院口腔外科　小笠原健文

脳梗塞とは

脳血管の狭窄または閉鎖による血流障害で，その血管の灌流領域に機能障害や壊死が生じた状態．

発生機序による脳梗塞の分類

1 脳血栓症

脳血管壁の動脈硬化により，血管内壁に血栓が形成され，血流障害を起こした状態．脳の比較的太い血管が動脈硬化（アテローム硬化）により狭窄し，さらに血栓により徐々に血管が閉塞する．あるいは，高血圧症が原因で脳の細い血管が変性し，血管が閉塞する．その機序は，動脈のアテローム硬化により血管内皮が傷害されると血小板の粘着・凝集が生じる．また血小板により血液凝固が促進されてトロンビンが生成され，フィブリンを生じ，血栓症となる．動脈硬化を発症・促進させる主因は高血圧症，高脂血症，糖尿病などで，喫煙，肥満などもリスクファクターとなる．

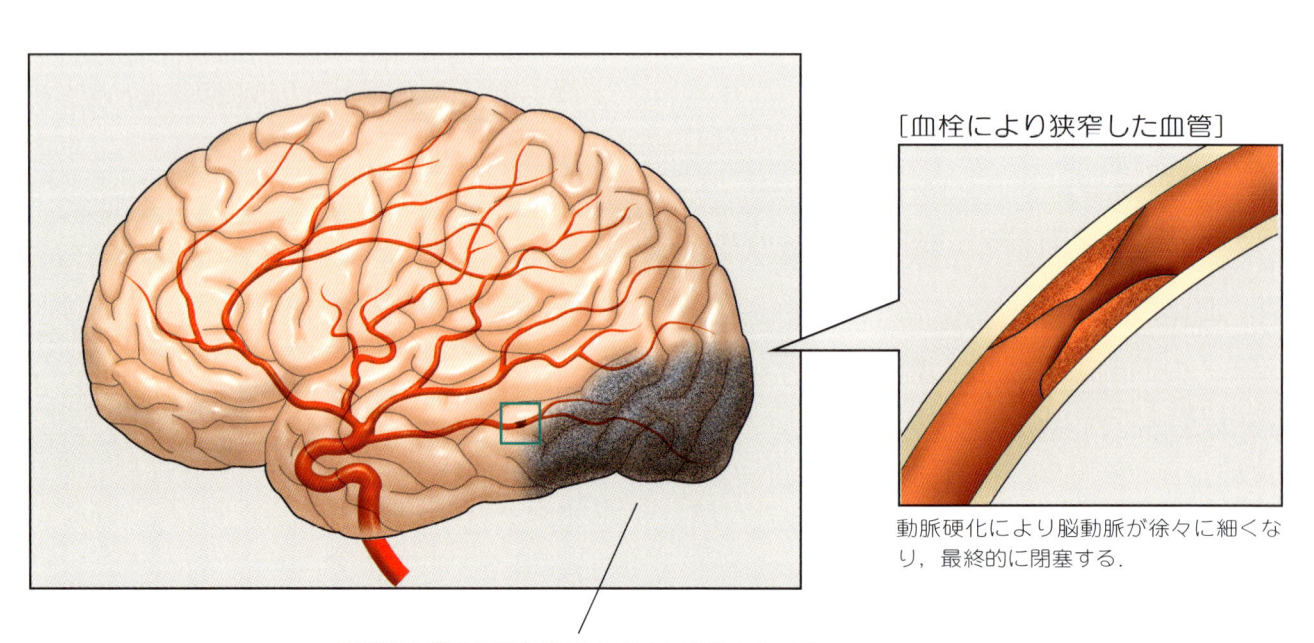

［血栓により狭窄した血管］

動脈硬化により脳動脈が徐々に細くなり，最終的に閉塞する．

脳細胞の酸素欠乏と栄養不足による脳虚血．アテロームは徐々に成長するため，その過程で側副血行路が成長するなど，壊死範囲はそれほど大きくならない．

2 脳塞栓症

心原性：心房細動などにより左心房にできた血栓が血流にのって脳まで達し，脳動脈を塞ぐことにより生じる．

動脈原性：太い動脈の粥状動脈硬化により，プラーク（血管壁ないの隆起病変）に形成された血栓が血流にのって遠位の末梢血管を閉塞する．

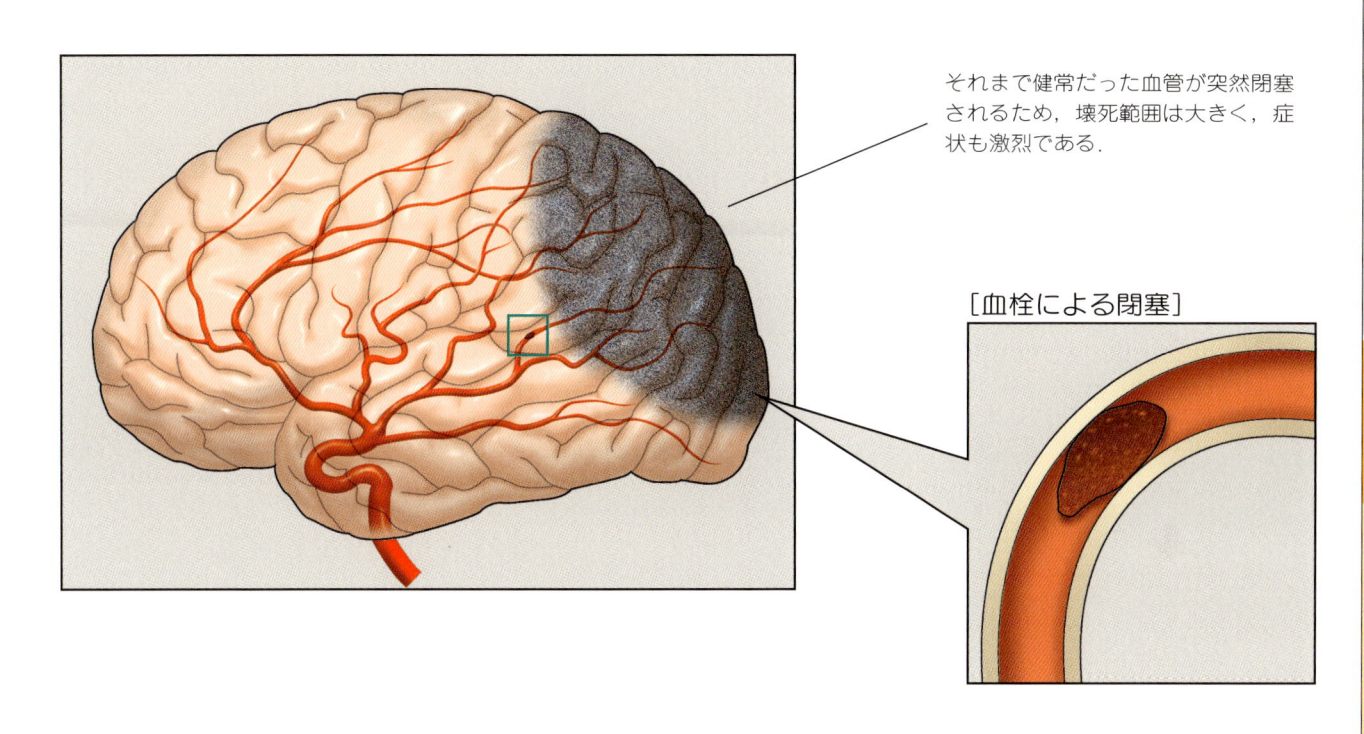

それまで健常だった血管が突然閉塞されるため，壊死範囲は大きく，症状も激烈である．

［血栓による閉塞］

脳出血とは

慢性的な高血圧に起因した脳内細動脈の壊死と，それにともない微小動脈瘤が形成され，その後，それらの破綻が引き金となり脳内血腫が形成される．脳出血の70〜90％は高血圧に起因する．

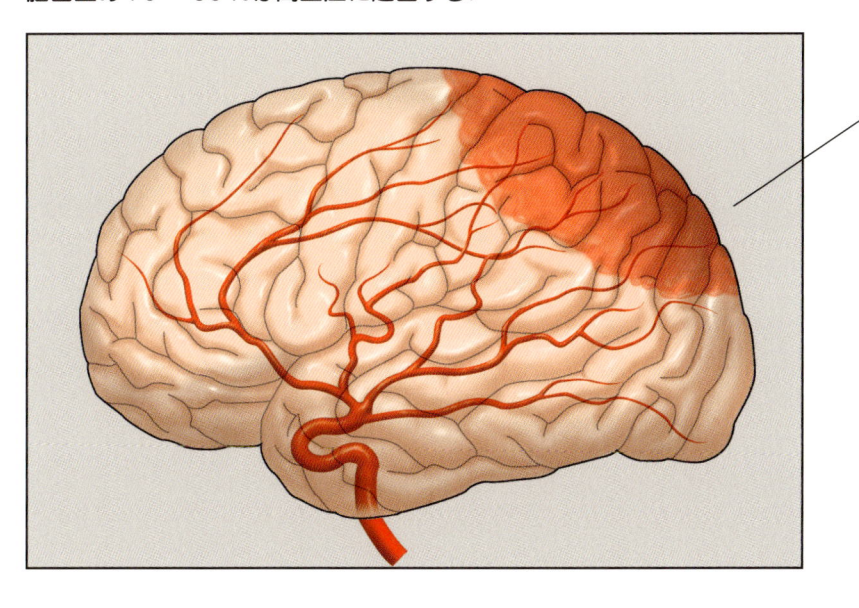

大脳辺縁系の出血（被殻出血，視床出血）が全体の70％を占め，他に脳幹出血，小脳出血などに分類される．

Part 5

有病者歯科医療の考え方

有病者歯科医療の考え方

臨床現場における対応法

日本歯科大学附属病院口腔外科　白川正順

21世紀における超高齢化と歯科の疾病構造の変化

　わが国は欧米先進国に類をみないスピードで世界第1位の長寿国となり，先ごろ発表の総務省統計局調査（2007年9月15日）では65歳以上の高齢者人口は2,744万人（21.5％）と膨張の一途をたどっている．今後も急激な増加を続け，2014年には25％台，2050年には35％台に達すると推計されている．

　このように21世紀に入り社会構造が大きく転換し，統計的にも「少子高齢化」の深刻な人口構造が浮き彫りされている（図1, 表1）．当然，人口構造の変化に伴って疾病構造が変わり，医科・歯科医療を新たな角度で考えざるをえない状況を迎えている．このような現状から考えると，歯科の対象となる患者層は壮年あるいは高年層の割合が圧倒的に多くなっている．これに加えて，後期高齢者の来院頻度が多くなれば，基礎疾患を有する患者いわゆる有病者の受診率が高くなるのは当然である．

有病者とは——その概念と定義

　ここで有病者の概念あるいは定義について考えてみたい．最近では基礎疾患をもつ患者の歯科治療を「有病者の歯科診療（医療）」と誰もが表現しているし，理解されている．有病者の専門学会である「日本有病者歯科医療学会」が設立された当初の話であるが，この呼称が適切か否か，賛否両論，議論が沸騰したのをよく覚えている．議論の焦点は"歯科患者そのものが有病者なので有病者歯科と表現するのは適切ではない"あるいは"有病者"という表現は差別用語である，という類のものであった．たしかに歯科疾患も有病であることには相違ないが，局所に限局したものは有病であっても有病者ではない，というのが基本的考え方であった．また，今もって端的にイメージできる呼称が有病者しかない，というのが実際である．

　欧米では有病者を「Medically Compromised Patient」と表現している．ちなみに日本有病者歯

図1　日本人の平均寿命の推移

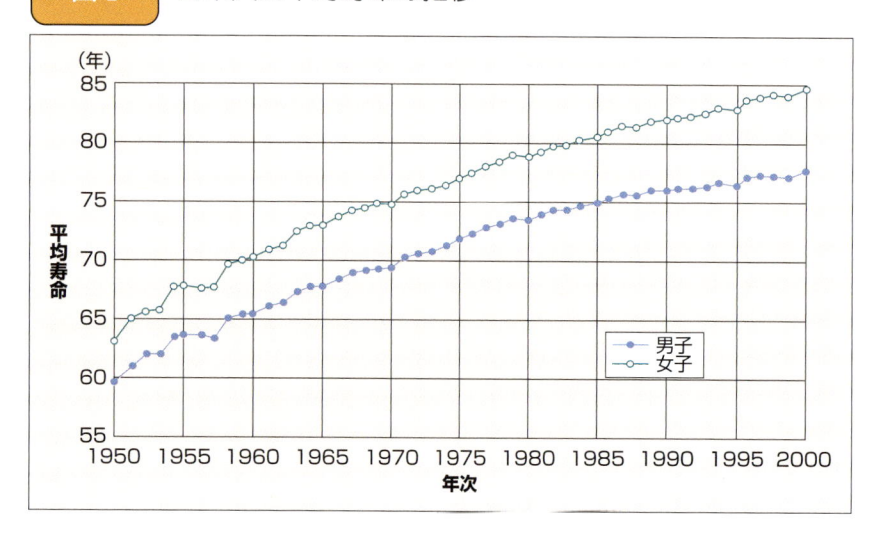

厚生労働省統計情報部『完全生命表』および『簡易生命表』より．

臨床現場における対応法

表1 平均寿命の国際比較

	男		女	
1位	日本	78.32	日本	85.25
2位	アイスランド	78.1	スイス	82.6
3位	スウェーデン	77.73	フランス	82.5

厚生労働省統計情報部『平成14年簡易生命表』より.
注：作成基礎期間
日本（2002），アイスランド（2000～2001），スウェーデン（2002），スイス（1999～2000），フランス（1999）

科医療学会も英語名称はJapanese Society of Dentistry for Medically Compromised Patientである．これらを総括して日本語に意訳すれば"全身的な疾患を有する患者の歯科治療に際し，内科医の対診等何らかの配慮を必要とするもの"と解釈することができる．このような点から考えると，歯科疾患ばかりでなく鼻疾患，眼疾患または皮膚疾患など局所に限られた疾患を有する患者は有病者とはいわない．ただし，眼疾患でも糖尿病性網膜症，ベーチェット病あるいは皮膚疾患でも全身性エリテマトーデスなど自己免疫疾患については明らかに有病者といえる．口腔では鉄欠乏性貧血や悪性貧血，シェーグレン症候群など全身疾患との関連する疾患が多く，これらは無論有病者といえる．

Edward B. Seldinは「有病者の管理」を「Management of Medically Compromised Patient」と表現し，観血的処置を行う際に考慮しなければならない対象疾患を以下のごとく，あげている．心機能障害，肺機能障害，高血圧症，腎機能障害，肝障害およびアルコール中毒症，血液凝固障害と出血性素因，てんかん発作，内分泌疾患，糖尿病，甲状腺機能障害，副腎機能障害および副腎皮質ホルモン服用患者，免疫機能障害，HIV感染とAIDSなど，となっている．この記載をみると，有病者に対する概念は国内外ともに共通している．

一方，医科に目を向けると，有病者については歯科医師ばかりでなく内科医以外の分野の医師は専門的治療を行うに際し，例外なく内科医の対診のもとに手術などの診療計画を立てている．医科でも有病者の名称は存在する．つまり有病者とは，内科医を除く医師，歯科医師からみた共通の呼称であると解釈できる．現在では「有病者」の呼称は明文化されていないまでも，固有名詞に近いものになっている．しかし，正しくは「いわゆる有病者」と表現すべきであろう．

有病者の歯科受診状況

従来までは一般歯科医院での有病者の歯科治療は禁忌とされ，大学病院や総合病院歯科口腔外科で扱うものというのが一般的通念であった．しかし，これほど高齢者あるいは有病者が増加すると一般歯科臨床医とて到底避けては通れない．最近では，一般歯科臨床医が有病者歯科治療を行うことは決して珍しくない．これら有病患者は，健康な人と同様に日常生活を営んでいる比較的軽症な者から，多数の基礎疾患を合併している者までさまざまである．そのため，病状などについて内科主治医と情報交換など十分な連繋を行い対応する必要がある．軽度であってもなんらかの全身的トラブルを潜在させているので，その程度に関係なく，歯科治療時にこれらの基礎疾患が基盤となっていろいろな身体反応を継発しやすく，全身動態を十分把握し，その病態に合わせた全身管理を考え合わせなければならない．

保有疾患と偶発的トラブル

偶発的トラブルは保有する疾患によっても異なる

Part 5　有病者歯科医療の考え方

が共通しているものをあげると，血圧変動，ショック，出血，術後感染などが考えられる．とくに血圧の変動については診療中直接的な影響を受けやすい高血圧症，虚血性心疾患（狭心症，心筋梗塞）など循環器系疾患を有する患者が注目される．歯科治療は"痛い，怖い"というイメージを患者の誰もがもっている．患者として医療機関に受診するとき，緊張するのは筆者も経験する．つまり，白衣を見ると緊張して血圧が上昇する．これは白衣高血圧症とよばれている．歯科治療の恐怖心はこれに輪をかけることは容易に理解でき，患者に与えるストレスは計り知れないものがある．当然，循環器疾患患者では血圧変動は全身的にも局所的にもトラブル発生のリスクが高まる．

厚生労働省の統計によれば，増齢とともに成人から老年にかけて循環器系疾患が急増し，この傾向は今後さらに強まっていくと推計されている（図2, 3）．筆者が行った有病患者の受診動態調査をみても，循環器系疾患が全体の60％と半数以上を占めている（表2）．循環器系疾患患者の歯科受診率が多くなることは，歯科治療によって生じる危険率が高くなることを意味し，慎重な対応が必要になってくる．参考までに，表3, 4に各施設群の受診状況を示す．

観血的処置と局所的トラブル

歯科治療のなかで局所トラブルが生じやすいのは外科的，観血的治療である．外科的，観血的治療によって発症しやすい臨床症状は術中，術後の出血，創傷治癒不全，二次感染などがあげられる．とくに心筋梗塞や狭心症など虚血性心疾患の患者あるいは脳梗塞患者では，抗血栓療法（ワーファリンなど抗

図2　性・年齢階級別にみた主な死因の構成割合（平成15年）．

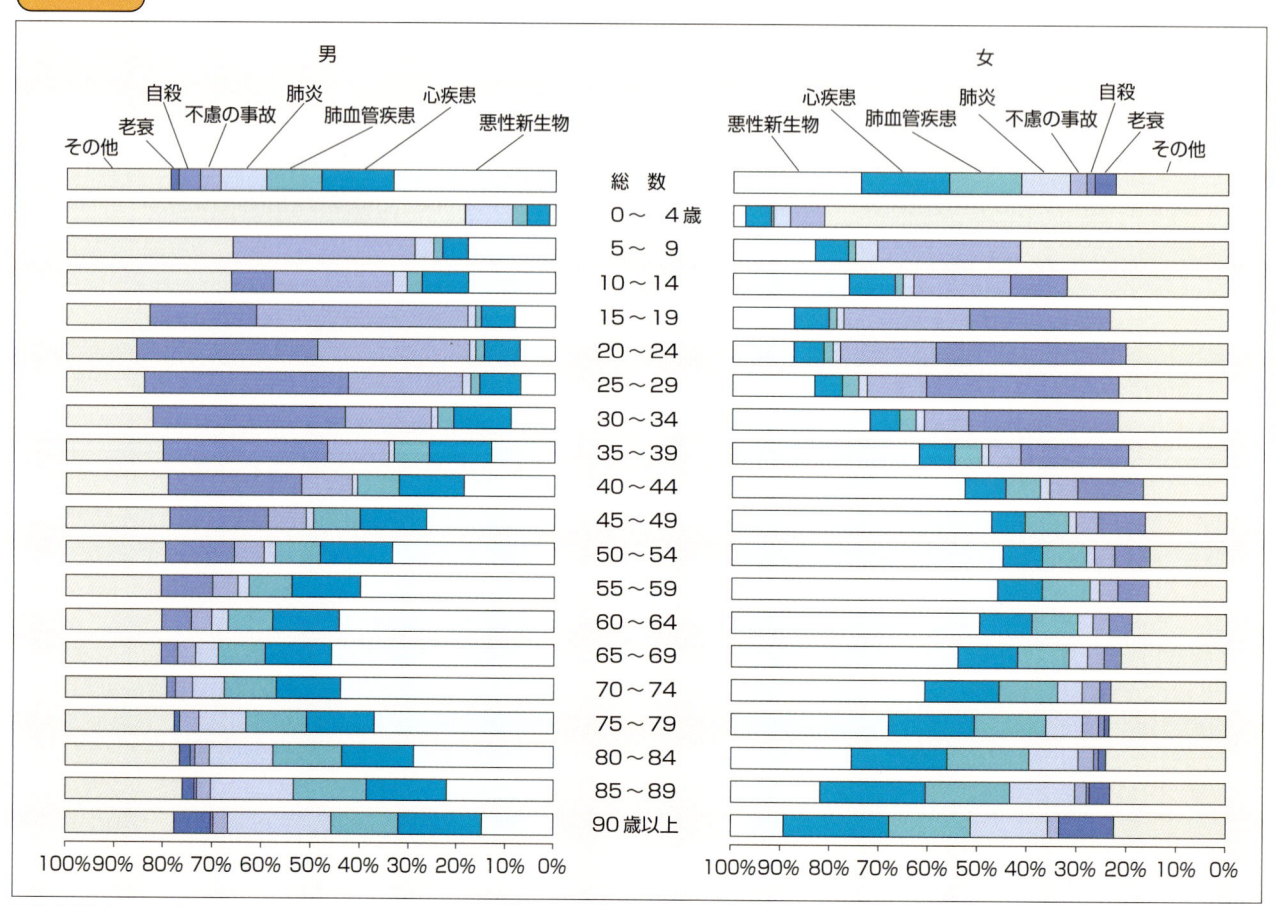

厚生労働省　平成15年人口動態統計月報年計（概数）の概況より．

表2 疾患別内訳

疾患	例（%）
循環器疾患	1,521（60.0）
代謝疾患	371（14.6）
消化器疾患	313（12.4）
呼吸器疾患	98（3.9）
泌尿器疾患	85（3.4）
内分泌疾患	69（2.7）
血液疾患	30（1.2）
その他	47（1.8）
計	2,534（100.0）

表3 各施設の有病者率

施設	受診者総数	有病者数（%）
歯科大学口腔外科（Ⅰ群）	5,395	2,067（38.3）
医科大学口腔外科（Ⅱ群）	21,161	6,680（31.6）
病院歯科口腔外科（Ⅲ群）	23,985	6,377（26.6）
一般歯科臨床医（Ⅳ群）	9,783	996（10.2）

表4 各施設別の疾患内訳

疾患名	Ⅰ群：数（%）	Ⅱ群：数（%）	Ⅲ群：数（%）	Ⅳ群：数（%）
循環器疾患	1,063（47.0）	2,323（31.2）	1,842（27.5）	418（42.0）
消化器疾患	196（8.7）	1,318（17.7）	734（11.0）	0（0.0）
精神疾患	71（3.1）	132（1.8）	49（0.7）	0（0.0）
代謝・内分泌疾患	157（6.9）	791（10.6）	727（10.8）	99（9.9）
脳神経疾患	31（1.4）	210（2.8）	326（4.9）	0（0.0）
呼吸器疾患	28（1.2）	708（9.5）	302（4.5）	0（0.0）
腎・泌尿器疾患	78（3.4）	479（6.4）	203（3.0）	0（0.0）
アレルギー疾患	190（8.4）	15（0.2）	0（0.0）	169（17.0）
その他	448（19.8）	1,477（19.8）	2,519（37.6）	310（31.1）
総疾患数	2,262（100.0）	7,453（100.0）	6,702（100.0）	996（100.0）

（表2，3，4ともに：日本歯科医学会誌第17巻，73～82，1998．白川らより引用）

血液凝固剤の投与）を受けている場合が多いので抜歯後，止血困難なことがある．そのため，抗血栓法患者の観血的治療については内科医との連携のもと対応することが望ましい．従来までは抗血液凝固剤の投与を「一時中止する」というのが内科，歯科とも共通，定着した考え方であった．しかし現在では，中止することによる全身的リスクは生命に関わるため，「中止しない」のが主流になっている．

歯科治療に対する内科主治医の考え方は，歯と全身は無関係という固定観念が強かった．そのため，歯科治療，とくに抜歯などの観血的治療を行うと全身的な悪影響が生じると考える内科医すらあった．現在では，歯痛が患者のストレスを増強させると考えるのが常識で，ストレスを軽減するため歯科治療を推奨する内科医も少なくない．

有病者医療の歯科診療報酬

有病者の歯科治療は一般歯科臨床医にとっては，面倒で厄介な診療域である．多くのリスクを抱え何倍もの注意を払った割には，診療報酬上の見返りが少ない．2004年4月「歯科医療総合医療管理料」として保険導入されたことは記憶に新しく，有病者歯科治療の社会的重要度がはじめて評価されたものとしての意義は十分あった．当初，有病者歯科医療に新しい展開を生みだすものと期待したが，診療報酬上の請求項目はあるものの請求上のシステムが煩雑なことなど，結果的には請求している実態に乏しいというのが現状である．

しかし，一般歯科臨床医が高齢者や有病者を対象

とする歯科治療を避けて通れば，受診してくる患者を能動的に制限することになるし，患者数は減少することになる．一般歯科臨床医が有病者歯科医療を推進することが歯科医療と全身との深い関連性をアピールすることになる．おのずと医療としての歯科医療の質を高め，評価を上げることになる．

日常臨床でもっとも注意しなければならない有病患者

日常臨床でもっとも注意しなければならない有病患者は，実際に基礎疾患を潜在させながら，患者も歯科医師も気がついていないというケースである．この場合は両者がまったく無防備な状態であり，突発的にトラブルが生じるので即応が難しく，危険度が高い．ところが知らぬが幸いか，のちに基礎疾患を保有していることがわかってしかも最高血圧が200mmHg近くあり，トラブルが生じなかったことに"ホッと胸をなでおろす"，臨床医であればこんな経験が一度や二度はあるはずである．むしろ日常には，このようなケースが意外に多いかもしれない．なぜ，偶発的事故が起こらなかったのか．実は患者の予備能力，つまり歯の治療を受けたときの状況を患者自身が予測しえるため，心因反応と循環動態がバランスよく対応していたからである．

このようなことを後で知ると，術者のなかには診療行為そのものが怖くなる．しかし，神経質になりすぎるのはナンセンスである．なんといっても，事故を未然に防ぐための方策は，患者を十分に観察して潜在する疾患を見逃さないことである．

有病者歯科診療時の心がまえ

有病者の歯科受診患者について具体的に考えてみることにしよう．ほとんどの場合は現在内科に通院加療中であることが多いので，内科からの紹介状あるいは歯科治療の依頼状をもって来院する患者である．そのため，病状あるいは歯科治療時の注意事項についてはなんらかの情報が得られるものである．もし情報が不十分な場合には内科主治医へ問い合わせるか，あるいは逆照会し，情報を入手しなければならない．しかし，全身疾患に罹患しているのに自覚のない患者あるいは自覚があっても受診しない患者は，医療面接で異常を確認する以外に方法がない．最近では成人健康診断の普及，健康管理の認識が高まっていることもあって，病識のない患者は少なくなったが，それでも医者嫌い，自覚症状を軽視する患者が意外に多いことを忘れてはならない．

有病者が受診する際の患者のタイプを筆者なりに考えてみると，以下の4つに分けられる．
①全身疾患に罹患しているのに，自覚症状がない患者．
②全身に異常の自覚はあるが，受診しようとしない患者．
③不定期ではあるが，内科医に通院加療している患者．
④定期的に内科医に通院加療している患者．

①，②に該当する患者が日常臨床のうえでもっともトラブルを起こしやすいケースである．トラブルを最小限にするためには，患者を診る目と医療面接などによる全身状態の聴きだし方いかんにかかってくる．何気なく患者に接していた一般臨床医でも，全身的異常を保有している患者については直感的にわかるものである．歯科医師といえどもほとんどの人は，職業的習慣で無意識のうちに患者を観察している．もしその習慣がなければ，今後は意識して習慣づけ，診る目を養いたいものである．患者が受診した際，患者の申告だけを鵜呑みにするわけにはいかないが，現在の全身状態について詳細に聴き出し，正確な病態の把握に努める必要がある．

欠かせない有病患者の診察の流れは
全体像の把握→医療面接→血圧測定・脈拍→内科主治医への問い合わせ，の順序になる

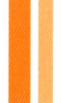

有病者歯科診療時の診査の手順と治療

日常臨床における診査の手順について，順を追って考えてみよう．

まず，患者と接するには医療面接から始めるが，その前に患者の全体像を観察することから始める．たとえば，歩行の仕方，姿勢，体格，栄養状態などを観察しておく．また，顔の表情，顔色，目の充血や白濁あるいは爪の色や形などを見て，健康人か有

表5 ストレスの原因

種類	内容	原因あるいは対象
精神的	不安	痛み 麻酔 治療（内容，器具，予後，経費）
	緊張	タービン音 歯科医師
	心配	アシスタント 治療室の雰囲気
身体的	痛み	針の刺入 薬物の刺入 施術（麻酔の奏功）

図3 精神的ストレスと合併症発現の関係

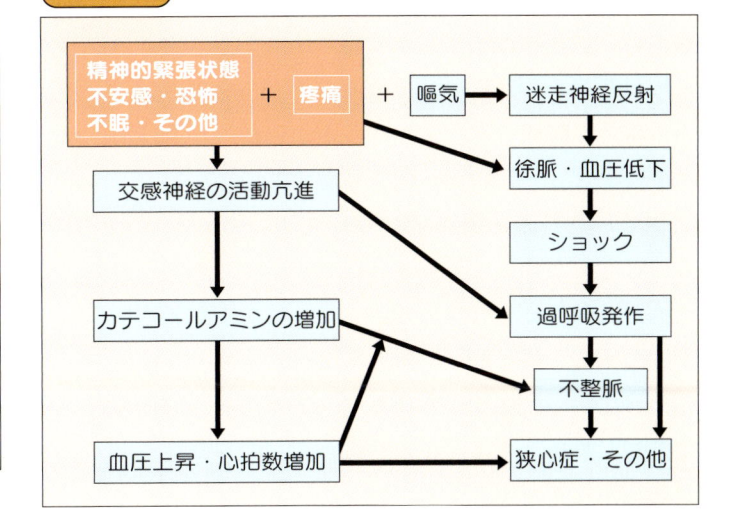

精神的緊張状態（不安感・恐怖・不眠・その他）＋疼痛＋嘔気 → 迷走神経反射 → 徐脈・血圧低下 → ショック → 過呼吸発作 → 不整脈 → 狭心症・その他
交感神経の活動亢進 → カテコールアミンの増加 → 血圧上昇・心拍数増加

病者かの判別を行う．最近では初診時に問診表を記載させるのが一般的なため既往が把握しやすく，既往と症状とを照らし合わせながら観察することができる．有病者であることが事前にわかっている場合は，わずかな症状でも記載漏れのないようにする．その際，患者の意識や精神状態，呼吸状態などについても注意深く観察する．

全身疾患の有無やその症状の程度，加療状況などについて患者に直接，医療面接を行う．なんらかの既往があったときにはその場で詳しく聴きだすことが能率的で，患者にとっても答えやすい．問診表は的確で簡略なほうが望ましく，質問事項が複雑だと記載を嫌ったり，隠したりする患者がいる．付記したいのは，患者のなかにはウイルス性肝炎や他の保有疾患を正直に記載した結果，診療を敬遠された経験をもつものがいることである．一度こうした経験をもった患者は，記載をいつわることがあることを念頭に置く必要がある．高齢者や脳血管障害が後遺している患者は，家族や付添い人の立会いのもとに医療面接を行う必要がある．

患者の不安・恐怖心への対処

歯科治療は健康な人でも精神不安がつきまとうものである．有病者の場合には，ストレスを誘発するような精神不安を与えない特別な配慮が必要である．日常臨床でストレスの原因となる事柄について考えてみると，表5のように，歯科治療に関するあらゆるものが患者の不安を募らせ，ストレスを増強させている．その結果，図3に示すメカニズムでストレスを原因とする二次的反応が生じるため，日常臨床ではきめの細かい配慮が必要である．

歯科治療に際しての注意点

治療上の対応としては，患者との親密なコミュニケーションにより不安感を取り除くこと，可能な限り痛みを与えない治療（たとえば表面麻酔による注射針刺入時の痛みの軽減），リラックスできるような環境の整備（BGMや優しい配色による環境）などが考えられる．

また，笑気鎮静法による無痛治療や静脈内鎮静法（静脈確保をして精神安定剤による鎮静をはかる方法），受診前に抗うつ剤やマイナートランキライザーを経口投与して不安を軽減させる方法などがある．とくに狭心症や高血圧症の場合には，慌てて受診したり，息せき切って来院した場合にはしばらく安静にさせ，落ち着くまで待つ必要がある．

アポイントは循環器系疾患がある場合には午後にすることが望ましい．最近では，血液学的に血液が

167

Part 5　有病者歯科医療の考え方

固まりやすい時間があることがわかってきた．午前中は血栓溶解能が低いため血栓形成しやすいといわれている．そのため午前中に精神的ストレスをかけるのは危険なので避け，血栓溶解能が高まる午後の落ち着いた時間を選択するほうがよいだろう．また，所要時間なども短時間治療を考慮する．

さて，実際の歯科治療については，その患者のもっとも楽な体位で治療することが望ましいし，身体的，精神的にも負担のかからない処置から始めるようにする．歯科治療に対する慣れ，予備力を徐々につけていく．患者が常用している薬があれば投与時重複しないように，また拮抗作用，配合禁忌などを調べたうえで処方する．以上のような，手慣れたその態度が患者の安心感を深めるものである．血圧が高すぎたり（最高血圧 160mmHg 以上），不整脈や著しい血圧の変動が予測される場合，あるいは歯科治療恐怖症の場合には種々のトラブルが予測されるので，この場合には静脈内鎮静法を積極的に勧めたほうがよい．

有病者歯科診療に必要な全身管理法の基本

以上のように，有病者歯科診療の要点は，血圧変動，ショック，出血，術後感染に留意することである．とくに日常遭遇しやすく重篤な事態を起こしやすい血圧の変動は，歯科治療によって生じるストレスが原因となる．これらの関連事項について掘り下げて述べてみたい．

1．ストレスと血圧変動

有病者歯科診療に必要な全身管理は，とくに循環器系疾患患者を対象とするときもっとも考慮しなければならない．その理由は，歯科治療によって生じるストレスが原因で血圧変動に変化をきたすからである（表5，図3）．そのメカニズムを簡単に述べると，生体にストレスが加わった場合，さまざまな生理的変化が生じる．これは内分泌系と自律神経系の2つの経路を介して行われる．外界からのストレスが視床下部に伝えられると，視床下部から副腎皮質刺激ホルモン（ACTH）を分泌させ，ACTHは副腎皮質から糖質コルチコイドの放出を促す．また，生体がストレスにさらされると，視床下部を介して交感神経系が興奮し，副腎髄質から内因性カテコラミンが放出される．一般には，ノルエピネフリンよりもエピネフリンの分泌のほうが著しい．こうして血圧の変動が生じる．従って急激な血圧の変動を予防することが重要で，従来からのストレスを緩和する種々の方法が工夫されてきた．

血圧変動はストレスを原因（図3）とすることにほかならないわけで，ストレスを軽減するために次のようなことを配慮しなければならない．

・ストレスの軽減法
　1）精神的なストレスに対する管理
　　①患者－医師の良好な信頼関係
　　②精神鎮静法の適応
　2）身体的ストレスに対する管理
　　①痛くない局所麻酔
　　②確実な局所麻酔

2．歯科治療と血中カテコラミン

血圧変動は自律神経系と内分泌によってコントロールされているため，ストレスに対する生体の反応もこれらを介して起こるが，いずれもその主役はカテコラミンであり，なかでもエピネフリン，ノルエピネフリンである．また，歯科治療においてはエピネフリン含有の局所麻酔薬を多用するので，これによる血圧の変動にも注意しなければならない．

3．局所麻酔薬中の血管収縮薬

局所麻酔薬の選択は，麻酔効果，血管収縮薬による血圧変動の両者を睨みあわせながら決める必要がある．確かに血管収縮薬によって血圧は上昇するが，適用量を誤らなければ危惧することはない．むしろ麻酔奏功を確実にして無痛的に治療しうることが望ましく，そのためにも以下の用量に従って使用するとよい．

最近，循環器系疾患患者に対する血管収縮薬含有の使用に対しては多くの研究報告があり，一般に次のような考え方になっている．

1）エピネフリン（8万倍希釈エピネフリンでは1ml中に12.5μg含有）
　①中等度までの高血圧・心疾患への使用量は

40μg までにとどめるのが安全である．
②重症の場合には 20μg までにとどめるのが安全である．
2) ノルエピネフリン
①高血圧の患者には使用を差し控える．

4．モニタリング

治療中，身体の変化を観察することが重要であるが，術者や介護者が分刻みで規則正しく血圧や脈拍などの計測を行うことは不可能であるため，この観察は機器で行う．この機器のことを心電図モニター（持続監視装置）とよび，その行為をモニタリングという．一般歯科臨床で心電図モニターを使用する意義は，心拍数の確認のほか歯科治療時における心疾患の状態，とくに狭心症や心筋梗塞などの虚血性心疾患を合併した患者の心筋の酸素需要バランスの維持の確認，また歯科治療中に発生した不整脈の診断を行うことにある．最近ではポータブルなモニターが市販され，使用のしやすさから普及している．

5．血管拡張薬の適応

高血圧症や心疾患を有している患者は，急激な血圧上昇や胸痛を突然訴えることがある．とくに心筋虚血の予防や改善を目的として血管拡張薬を術前・術中・術後に用いることが少なくない．一般的な薬剤としては血管拡張薬（ニトログリセリン，イソソルバイト），Ca拮抗薬（ニフェジピン），βブロッカー（プロプラノロール，カルテオロール）などが適宜使用される．比較的使用しやすいので薬剤の作用機序を熟知し予備薬として備えておく必要がある．

6．精神鎮静法

歯科治療を受ける患者の多くは，精神不安や恐怖感をもっている．とくに循環器系に異常のある患者はストレスによる影響を受けやすい．そのため精神鎮静法により不安や恐怖感を取り去り，安全に歯科治療を行うことが推奨されている．精神鎮静法は，吸入鎮静法と静脈内鎮静法の2つがある．現在吸入鎮静法では笑気が，静脈内鎮静法ではベンゾジアゼピン系の緩和精神安定剤が主として用いられている．

笑気吸入鎮静法は一般に30％以下の笑気を酸素とともに吸入させているが，笑気を30％以下で用いる場合には，循環器機能に及ぼす影響はほとんどないとされているので比較的安全である．笑気を吸入させ鎮静が得られた場合には，疼痛閾値の上昇とカテコラミンの分泌抑制がみられ，局所麻酔薬刺入時の疼痛に伴う血圧上昇および脈拍数の増加を軽減することができる．鎮静効果が良好に得られた場合には，わずかに血圧は低下し，脈拍数が減少する．これは患者の精神的ストレスが緩和された結果であり，むしろ好ましいことである．笑気は一般歯科臨床医も慣れていて使用が簡単で，ほとんどの患者に効果的なので大いに活用すべきである．

図4 抜歯手術とリスクの評価

抜歯手術侵襲の程度 \ 循環器疾患の重症度	軽度	中等度	重度
第1度（手術時間5分以内）	A	B	C
第2度（手術時間10分以内）	A	B	C
第3度（手術時間20分以内）	A	B	C
第4度（手術時間20分以上）	B	C	C

↓
上段：高血圧症（WHO）
中段：心疾患（NYHA）
下段：RPP

↓ ↓ ↓
第1期　第2期　第3期
第Ⅰ度　第Ⅱ度　第Ⅲ度
＜12000　＜12000　＞12000

評価A：一般歯科診療所で対応できる病態．
評価B：モニタリングなどを行って対応する病態．
評価C：口腔外科，歯科麻酔科がある専門施設で対応する病態．
日本歯科医学会誌第17巻，73〜82，1998．白川らより引用

Part 5　有病者歯科医療の考え方

図5　医療機関の構成と連携

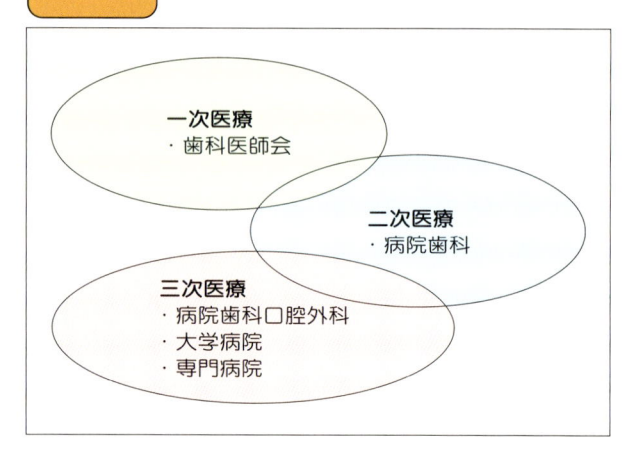

- 一次医療
  ・歯科医師会
- 二次医療
  ・病院歯科
- 三次医療
  ・病院歯科口腔外科
  ・大学病院
  ・専門病院

図6　歯科・内科の医療連携

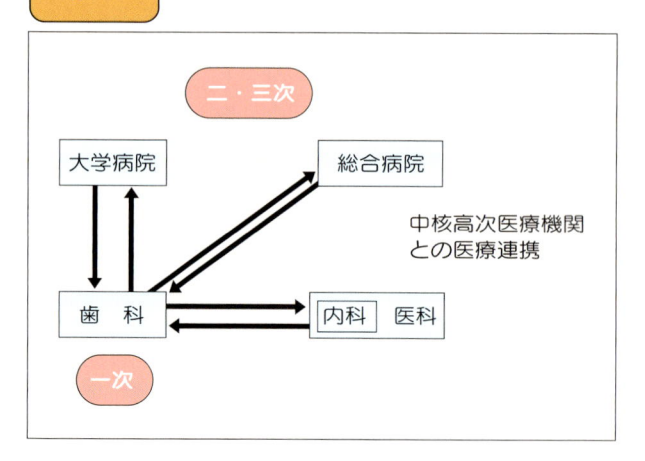

二・三次：大学病院、総合病院
一次：歯科、内科、医科
中核高次医療機関との医療連携

7. 抜歯とリスク

　循環器系疾患患者に対する抜歯手術のリスクを数字で表現することは困難であるが，筆者は簡略な評価法を用いているので，参考にしていただきたい（図4）．まず抜歯手術の侵襲の程度を手術時間で第1度〜第4度にランクし，これに循環器系疾患の重症度を加味してリスクを評価したものである．図4のように分類すると理解しやすくなる．しかし，他にもいろいろな要素があり，これだけで評価しうるものではない．

　評価Aが一般的歯科診療所の守備範囲ということができ，術中モニタリングをとくに必要としなくても対応できる範囲のなかに分類される．また評価Bは，循環器系疾患の主治医に病状照会の後，高血圧症や心疾患についての知識をもつ歯科医師が，緊急時に備えてモニタリングを準備して対応する病態である．さらに評価Cは，口腔外科，歯科麻酔科がある専門施設で，慎重な術前評価と準備を行ったうえで，きわめて高度な対応を必要とする病態ということができる．

他の医療機関との連携

　昨今では，一次医療と二次，三次医療の機能分担がシステム化され，手に負えない患者は総合病院歯科口腔外科や医科大学口腔外科あるいは歯科大学付属病院の口腔外科，歯科麻酔科，歯周病科などに紹介する医療の流れが円滑になってきた．大学病院，総合病院にかかわらず地域にある総合病院の歯科口腔外科は一般歯科臨床医のための後方支援病院として二次，三次医療を受け持ち，一般歯科臨床医は家庭医として一次医療を担っている（図5, 6）．このように，医療を各次元（機能）に分類し，合理化するのが最近の基本的な考え方になってきた．このことによって，患者サイドからみた施設選択がわかりやすいものになってきている．

　一般歯科臨床医は，設備や人的構成（設備，隣接各科をもつ機能）が整っている後方支援病院の機能を大いに利用すべきであるし，患者にとっても適切な治療を受けるという点で合理的である．相互間の協力，連携は，一般歯科臨床医が地域の後方支援病院を選択するという形で始まるが，一般に一次医療から二次，三次医療への縦の機構となっている．ところで，一般歯科臨床医の場合，有病者の歯科診療に日常どのように対応したらよいか．また，どのように対応しているかを考えてみたい．問診表あるいは全体像からみて基礎疾患保有が認められたとき，あるいは疑われたとき，病状の程度によっては後方支援病院あるいは専門施設にその治療を依頼することになる．しかし，基礎疾患の既往があるからといって，すべての患者を紹介，依頼することは早合点である．基礎疾患をもっていても病状の程度が軽度のものや，治療が簡単なものは一般歯科臨床医でも処置できるし，また，処置すべきである．そのためには病状を的確に把握することが大切である．一

般歯科臨床医のなかには，問診表に保有疾患の記載があるだけで簡単な歯科治療さえ敬遠する場合があるが，可能な治療にはぜひ対応を望みたい．病状の把握が十分にできないときや，守備範囲を超えたとき初めて，後方支援病院の歯科口腔外科経由でもよいし，内科に直接全身状態の精査や治療を依頼するなど，方策を講ずればよい．

　患者がすでに近隣内科で加療中の場合や家庭医（かかりつけ医）がいる場合は，家庭医との情報交換あるいは連携が必要になってくる．近隣かかりつけ医と歯科医師との連携がうまくいくと，患者にとっては非常に便利で患者は遠方へ通院しなくてすむし，とくに高齢者にとっては，はるかに楽である．しかし一般歯科臨床医の場合，医科と歯科の連携が気楽にいかないのが実状であり，従来までは歯科は歯科同士の横の連携（これも最近になってやっと実現してきた）であったが，今後は地域の内科と歯科の連携が必要になってくるだろう．なんといっても，近隣内科・歯科との相互の情報交換，直接のアドバイスが重要であり，どの地域でもこれが実現できれば患者にとっては非常にベターといえる．いつでも連絡し合える相互の関係を進めて，医科・歯科が交流を深めていくのも有病者歯科診療の今後の課題といえる．

　どの程度の患者を二次，三次医療機関に紹介すべきかという基準はなく，また基準化することはきわめて難かしい．患者の病状の把握，疾患内容と治療内容，術者の技量や対応度によっても異なってくる．口腔外科領域の疾患あるいは専門技術を要する領域のものについては，後方支援病院，専門施設に紹介，依頼するのが定説になっているが，有病者歯科診療の場合には，観血的処置を除けば一般歯科治療が基本になるため，主体は一般臨床医にある．いずれにしても治療の難易度を考慮したうえで症例ごと，適宜決めるのがよい．

　つい先ごろまで，患者紹介先の医療機関は大学附属病院に限られていた．最近では地域の総合病院歯科口腔外科のレベルアップと医療連携のシステムが円滑になり，患者が遠方の大学に紹介依頼されるケースが少なくなっている．いわゆる都市集中型から地方分散型に形を変えている．全国的に都市も地域も医療技術が平均化された結果であるが，患者サイドからみれば実に機能的かつ合理的であり，そのうえ便利である．

おわりに

　この項目では，有病者歯科医療の考え方について，超高齢化にともなう歯科の疾病構造の変化や有病者の概念と定義にはじまり，有病者歯科診療時の心がまえ，診査手順，偶発的トラブル，とくに循環器疾患患者に対する注意点あるいは対応法などについて総論的に記述した．一般臨床医にとっては，歯科治療中の血圧変動や観血的処置にともなう術後出血などの臨床上のトラブルは，とくに難渋するものである．これらのトラブルを回避するためには，患者と緊密なコミュニケーションをとるだけでなく，内科主治医との連繋を密にし，十分な情報を入手することが肝要である．文中にも記述したように歯科治療と血圧変動は密接な関係がある．常日頃から，機密な医療姿勢をやしない，安全，安心医療を心がけたいものである．

参考文献
1. 白川正順（監修）．「歯科衛生士」別冊　歯科衛生士のための有病者歯科医療．東京：クインテッセンス出版，1995．
2. 白川正順，西田紘一，古屋英毅，榎本昭二，寳田博，伊東隆利，吉澤信夫，植木輝一，木村義孝．有病者歯科患者の歯科治療リスクについての臨床的研究．日本歯科医学会誌 1998; 17: 73-82．
3. 白川正順，伊東隆利，河村博（編）．有病者歯科診療．東京：医歯薬出版，2000．
4. 白川正順，古屋英毅（監修）．日本有病者歯科医療学会（監編）．有病者歯科治療ハンドブック．東京：クインテッセンス出版，2001．

Part 6

有病者歯科医療の周辺

有病者歯科医療の周辺

1. 歯科診療行為に関連した偶発的事例と今後の展望

医）伊東会 伊東歯科医院　**伊東隆利**

はじめに

　高齢社会の進展にともなって，歯科医療の現場ではいろいろな問題が発生しているが，そのなかでも十分な対応を迫られているのが，偶発症への対応であろう．高齢とともに有病率は上昇し，かつQOLの向上のために患者の要望は多様化，専門化，高度化，していくであろう．また歯科医療従事者のなかでは，歯科医学の進歩とあいまって，これまでの保存療法よりも根治的，外科的療法が選択されることが多くなっている．

　患者側，医療者側双方にリスクが高まっていくことが今後予測され，そのための準備がすでに必要な時代となっている．この項目では，高齢社会の特徴をもっともよく表すヒヤリハットの事例についてまず報告し，今後の展望について考察を加える．

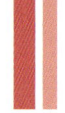

脳梗塞後の嚥下障害があった患者の誤飲事例

　患者は75歳の元体育学科の教授で，健康に留意した日常生活を送っていた男性である．[67欠損のため，患者の強い希望で1995年にインプラント治療を行った．術後の治療も良好で，3か月後には上部構造を装着し，咀嚼機能も十分回復した（図1）．その後6か月毎の定期検査とメインテナンスを行っていたが，1999年，79歳時に脳梗塞で倒れた．幸い治療が効を奏して，四肢の運動障害もなく元気な姿で外来診療に現れた．

　2003年，83歳時にいつものごとく定期検査で来院し，ネジ固定のネジを外してクリーニングを受けていたのだが，誤嚥が起きたのはそのときだった．担当医がネジを外すドライバーを口腔底に落とした．通常はすぐに嘔吐反射が起こり事無きを得るはずなのだが，このときはズルズルと喉の奥に入り込んでしまった．背中をたたき，吐き出しを促すが出てこない．胸部写真を撮影すると喉頭上部にドライバーが認められた（図2）．直ちに日常連携を取っている地域の総合病院内視鏡室に電話し，急患として受診させた．喉頭蓋谷に停留しているとのことで，ファイバースコープで観察しながら撤去に成功した．撤去後，喉の異常感もなく正常に戻った．内科担当医によると，脳梗塞後の軽度の嚥下障害が認められるとのことであった．

　これからの歯科補綴物は可撤性の義歯から固定性のインプラントに変わり，高いQOLが求められるようになり，高齢者にこれまで以上に観血的処置，麻酔処置や複雑な操作を必要とすることが多くなるであろう．一方，高齢者のなかにはパーキンソン病や脳出血，脳梗塞後の嚥下障害が後遺する場合も多くなるであろう．本症例のような誤嚥の可能性は，つねに存在することを考えておかねばならない．

最近のハイリスクの状況と医療者としての対応ハイガード

1．最近の歯科界のハイリスク状況について

　図3〜図6に患者（国民）対医療者の関係を時代的に並べている．すなわち，かつては患者対医療者は少々の溝はあってもパターナリズムで支配され，ヒポクラテスの誓いのごとく医療者は患者を父親のような態度で慈しむものであるとされ，19世紀まで経過していた（図3）．20世紀になり忌まわしい人体実験などを人類が経験し，第二次世界大戦後ヘルシンキ宣言に謳われたように患者側の権利宣言がなされた（図4）．また，人類はかつて経験したことがない高齢社会に突入している．とくに平均余命世界一を誇る日本では，急速な高齢化が進んでいる．高齢者の多くは複数の疾患を抱え，高度な医学的管理を受けている．

　一方，医学・医療の発展は姑息的・保存療法から，より根治的・外科的療法へと変化し，生体にとって現代医療は攻撃的であるといわれるようになってき

図1, 2　脳梗塞後の嚥下障害があった患者の誤飲事例

図1　2003年，メインテナンス時デンタルエックス線写真（1995年，インプラント植立）．
図2　2003年，ドライバー落下時胸部エックス写真．咽頭上部に停留している．

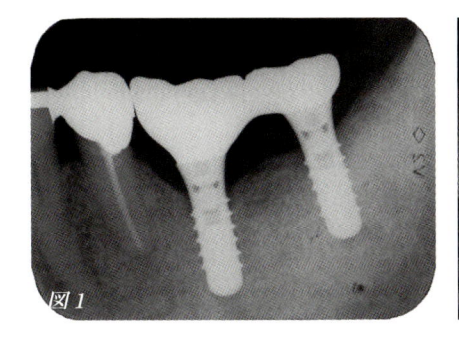

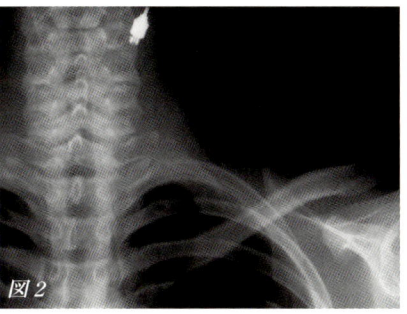

図3～5　患者対医療者の関係

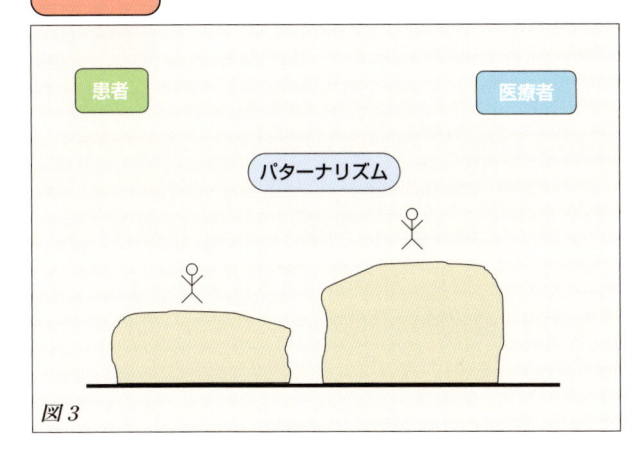

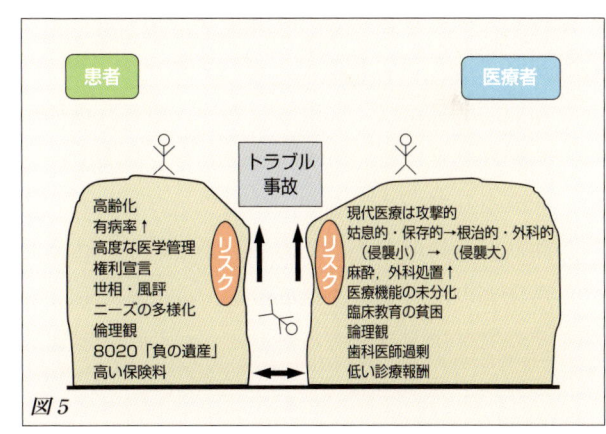

図3　患者対医療者（パターナリズムの時代）溝は浅く狭い．
図4　ヘルシンキ宣言後，溝は深く広くなりつつある．
図5　現代，溝はなお深く広くなり，転落事故が起きている．

た．その背景には，高齢社会にもかかわらずQOL（Quality of Life）の向上が叫ばれ，豊かな生活が求められているからである．ここに患者側，医療者側双方がハイリスク状況になっており，これが現代医療の特徴・宿命となっていると考えられる．

図5の如く，医療者と患者（国民）との間の溝は深く，広くなり，なかには転落事故も起こっている．歯科医療においても麻酔下処置，観血的処置が多くなり，かつては高齢者＝義歯の構図であったのが抜歯，小手術，歯周外科，インプラント手術，外科的矯正，再建手術などが加わり，高いQOLを保障する医療に変わってきた．また，こうした処置に対する国民の需要も多く，診療報酬上評価も高い．歯科医療界はそうした力にも影響を受けているといえる．

2．ハイガードについて

こうしたハイリスクの状況に対して，医療者とし

Part 6　有病者歯科医療の周辺

図6　医療者の使命（ハイガード）

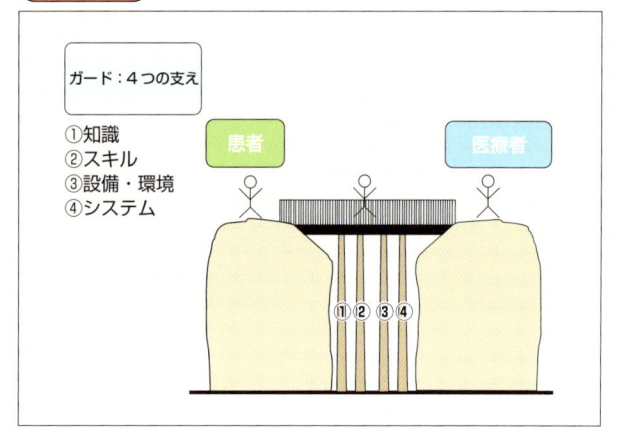

ガード：4つの支え
①知識
②スキル
③設備・環境
④システム

医療者の使命として安全な橋を患者との間にかける，4つの支え．

て図6のような医療者と患者・国民の間に安全な橋をかけることが必要とされる．安全な橋を支える橋脚は，①知識，②スキル，③設備・環境，④システムであろうと筆者は考えている．

①知識

医学・医療は日進月歩，歯科医療もその影響を強く受ける．そのなかには，医療安全に関する重大な要因が含まれている．たとえばワーファリン®のような画期的薬剤が広く応用されると，歯科医療の現場でも影響を受ける．抜歯などに対して休薬すべきか，休薬なしでいくべきか，休薬なしの場合われわれの観血処置に何らかの工夫が必要なのか，休薬したら再梗塞の危険率は高まるのか，再梗塞を起こしたらその責任はどこにあるかなど，つねに歯科医師は新しい医科薬剤・技術にも目を向けていないと，とんだ間違いを起こしかねないのである．最近，ワーファリン®に関しては症例によっては休薬なしに抜歯ができることが共通認識になっている．また，ビスフォスフォネート系薬剤による顎骨壊死，骨髄炎の報告もこれから大きな問題となろう．

②スキル

国民は信頼できる医師，歯科医師像のひとつとして専門医をあげ，広告を可能なものとした．歯科界においても4つの学会が現在，広告可能な専門医として認められているが，この動きはさらに広まり，歯科衛生士や歯科技工士にも広がろうとしている．

しかし，医療の質の担保は専門医制度のみではなく，多角的に討論されるべきであろう．

③設備，環境

厚生労働省は，医療機能の分化を急性期，慢性期，療養型などに分け，国立病院，大学病院，自治体病院，民間病院，専門科病院，有床・無床診療所などの規模とそれに見合う人員配置，設備，環境の整備を進め機能分化を推進してきた．一方，歯科界においては約7万か所のかかりつけ歯科医と，ごく少数の大学病院，病院歯科の2極に分かれており，歯科医療の機能分化は進んでいるとは言い難い．これからの歯科医療が二次的医療，高度先進医療・専門的医療や，訪問診療，高齢・有病者に対して，安心安全な医療を提供しようとするとき，現在のような2極分化では機能しないのではないかと考えられる．

これまでの健康保険制度で8020を目標とし，最近では8008を達成し，高齢者にも有歯顎者が増加してきた．しかし，有病者・要介護者の残された歯，歯周組織，補綴物は訪問診療によって一部治療されたかにみえるが，多くは未処置で悲惨な状況が続いている．現在までの健康保険制度，老人保険制度では多くの制約があり，これ以上の改善には限界が感じられる．新しく創設される，後期高齢者医療保険制度に期待することになる．

一方，これからの歯科診療室では，たとえば全身管理を担当する歯科医師と診療を担当する歯科医師など，複数の歯科医師が必要とされるであろう．また有病者の麻酔処置，手術，処置にあっては，術後止血状態，バイタルサインなどを観察したうえで帰すこともあり，入院設備を必要とすることも考えられるであろう．病院歯科の充実も重要であるが，歯科界の豊富な人材を結集した多くの機能をもつ民間の歯科施設（おそらくそれは有床の診療所ないし，病院）が必要ではないだろうか．とくに歯科大学のない府県において，歯科界の民間活力を導入した二次的医療を担当する歯科医療提供体制の提案がされるべきであろう．後期高齢者医療保険制度のなかには，安心安全な歯科医療が推進できる仕組みを組み込むべきで，医学的管理や連携医療の推進などが実現可能な歯科施設の提案が重要である．

④システム

　患者の最大の願いである医療安全について，個々の医院では医療安全文化システムを確立することが必須である．2007年4月から歯科診療所も医療安全推進の義務が法制化されたので，これから全国的に歯科界の医療安全が進むであろう．筆者の医院でのシステムについては次項『現場でみたヒヤリハット』にて報告する．地域歯科医師会，日本歯科医師会レベルでの対策，地域行政，国レベルでの対応などもこれから討論されていくであろう．

3. 賢い患者への提言

　医療は医療者と患者との理解と信頼の上に成り立っているものである．これまで，ともすれば医療者の責任を糾弾する風潮にあったが，NPO法人「ささえあい医療人権センター COML」の辻本好子代表は，賢い患者への提言として10箇条を提言している．

　医療者も日々の努力により賢い医療者へと成長しなくてはならないが，受ける患者も賢い患者への努力が望まれるところである．その10か条を以下に紹介する．

新・医者にかかる10箇条―あなたが"いのちの主人公・からだの責任者"
1. 伝えたいことはメモして準備
2. 対話の始まりは挨拶から
3. よりよい関係づくりはあなたも責任が
4. 自覚症状と病歴はあなたの伝える大切な情報
5. これからの見直しを聞きましょう
6. その後の変化を伝える努力を
7. 大事なことはメモをとって確認
8. 納得できない時は何度でも質問を
9. 医療にも不思議なことや限界がある
10. 治療方針を決めるのはあなたです

おわりに

　2007年4月から，歯科診療所も医療安全推進の義務が法制化され，全国的に関心が高まっている．筆者の診療所は有床診療所であることから，2003年から医療安全の義務化を受け，2006年からは歯科医師臨床研修制度へ参加したことから，医療安全推進の洗礼を受けてきた．そのたびにより専門化，高度化され，この傾向はますます強くなっていくことと思われる．歯科医師会レベルでは，新たな義務化に少々抵抗があるようであるが，保健所による検査の強化，行政指導などが控えているので，遅かれ早かれ全国的レベルで推進されることであろう．

　医療界に限らず，食品，水，建物，空気など人間生活のすべてにわたって安全が厳しくいわれている時代である．歯科界にとっては新たな義務化ととらえがちであるが，医療者の責務として受け入れていくべきであろう．自らが患者であることを考えると，結論が得られることであろう．

参考文献
1. 辻本好子．新・医者にかかる10箇条―あなたが"命の主人公．からだの責任者"．ささえあい医療人権センター COML 発行．

有病者歯科医療の周辺

2. 現場でみたヒヤリハット

医）伊東会 伊東歯科医院　**伊東隆利**

はじめに

　医療の現場はいつでもインシデント，アクシデントが起きる要因を抱えている．筆者の医院は外科処置が多い医療施設であるが，統計を取ると医療のあらゆる分野にクレーム，ニアミス，インシデント，アクシデントが発生していることがわかる．以下に，筆者の医院での取り組みについて紹介する．

筆者の医院で経験した ヒヤリハット事例

事例1

　根管充填の最中にスプレッダーで加圧をしたのち，誤ってスプレッダーの先が患者の上唇に当たり，傷をつけた．すぐに圧迫止血を行い，テラ・コートリル®軟膏を塗布し，謝罪した．患者さんは「少し痛かったけれど，今は大丈夫」ということで帰宅した．処置中，術者は切削器具など危険な物を持っていることを自覚して，その取り扱いに注意するよう職員一同に呼びかけた．

事例2

　診療終了後，使用済みカートリッジと針を処分するために廃棄箱へ持っていったところ，「針」「カートリッジ」と箱に表記しているにもかかわらず，両方が混在している状態であった．針とカートリッジを再度分け，それぞれ廃棄．心ないスタッフが，事の重大性に気づかず勝手に廃棄したものと考えられる．職員会議で報告．各自に注意を呼びかけた．

事例3

　デンタルチェアを倒すとき，背部と座部の間に患者の指が挟まってしまった．親指に腫脹，痛みがあったため，湿布薬を貼布し，テーピングして帰宅してもらったが，翌日は治まっていた．背板の上げ下げ時には，手や足（幼児の場合）を挟むこともあるので「要注意」と職員一同に呼びかけた．デンタルチェアのメーカーにも事情を報告し，改善を依頼した．

事例4

　$\boxed{7}$ のインレー調整中にインレーが舌根部に落下．驚いた患者が起き上がり，誤飲．近医院で胸部，腹部のエックス線写真を撮影をしたところ，インレーは胃の中にあった．2，3日で排出される旨説明し，帰宅してもらった．1週間後に排出を確認．この事例以来，ガーゼで舌根部，咽頭部をカバーすることを習慣づけ，誤飲，誤嚥事故は減少した．

事例5

　下顎右側歯肉の腫脹で来院．$\boxed{6}$，Per. 由来の下顎骨周囲炎の診断で，ロセフィン®1g点滴静注開始，10分後にかゆみがあってナースコール．全身に発疹，気分不良，顔色悪く血圧低下，悪寒あり．点滴内容をソルデムに変え，デカトロン®を投与．

| 図1 | 筆者の医院の安全管理体制 |

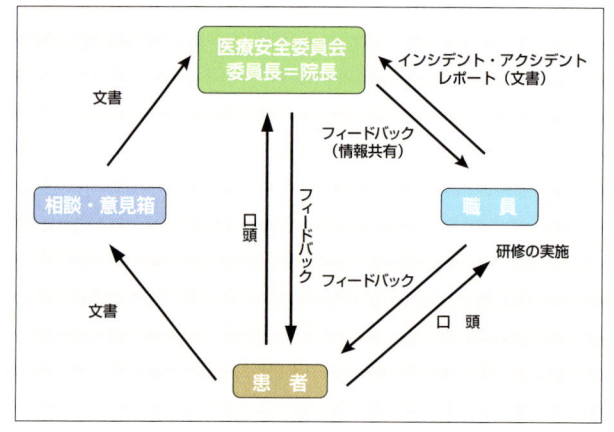

当院における医療安全管理体制（2006年1月現在）．

178

現場でみたヒヤリハット

図2 インシデント・アクシデント

> **インシデントとは**
> 日常の現場で「ヒヤリ」、「ハット」した経験で、実際に患者に施行する前に気づいた状況を指す．
> 患者に悪影響があると想定される状況すべてが含まれる．医療従事者への同様の事故予備軍も含まれる．
> （例）
> ・輸血時に血液型を間違えたが、患者に施行する前（どの時点でも）に気づいた場合．
> ・薬剤の用量を間違えたが何らかのチェックにより気がついた場合．
>
> **アクシデントとは**
> 実際に、患者に悪影響があると想定されることが行われた状況を指す．
> それによる合併症（被害）の発生の有無にかかわらず、アクシデントとなる．
> 医療従事者への事故（針刺し事故等）も含まれる．
> このうち、明らかに診療側に不注意があるときに医療過誤とよばれる．

インシデント・アクシデントの用語の定義．

図3 ハインリッヒの法則

ハインリッヒの法則．1件の重大な医療事故の背景には29件の同種の軽微な医療事故、さらに300件の同種のインシデント事故が存在する．重要なことは、①ヒヤリハットを自覚できる感性と②ヒヤリハット体験を多くの人と共有しようとする態度である．（参考文献1より引用改変）

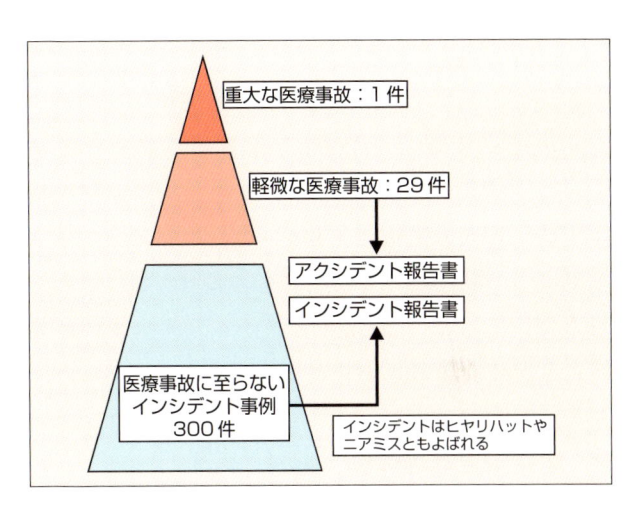

重大な医療事故：1件
軽微な医療事故：29件 → アクシデント報告書
医療事故に至らないインシデント事例 300件 → インシデント報告書
インシデントはヒヤリハットやニアミスともよばれる

2時間後発疹（−），気分回復，悪寒（−），バイタルサイン安定となり、帰宅．ロセフィン皮内テスト（−）でもアレルギー反応がでることもあるので、職員一同に注意を呼びかけ、その後は点滴中は頻繁に見回りをするようにした．

以上，筆者の医院での事例を報告したが、歯科診療中には安全を脅かす要因が多くある．こうした要因を排除するためには、常日頃から歯科医院のチームとし安全推進活動を行っていなければならない．

医療安全対策への取り組み ——インシデント・アクシデントレポートの分析

1．これまでの経過

筆者の医院は、1975年より有床施設として10床の設備を整備し、ここ数年は入院症例約300例、全身麻酔約250件で推移している．地域の二次的な医療の担当施設として小規模ながらも機能を果たしてきた．

第4次医療法改正で、これまで病院規模以上に求められていた医療安全推進の義務が有床施設まで拡

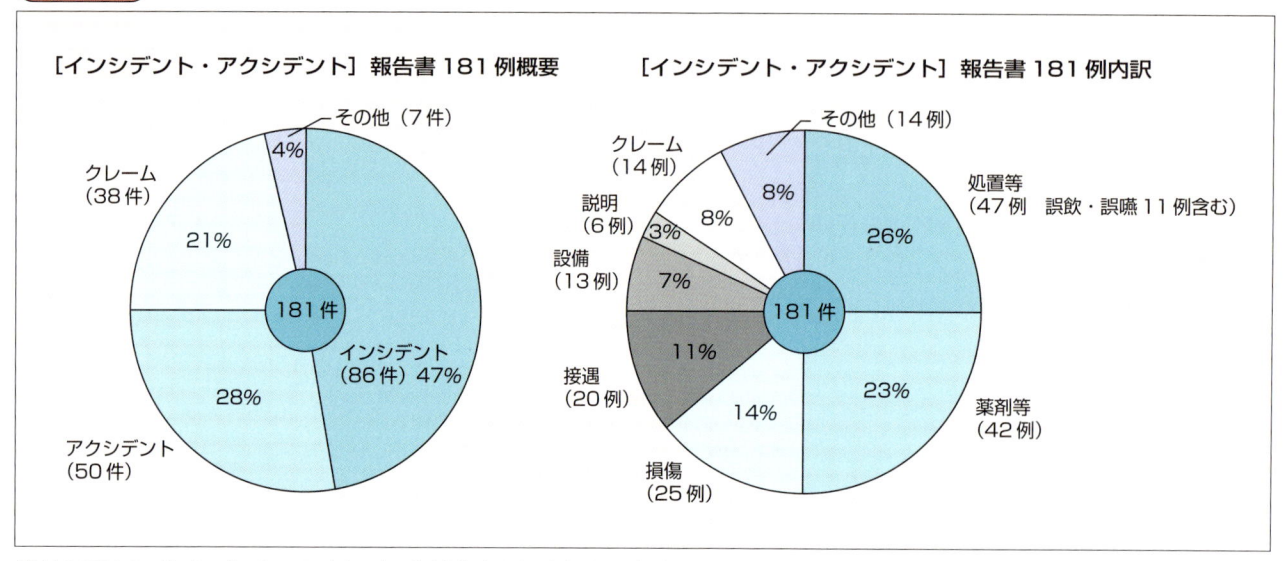

Part 6　有病者歯科医療の周辺

図4　筆者の医院のインシデント・アクシデント報告書

筆者の医院のインシデント・アクシデント報告書181例の概要と内訳（2001年5月～2006年7月）．

大されたことにより，筆者の医院も医療安全推進を自らのテーマとして2001年より取り組むことになった．また，2006年からの厚生労働省歯科医師臨床研修制度の実施にともなって，研修施設である当院はこの制度からも医療安全の義務を負うこととなった．そして，2007年4月から，すべての診療所にも医療安全推進が義務化されることになった．

2. 医療安全管理体制（図1）

筆者の医院では，2002年に「医療安全指針」，「医療安全マニュアル」を定め，「医療安全委員会」，「院内感染予防委員会」の設置，ヒヤリハットの情報収集（2001年より開始），職員研修を柱として活動を行ってきた．

3. ヒヤリハット分析（インシデント・アクシデントレポート　図2）

安全についてはハインリッヒの法則（図3）が有名であるが，重大な事故が起きるには29件の軽度事故が起こっており，その裏には300件のインシデントがあるとされている．筆者の医院ではこの原則に従って小さなインシデント・事故を大きく捉えて全職員で情報を共有し，事故予防，再発防止に取り組んでいる．

図4は2001年5月～2006年7月までの間に報告された，181件の筆者の医院におけるインシデント・アクシデントレポートの内訳である．インシデント86件（47％），アクシデント50件（28％），クレーム38件（21％）であった．内容別では処置上の問題47件（26％，誤飲・誤嚥11件を含む）でもっとも多く，ついで薬剤上の問題42件（23％），損傷25件（14％），接遇20件（11％），設備13件（7％），他であった．

4. 職員研修

年2回の医療安全研修会・院内感染予防研修会を全職員対象に行っている．毎月行われる医療安全委員会，院内感染予防委員会の翌日は全体職員会議で，事例の報告がなされている．教訓的な改善策について，全職員に向けて提案される．

2004年に日本医師会医療安全推進者養成講座を院長が受講し，つづいて2006年には職員2人が同講座を受講し，医院の医療安全管理者となった．本講座の歯科関係者の受講は少なかったが，歯科医療者向けのこのような講座が望まれるところである．

受講前の2001年5月～2004年3月までと，その後の2004年4月～2006年7月まで，インシデント・アクシデントの発生件数を比較すると著明に減

少している．また，インシデント・アクシデントが起きた患者のその後の筆者の医院における受療中止状況をみると，受講前7件であったのが，受講後は1件で，発生後の職員の対応についても進歩があったと考えられる．

救命救急処置（Basic Life Support：BLS）の訓練については，全職員が1年に1回は受けるよう毎月BLS委員会による救命救急処置訓練を行っている．2007年4月から医療安全管理者の配置に加えて，医薬品安全管理担当者と医療機器管理者の配置および業務手順書，保守・点検の実施が法制化され，筆者の医院も現在対応を検討中である．

おわりに

「災い」は忘れたころにやってくる，とはよく言ったものである．アクシデント（医療事故）もそうである．インシデントの積み重ねのときに気付き，対応し，改善するという習慣がアクシデント予防の要である．そのためには，職場において，患者のための医療という理念で自由な発言ができるという，職場風土が必要であろう．

参考文献
1. 東京歯科大学千葉病院医療安全管理委員会．東京歯科大学千葉病院医療安全管理マニュアル第2版．2004．

有病者歯科医療の周辺

3. 他の医療機関への紹介状，照会状の書き方

医）伊東会 伊東歯科医院　**伊東隆利**

はじめに

　歯科界内部のこれまでの紹介状は，専門が別である，あるいは高度な治療・手術を必要とするので「お願いします」といった紹介のあり方が多かったと考えられる．国民がいろいろな医療機関を受診し，手術・処置・投薬を受け，高度な医学的管理を受けている現状では，歯科医師は医師に対してこれまでのようなただ「お願いします」というような紹介でなく，患者さんの医学的管理と歯科治療・手術との関係を聞き取り，診断・判断をしなくてはならない時代となっている．紹介状は言葉遣い，また自筆であれば書体などをとおして歯科医師としての品格が表れるので，向上，熟達が必要であることも注意しなければならない．

医療連携の背景

　現在，日本の医療は2001年に「今後の我が国の医療の目指すべき姿（21世紀の医療提供の姿）」として策定された政策に従って動いている．その具体的事項として，
①患者の選択権の尊重と情報提供（患者の視点の尊重と自己責任，情報提供のための環境整備，広告）
②質の高い効率的な医療提供体制（標準化，EBM，クリニカルパス）
③国民の安心のための基礎づくり（地域医療の確保，医療安全対策，情報化）
を，高齢少子社会，医療経済基盤の確立，医学・医療の進歩，国民の意識の変化への対応としてあげている．
　こうした施策に従って，医療・歯科医療の現場では，前の項目（歯科診療行為に関連した偶発事例と今後の展望）でも述べたように医療機能分化が進み，患者が1つの医療圏のなかでいくつかの医療施設を受診し，医療連携を通じて質の高い，効率的で，医療経済的にもリーズナブルな医療を受けられるシステムづくりが目指されている．その基本的な考えは，患者に選択権があるということである．そのための情報提供は必須であり，また医療圏のなかでいくつかの医療施設でスムーズに医療が行われるためには，共通のレベル──医療水準，共通の言葉──クリニカルパスが必要とされる．そのもっとも身近な媒体となるのが，紹介状・照会状・診療情報提供書である．
　以上のような背景の下に診療報酬上でもその評価

図1　診療情報提供料（I）の様式

社会保険診療報酬歯科点数表で定められている診療情報提供料（I）の様式．

182

他の医療機関への紹介状，照会状の書き方

図2 医療連携のシステム

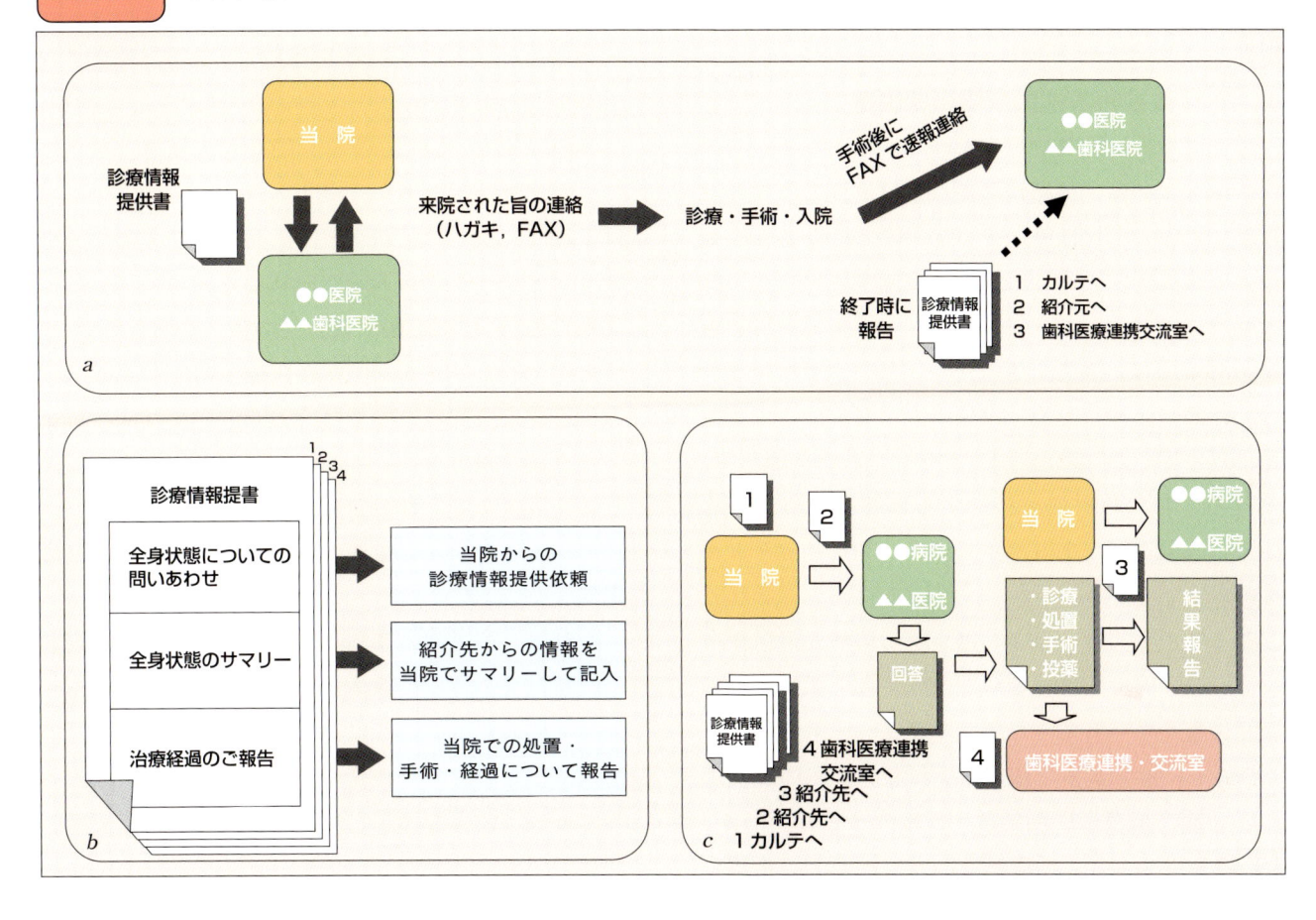

診療情報提供料（Ⅰ）

　社会保険診療報酬歯科点数表の解釈では，診療情報提供料の算定要件として「保険医療機関が，診療に基づき他の医療機関での診療の必要性等を認め，患者に説明し，その同意を得て当該機関に対して，診療状況を示す文書を添えて患者の紹介を行った場合に，紹介先保険医療機関ごとに患者一人につき月1回に限り算定する」と規定されている．また様式については，図1に示すように規定されている．

　内容については，一般医科の医師が歯科の治療・手術について把握できないことが多いので，歯科診療・手術について簡潔に情報提供する必要がある．

がなされており，紹介状として名刺などに「よろしく」と書いただけなどの形式は成り立たなくなっている．

筆者は局所麻酔剤（8万分の1エピネフリン添加）を使用するかどうか，またどのくらい使用するか，観血的処置・手術であれば出血量および必要な時間，などを記載するようしている．また，術後に抗生剤，消炎鎮痛剤，止血剤の使用の予定があれば記載する．

　紹介状，照会状を通じて，このような処置・処方に対して患者のもつ基礎疾患とその医科的管理のなかで問題となることを教示してもらうことが重要で，歯科処置の可能性の是非について聞くことは避けねばならない．高齢者の多くは基礎疾患を有する有病者で，しかも複数の疾患を抱えていることも多い．こうした患者は医療圏のなかで急性期病院を経て療養型や慢性型施設でのリハビリ後，地域のかかりつけ医による高度な医学的管理を受けている．われわれ歯科医師の処置・手術・投薬がこれらの管理に破綻を起こさせてはならない．

筆者の医院での試み

1．3～4枚複写式診療情報提供書

　図2は筆者の医院で行っている医療連携のシステムを示している．診療情報提供書は原則として3枚複写であり，1枚はカルテに，1枚を紹介先へ，最後の1枚は医院の歯科医療連携交流室に保管し，臨床統計などに資している（図2a）．有病者歯科診療にあたっては，さらにもう1枚追加し，4枚複写とし，診療終了後に処置・手術中の状況を示して照会先に送っている（図2b, c）．こうしたことを通じて，医科の医師に歯科処置に対する理解を深めてもらい，以後の適切なアドバイスに活かされればと考えている．

　こうした考えは，筆者と国立病院機構九州医療センター脳血管センター脳血管内科矢坂正弘医長との談話のなかからでてきた案で，ひとまず筆者のほうで図2右に示すような紹介状を作り，実験的に使用している．筆者の医院では4枚綴りとしているが，3枚綴りでも十分に機能すると思われる．ご希望の方がおられたら，筆者に連絡していただければ配送するので，ご連絡いただきたい．歯科医師にとっても，医師にとっても，患者さんに対する連携医療の流れがわかりやすくなっている．

2．診療情報提供の事例

　以下に4枚複写式診療情報提供書の実際の使用例を紹介する．

　症例は65歳の男性で，右下奥の腫れと痛みを主訴として来院．医療面接によると5年前に，急にふらつき，意識がなくなって救急車で運ばれ，脳梗塞の診断で抗凝固療法が行われ救命に成功．幸い外見上後遺症もない．現在，高血圧，糖尿病があり，降圧剤服用で120/80mmHg，血糖降下剤服用で空腹時血糖130mg/dl，血液をサラサラにする薬を服用中とのこと．

①以上のような症例に対して，筆者の医院では以下のような紹介状と記録を残した．

・紹介状の1段目にこれまでの歯科的症状と当方の検査結果と処置方針を記載．

・6̄歯根破折をともなう歯周組織炎で，保存療法不可で抜歯が適応である旨記載．

・抜歯については，局麻剤として2％キシロカイン（8万分の1エピネフリン含有），1.8ml×2本使用．出血は10ml程度，時間は15分位と記載．

　また追加事項として，最近の学会の方向性としてはINRが2.0～3.0であれば休薬なしで抜歯後出血はコントロールできる旨を記載した．

②数日後，内科主治医から以下のような回答を得た．

・血圧130ml/70Hg，血糖値115mg/dl，HbA1c6.1，INR2.3．抜歯に支障を与えるデータではありません．INRは2.3でしたので，休薬なしで休薬によるリスクをできたら回避しましょう．

③内科主治医からの返事の要約を紹介状の2段目に記入．

　数日後，抗生剤の予防投与を前日から行い，除石や口腔ケアを行って抜歯した．抜歯中，ややサラサラした出血が多いように感じたので緊密な縫合によりほぼ止血，念のため術前に製作した床副子を装着して無事に抜歯を終了した．翌日，洗浄時に後出血はなく，床副子を外したが後出血は認めなかった．

④以上の手術・処置の要約を紹介状の3段目に記入．

　内科主治医に返送し，今後の参考資料としていただいた．

⑤紹介→回答→処置の状況報告といった一連の流れが1枚に記載された紹介状の1枚目をカルテに，4枚目を連携医療室（後述）に保管した．

3．歯科医療連携交流室の設置

　筆者の医院では，2003年より歯科医療連携・交流室を設置し，紹介状，照会状，診療情報提供書などの一括管理を行っている．連携医療室には兼任ではあるが，歯科衛生士1名が配属され，紹介患者，依頼患者の患者情報をデータ化し，一時的報告としてハガキを直ちに紹介元に送付している．また診療情報提供書を一括管理することで，手術報告，診療報告，かかりつけ医，かかりつけ歯科医への紹介や依頼の状況，医科への対診の状況が整理しやすくなっている．連携室の設置で，これまで以上に患者や医療施設の状況が把握できるようになった．

おわりに

　一般的に，歯科医師は他科医師との診療情報のやり取りは苦手と考えられている．かつて，歯科医院に来院する患者さんには有病状態の人は少なかった．元気で健康上あまり問題のない人が患者さんとして来院していた．他科の医師にかかっている人も少ないので，尋ねることもなかった．しかし，現代の日本人は外観的に健康そうに見えても高度な医学的管理を受けている人が多い．歯科医師が不用意にその医学的管理を破綻させるようなことがあると，医科を交えての医療訴訟に発展する可能性もある．密度の高い診療情報の交換が必要である．医師に情報提供を求めた後，われわれ歯科医師の処置・手術の結果について報告すると，より医科と歯科の連携が深くなると考えている．

参考文献
1. 白川正順，伊東隆利，河村博（編）．有病者歯科診療．東京：医歯薬出版，2000．

有病者歯科医療の周辺

4. 疾患と検査値

東大宮総合病院歯科口腔外科　鈴木雅之

はじめに

慢性疾患を有しながら生活をしている，いわゆる「有病者」が増加している昨今，われわれ歯科医師が歯科治療を行ううえで，その患者の全身状態を検査値として客観的に把握しておく必要がある．検査にはいくつもの項目があるが，ここでは，血液学検査と生化学検査の正常値と異常値を示した場合の疾患を記載する．

血液学検査

血液検査には，末梢血液に対する一般的な検査や骨髄内の細胞分類，造血細胞の分布，異常細胞の有無を調べる検査があり，その他凝固に関する検査がある．

生化学検査

生化学検査とは，疾患の鑑別（病的な臓器の特定，病気のステージ）や治療のモニタリングや臨床経過の判定に重要な検査である．検査材料としては，一般的に血清を用いるが，血漿，尿，胸水，腹水，髄液，血球などが用いられ，化学的に分析される．

表1　血液一般検査①

検査項目	正常値	異常値を示す疾患
赤血球数（RBC）	男 $4.27 \sim 5.70 (\times 10^6/\mu L)$ 女 $3.76 \sim 5.00 (\times 10^6/\mu L)$	増加：脱水，腎障害　減少：貧血
ヘモグロビン量（Hb）	男 13.5〜17.6（g/dL） 女 11.3〜15.2（g/dL）	大球性貧血（HCV増加），悪性貧血，肝障害性貧血，葉酸欠乏
ヘマトクリット（Ht）	男 39.8〜51.8（%） 女 33.4〜44.9（%）	甲状腺機能低下症など，正球性貧血（HCV正常）
平均赤血球容積（HCV）	男 82.7〜101.6（fL） 女 79.0〜100.0（fL）	白血病，再生不良性貧血，悪性リンパ腫など，小球性貧血（HCV低下）
平均赤血球ヘモグロビン量（MCH）	男 28.0〜34.6（pg） 女 26.3〜34.3（pg）	鉄欠乏性貧血など
平均赤血球ヘモグロビン濃度（MCHC）	男 31.6〜36.6（%） 女 30.7〜36.6（%）	
網赤血球数	男 2〜27（%） 女 2〜26（%）	

表2　血液一般検査②

検査項目		正常値	異常値を示す疾患
白血球数（WBC）		成人 3,500～9,000（/μL） 小児（6～14歳）6,000～1,0000（/μL） 幼児（5歳以下）6,000～11,000（/μL）	好中球　増加：細菌感染症（肺炎，敗血症），血液疾患（白血病） 組織損傷（心筋梗塞），非感染性炎症（リウマチ），悪性腫瘍，薬物（ステロイドなど）
白血球分画	好中球（N）	40～60（%）	減少：炎症の一部（ウィルス感染の一部），肝硬変，放射線障害など
	リンパ球（Ly）	18～50（%）	リンパ球　増加：ウィルス感染症，急性，慢性リンパ性白血病，甲状腺機能亢進症，薬物過敏症など 減少：リンパ腫，再生不良性貧血
	単球（Mo）	2～10（%）	単球　増加：感染症の一部，原虫，リケッチア症，中毒の一部，急性炎症の回復期，単球性白血病
	好酸球（Eo）	1～5（%）	好酸球　増加：アレルギー疾患，寄生虫疾患，白血病の一部
	好塩基球（Ea）	0～5（%）	好塩基球　臨床的意義不明
血小板数		15～40（×10^4/mm^3）	増加：本態性血小板血症，真性多血症，出血，外傷，感染症など 減少：血小板生成の低下；再生不良性貧血，急性白血病，血小板消費の増加；特発性血小板減少性紫斑病，SLE，悪性貧血，輸血後，敗血症，多量の出血，播種性血管内凝固症候群（DIC）

表3　凝固・線溶系検査

検査項目	正常値	異常値を示す疾患
出血時間	1～5分	延長：血小板減少症，血小板無力症，血管性紫斑病など
プロトロンビン時間（PT）	10～15秒	延長：Ⅱ，Ⅴ，Ⅶ，Ⅹ因子の欠乏，ビタミンK欠乏症，肝疾患
トロンボプラスチン時間（APTT）	30～50秒	延長：先天性凝固因子欠乏症（Ⅰ，Ⅱ，Ⅴ，Ⅷ，Ⅸ，Ⅹ，Ⅺ，Ⅻ），肝機能障害，尿毒症，DIC，抗凝固薬の使用（ワーファリン，ヘパリン）
フィブリノーゲン量（Fg）	200～400（mg/dL）	増加：感染症，悪性腫瘍，ショック，脳血栓，心筋梗塞，ネフローゼ症候群 減少：DIC，大量出血，肝障害，巨大血栓症，先天性無フィブリノーゲン血症
フィブリン分解産物（FDP） Dダイマー	10μg/mL以下 1.0μg/mL以下	増加：DIC，心筋梗塞，血栓症
ヘパプラスチンテスト（HPT）	70～130（%）	延長：肝細胞疾患（肝炎，肝硬変），ビタミンK欠乏症，DIC
トロンボテスト（TT）	70～130（%）	先天性凝固因子（Ⅱ，Ⅶ，Ⅹ）欠乏症，ワーファリンによる経口抗凝固療法
赤血球沈降速度（血沈，ESR）	男 2～10（mm/h） 女 3～15（mm/h）	亢進：炎症，細菌感染，組織破壊，膠原病，急性白血病，ネフローゼ症候群，肝硬変，多発性骨髄腫，貧血，妊娠 遅延：DIC，多血症，慢性肝炎，フィブリノーゲン減少

Part 6 有病者歯科医療の周辺

表4 生化学検査①

検査項目	正常値	異常値を示す疾患
電解質・金属		
血清ナトリウム（Na）	139〜146（mEq/L）	増加：水分摂取不足，脱水症，クッシング症候群，ナトリウム過剰摂取，原発性アルドステロン症など
		減少：下痢，嘔吐，ネフローゼ症候群，アジソン病，心不全，腎不全，悪性腫瘍
血清カリウム（K）	3.7〜4.8（mEq/L）	増加：腎不全，アジソン病，火傷，代謝性アシドーシス，溶血性疾患など
		減少：下痢，嘔吐，ネフローゼ症候群，原発性アルドステロン症，筋無力症
血清クロル（Cl）	101〜109（mEq/L）	増加：過換気症候群，脳炎，下痢
		減少：呼吸器疾患による呼吸抑制，嘔吐，原発性アルドステロン症など
血清カルシウム（Ca）	9〜11（mg/dL）	増加：原発性副甲状腺機能亢進症，ビタミンD中毒，サルコイドーシス，アジソン病
		減少：副甲状腺機能低下症，ビタミンD欠乏，骨硬化症など
血清リン（P）	2.5〜4.5（mg/dL）	増加：副甲状腺機能低下症，腎不全，多量の細胞崩壊
		減少：副甲状腺機能亢進症，ビタミンD欠乏，尿細管性アシドーシス
血清鉄（Fe）	男60〜200（μg/dL） 女50〜160（μg/dL）	増加：再生不良性貧血，悪性腫瘍，急性肝炎の初期 減少：鉄欠乏性貧血，出血性貧血，慢性炎症性疾患
血清マグネシウム（Mg）	1.2〜2.3（mg/dL）	増加：腎不全，アジソン病，甲状腺機能低下症，高度のマグネシウム摂取
		減少：アルコール中毒，原発性アルドステロン症，腸切除，人工透析など
蛋白関連		
総蛋白（TP）	6.5〜8.2（g/dL）	増加：多発性骨髄腫，マクログロブリン血症，肝硬変，慢性炎症，悪性リンパ腫
		減少：ネフローゼ症候群，悪液質，重症肝障害，急性感染症など
アルブミン（Alb）	3.8〜5.1（g/dL）	減少：重症肝障害，ネフローゼ症候群，栄養不良，蛋白漏出性胃腸症
含窒素成分		
血清尿素窒素（BUN）	8〜20（mg/dL）	増加：蛋白の過剰摂取，組織の崩壊，乏尿，腎機能障害
		減少：肝障害，妊娠
血清クレアチン（Cr）	男0.7〜1.2（mg/dL） 女0.6〜1.0（mg/dL）	増加：筋ジストロフィー，多発性筋炎，甲状腺機能亢進症など 減少：甲状腺機能低下症，肝障害など
クレアチニン・クリアランス（Ccr）	70〜130（mL/秒）	増加：腎不全，尿毒症など 減少：筋ジストロフィーなど
血清尿酸（UA）	男0.7〜1.2（mg/dL） 女1.8〜5.2（mg/dL）	増加：白血病，多血症，糖尿病，痛風，急性・慢性腎炎，アルコール中毒など
		減少：キサンチン尿症，ウィルソン病
血清ビリルビン（Bil）		
総ビリルビン（T-Bil）	0.3〜1.2（mg/dL）	増加：肝炎，肝硬変，アルコール性肝炎，肝癌，胆石症，胆道癌
直接ビリルビン（D-Bil）	0.1〜0.5（mg/dL）	増加：溶血性貧血，悪性貧血，薬物中毒，新生児黄疸
アンモニア（NH₃）	12〜66（μg/dL）酵素法	増加：劇症肝炎，火傷，ショック，先天性尿素サイクル酵素欠乏症

疾患と検査値

表5　生化学検査②

検査項目	正常値	異常値を示す疾患
酵素		
AST	8〜33（IU/L）	増加：急性・慢性肝炎，肝硬変，アルコール性肝炎，心筋梗塞
ALT	4〜45（IU/L）	増加：急性・慢性肝炎，肝硬変，脂肪肝，肝腫瘍，筋疾患
LDH（乳酸脱水素酵素）	180〜460（IU/L）	増加：慢性肝炎，肝硬変，心筋梗塞，白血病，悪性リンパ腫，溶血性貧血など
ALP（アルカリフォスファターゼ）	80〜260（IU/L）	増加：骨疾患（クル病，悪性骨腫瘍），肝胆道疾患，妊娠後期
		減少：慢性腎炎，壊血症，甲状腺機能低下症
LAP（ロイシンアミノペプチダーゼ）	30〜78（IU/L）	増加：肝胆道疾患，リンパ系疾患など
CK（クレアチンキナーゼ）	男 43〜272（IU/L） 女 30〜165（IU/L）	増加：心筋疾患，心筋梗塞，筋ジストロフィー，甲状腺機能低下症など
AMY（アミラーゼ）	44〜127（IU/L）	増加：唾液腺疾患（ムンプス・耳下腺炎），アミラーゼ産生腫瘍，膵疾患
リパーゼ	9〜55（IU/L）	増加：急性・慢性膵炎，膵癌，膵管閉塞など
		減少：膵全摘後，膵癌末期，慢性膵炎末期
γ-GTP	男 8〜50（IU/L） 女 6〜30（IU/L）	高度上昇：薬剤性肝障害　中等度上昇：閉塞性黄疸，アルコール性肝炎，慢性肝炎，肝硬変　軽度上昇：急性肝炎，肝癌
ChE（コリンエステラーゼ）	120〜460（IU/L）	増加：ネフローゼ症候群，甲状腺機能亢進症，脂肪肝
		減少：肝疾患，悪性腫瘍，感染症，有機リン酸中毒，栄養失調
ALD（アルドラーゼ）	1.7〜5.7（IU/L）	増加：筋ジストロフィー，多発性筋炎，心疾患，溶血性貧血，白血病，悪性リンパ腫
脂質		
総コレステロール（TC）	130〜220（mg/dL）	増加：家族性高コレステロール血症，ネフローゼ症候群，甲状腺機能低下症，クッシング症候群，糖尿病
HDL-コレステロール	男 37〜50（mg/dL） 女 41〜66（mg/dL）	増加：家族性高コレステロール血症，ネフローゼ症候群，甲状腺機能低下症
		増加：原発性胆汁性肝硬変，薬物投与
		減少：動脈硬化症，肝疾患，糖尿病，肥満，甲状腺機能亢進症，高リポ蛋白血症
中性脂肪（TG）	30〜150（mg/dL）	増加：糖尿病，動脈硬化，ネフローゼ症候群，甲状腺機能低下症，閉塞性黄疸
		減少：肝障害，甲状腺機能低下症，悪液質
糖質		
血糖（BS,GLU）	空腹時 60〜110（mg/dL）	増加：糖尿病，甲状腺機能亢進症，クッシング症候群，慢性肝炎，肥満
		減少：甲状腺機能低下症，膵内分泌腫瘍，腎性糖尿
糖化ヘモグロビン（HbA1c）	4.3〜5.8（%）	増加：糖尿病，腎不全，異常ヘモグロビン血症
		減少：多量出血，溶血性貧血
フルクトサミン	205〜285（μmol/L）	
膠質反応		
硫酸亜鉛混濁試験（ZTT）	0〜5（U）	増加：肝硬変　慢性肝炎，肝癌
チモール混濁試験（TTT）	4〜12（U）	増加：ウイルス性肝炎など肝実質障害，慢性肝炎，肝硬変

おわりに

歯科医師として有病者についてだけでなく健常者においても，正常および異常の判定を行う能力をもつことは，検査項目と検査値を基礎的知識として把握しておくことがkey pointになる．そして歯科治療の可否の判定をくだすことが歯科医師に今後要求されるものと考える．

参考文献

1. 河合忠，橋本信也（編集）．臨床検査のABC．日本医師会雑誌 臨時増刊 1994；112（6）．
2. 江口正信，土屋陽子，半田雅則，川口詳司，原田勉，野中美枝子．検査値ガイドブック．東京：医学芸術社，2002．

有病者歯科医療の周辺

5. 安全対策としての救急トレーニング

鶴見大学歯学部口腔外科学第一講座　石井宏昭

はじめに

　厚生労働省の平成17年の調査によると，1日に歯科医院を受診する患者は127.7万人であり，このうちの37万人，すなわち歯科医院を受診する29％の患者は65歳以上の高齢者となっている．高齢者は生活習慣病（高血圧，糖尿病，心疾患，脳血管疾患，癌，肥満，高脂血症）などに代表されるさまざまな疾患に罹患していると考えられ，このようなリスク因子が存在すると，歯科治療中に患者の容態が急変して救急処置が必要になる機会は今後増加することはあっても減少することは決してない．また，高齢者の摂食嚥下機能は低下し，脳卒中で片麻痺などを後遺している患者が歯科医院を受診する機会も増加すると予想されるが，このような患者は歯科治療中に異物を誤飲または誤嚥する可能性が増大する．

　以上のごとく，歯科医師の治療対象となる患者は，元々何かしらの疾病を有しているリスクの高い有病者であるところに，さらにストレスのかかる歯科医療を行っていることに留意しなければならない．

救急講習の現状と歯科医療事故の実態

　現在，歯科医師が受講している救急に関する講習会は，偶発症の対策や救急薬剤の取り扱いを中心に行われている．その内容は講義が主体であり，CPR（CardioPulmonary Resuscitation：心肺蘇生）などの実習は，設けられていてもその時間は短いことが多い．また，救急薬剤の配布などを積極的に行っている歯科医師会も多い．

　ところが，日本歯科麻酔学会などの報告によると，歯科治療と関連した死亡例は年間3.7人と報告されており，内訳は心不全31％，脳血管疾患25％，薬物ショック9％，窒息12％，不明23％となっている．死亡例の特徴を詳細にみてみると，心不全と脳血管疾患が全体の約6割を占め，その多くは40歳以上の中高年であった．また，窒息の71％は5歳以下の幼児と報告されている．これに対し，薬剤が死亡の直接原因となったものは9％と意外に少ない．また，局所麻酔薬の偶発症のほとんどが薬剤に直接起因したものではなく，疼痛や緊張に起因するストレスによるものと報告されている．このことは，従来歯科医師が受講していた救急に関する講習会は，現在の歯科診療中の偶発症の現状を考えると，必ずしも適切でないことを示唆している．よって，口腔外科や歯科麻酔の経験のある歯科医師であっても，歯科医院内での患者急変に対し，歯科衛生士とともにモニターを装着してCPRを行いながら静脈路を確保して適切な薬剤の選択を行うというような

図1

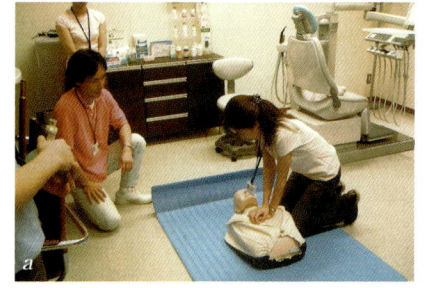

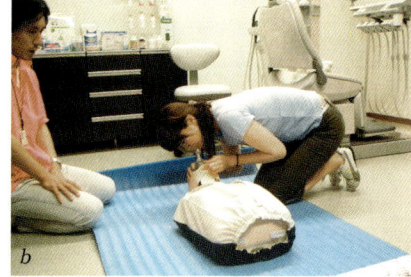

学内BLSコースは，歯科医院での急変を想定し，ユニットが1台設置された個室診療ブースで行っている（成人のCPR）.

図2

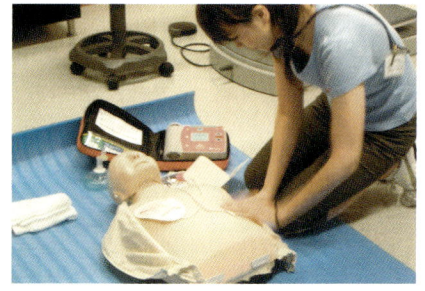

AEDの操作練習.

図3

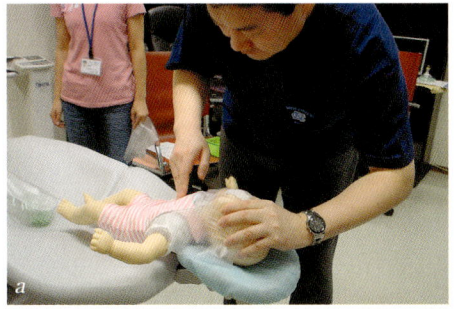

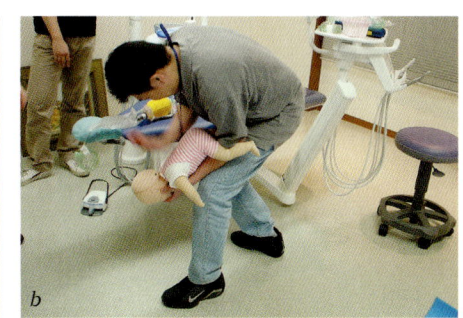

乳児のCPRと気道の異物除去.

図4

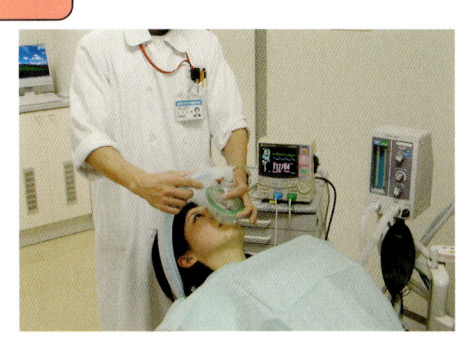

歯科医院での患者急変を想定し，ユニットを水平位にして酸素の準備を行い，モニターを装着してAEDを取り寄せる．必要があれば119番通報を行う．このようなシミュレーションを歯科衛生士，受付などのスタッフとともに，ときどき練習するとよい．

シナリオは現実的に困難である．

適切な救命救急トレーニング

　歯科治療と関連した死亡例が，中高年では心疾患と脳血管疾患，幼児では窒息であるという結果から考えると，歯科医師がまず行わなければならない救急トレーニングは，座学主体の偶発症の講義や静脈路の確保と緊急薬剤の選択でないことは明らかである．中高年の患者では病態を把握して適切なCPRとAEDを用いること，幼児では速やかに気道異物の除去を試みることが救命に繋がる．救急処置ではなく救命処置を念頭におくべきである．

　このような現状を踏まえ，筆者の施設では，2005年より鶴見大学心肺蘇生研究会を開設して一次救命処置（BLS）講習会を行っている．その講習内容は，成人の心臓発作・脳卒中・異物による気道閉塞・呼吸停止・心停止・AEDの使用法，小児では人工呼吸・CPR・異物による気道閉塞である．これらは，前述した死亡原因の多くを網羅しているので，歯科治療中の偶発症対策としては必要十分な内容であると考え，歯科医師，看護師，歯科衛生士を対象に5時間30分の講習を行っている．講義はほとんど行わず実技練習に主眼を置き，適切なスキルが身につかなければ患者を救命することはできないことを繰り返し説明している．また，歯科技工士，放射線技師，病院事務職員などには，成人のCPRとAEDの使用法を主体とした3時間30分の講習を行い，病院内のどこで患者が倒れても，誰でもすぐに駆けつけて救命できるように指導を行っている．

　もっとも大事なことは，救命できる技術（スキル）を有し，それが長期にわたり維持できているか，である．

おわりに

　今後，有病高齢者が治療対象の主体となる歯科医師にあっては，ABM（A：AEDの設置，B：BLS，M：Monitorの設置）を実践することが望ましい．すなわち，歯科医師は適切な一次救命処置講習を受け，院内にAEDとモニターを準備することにより，歯科診療中の致死的偶発症の多くを予防または対応することが可能となる．

参考文献
1. 金子譲．歯科医療の安全確保のために一次救急救命処置―AEDと医科研修―．日歯医誌 2005；1：39-53．
2. 石井宏昭，他．鶴見大学歯学部附属病院における救命救急講習の取り組み．日有病歯誌 2007；2：69-75．

有病者歯科医療の周辺

6. 有病者歯科医療とその報告事例

明海大学歯学部病態診断治療学講座口腔顎顔面外科学第1分野　嶋田　淳

はじめに

　昨年発表された日本人の平均寿命は女性が連続世界一，男性も世界2位であった．高齢者人口の増加は，種々の疾病を有するいわゆる有病者の数が増加してきていることを表しているが，22年間にわたり住民の突然死，急死の原因を剖検例から調査した報告（図1）によれば，1位が脳出血，2位が心筋梗塞，3位がくも膜下出血であり，その他も含めて突然死・急死の原因はほとんどが心循環器系疾患と脳血管疾患である．したがって，歯科医院において歯科治療中にこれらの疾患が発生し患者が死亡することは十分に予想される．歯科治療中におけるそのよ

図1 突然死・急死の死因 846 剖検例

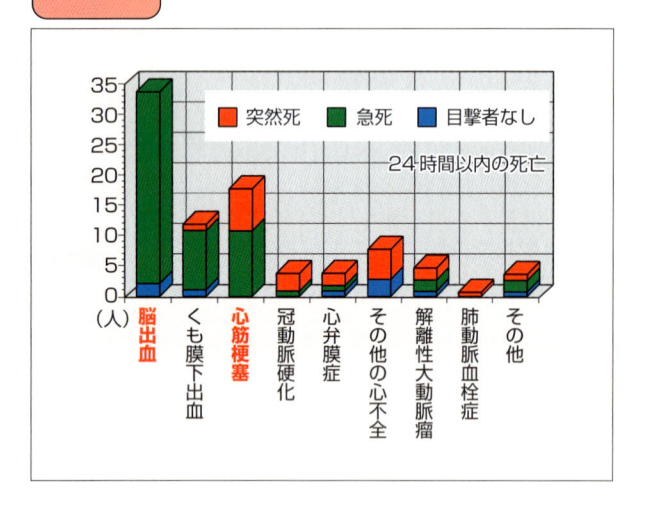

久山町の 22 年間（1961〜1983 年）の死亡者 1,088 名のうち 860 剖検例（剖検率 79％），20 歳以上 846 例（上田一雄．1991，5：最新医学より改変引用）．

表1 抜歯に際して注意すべき全身疾患／状態

①高血圧心疾患
②疾患
　1）狭心症
　2）心筋梗塞
　3）心臓弁膜症
③脳血管病変
④内分泌疾患
　1）糖尿病
　2）甲状腺機能亢進／機能低下
⑤副腎皮質機能不全
⑥腎疾患
⑦アレルギー性疾患
　1）喘息
　2）薬物アレルギー
⑧出血性素因
⑨放射線照射の既往
⑩感染症
　1）HB（B型肝炎）
　2）HCV（C型肝炎）
　3）HIV
　　（ヒト免疫不全ウイルス感染症）
⑪月経
⑫妊娠
⑬てんかん

表2 歯科治療中に発生する可能性のある生命を脅かす重篤・緊急の全身合併症

①心筋梗塞
②脳出血・脳梗塞
③アナフィラキシーショック
　（喘息発作重積状態）
④局所麻酔薬中毒
⑤気道異物・気道閉塞

図2 メタボリック症候群の診断基準

必須項目
内臓脂肪蓄積
　ウエスト周囲径　男性≧85cm
　　　　　　　　　女性≧90cm
　（内臓脂肪面積　男女とも≧100cm²に相当）

＋

選択項目
これらの項目のうち2項目以上

高トリグリセライド血症　　　≧150mg/dL
かつ／または
低HDLコレステロール血症＜　40mg/dL
収縮期（最大）血圧　　　　　≧130mmHg
かつ／または
拡張期（最小）血圧　　　　　≧ 85mmHg
空腹時高血糖　　　　　　　　≧110mg/dL

＊CTスキャンなどで内臓脂肪量測定を行うことが望ましい．
＊ウエスト周囲経は立ったまま，軽く息をはいた状態でへそまわりを測定する．
＊高トリグリセライド血症，低HDLコレステロール血症，高血圧，糖尿病に対する薬剤治療を受けている場合は，それぞれの項目に含める．

（日本内科学会雑誌 1995：94（4）；188より改変引用）

図3 角膜輪（老人環）

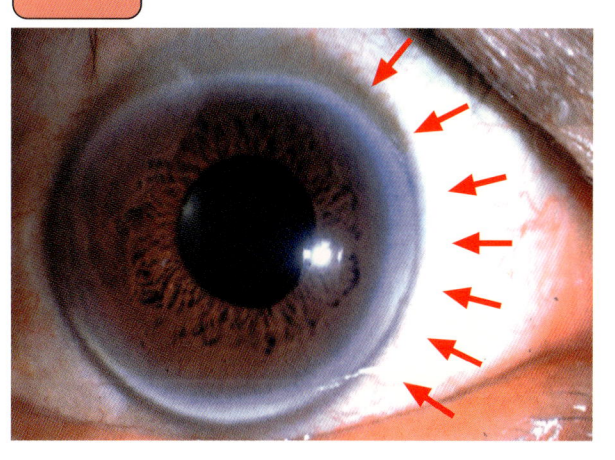

うな合併症の発生は防止されるべきであるが，血管収縮薬を含有した局所麻酔を使用した観血的処置の場合には，表1に示す疾患や状態に注意する必要がある．もし，歯科医院の治療ユニットの上で患者の命が脅かされるような全身的合併症が発生するとしたら，表2に示す5つの代表的事例が考えられる．

歯科治療と有病者

有病者に対して歯科治療を行う際に高次医療機関に患者を紹介する疾患の種類については，その基準について190名の患者を対象に調査した論文（尾口仁志他．歯科治療における高次医療機関への紹介患者基準について．歯科臨床研究 2004；1（2）：52-59.）では，高血圧症（54.5％），脳血管障害（10.9％），心臓疾患（29.7％），糖尿病（15.2％），その他（腎臓疾患，肝臓病，てんかん，甲状腺疾患など）となっている．その結果，歯科治療時に生じた偶発症の発生率は20.5％で，その種類は血圧上昇（74.4％），血圧下降（28.2％），頻脈（38.5％），意識消失（2.6％），呼吸抑制・停止（2.6％），悪心（2.6％）などであったという．

有病者のもつ疾患の種類も，また歯科治療を契機に発生する合併症の種類も，心循環器系の病態であることが明らかである．これらの疾患の元凶は動脈硬化によるものが多く，それらの疾患を基礎疾患に有するかどうかの判断には，最近話題のメタボリック症候群の診断基準（図2）が有用で，これから歯科治療に訪れた中高年患者に潜在する高脂血症や耐糖能異常が予測できる．高脂血症は虚血性心疾患や高血圧などを招く動脈硬化の元凶であるが，患者の眼球角膜を観察することによっても予測できることがある．角膜周辺部に輪部に沿って環状に脂質が沈着し，白色の環状混濁を生じたものである．これは全身性の脂質代謝異常による場合があり，50歳未満での老人環の出現（図3）は，高リポタンパク質血症と関連があるとされており，冠動脈疾患の危険性も高いことが指摘されている．また図4は耳朶に斜走する皺を認めた患者であるが，この所見の存在は冠動脈の閉塞性疾患と有意に相関するとされている．さらに眼瞼黄色腫は，多くは瞼の鼻側の皮膚の中にできる脂肪のかたまりであるが，血中コレステロール値の上昇と中性脂肪レベルの上昇を表す所見である（図5）．ルーヴル美術館のモナリザにもこの黄色腫がみられるという．

虚血性心疾患（狭心症・心筋梗塞）

心臓（心筋）を栄養している血管が冠（状）動脈であり，この冠動脈が粥腫や動脈硬化で狭窄して，流れる血液量が不足すると心筋虚血が生じて胸痛などの症状が出現するようになる．冠状動脈は大動脈

図4　Ear lobe crease

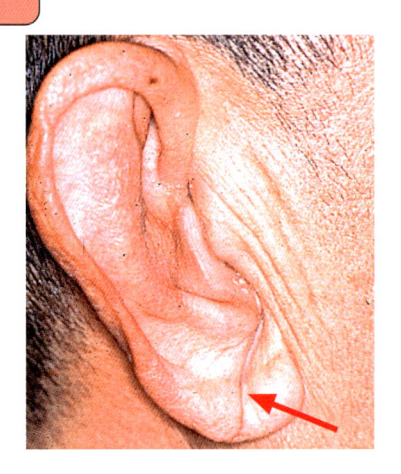

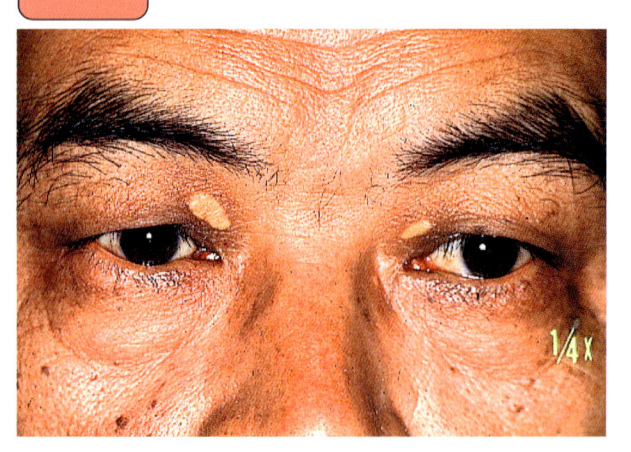

図5　眼瞼黄色腫

の起始部から分岐して，心臓表面を下走して心筋に穿通枝を送り心筋を栄養している．左室は仕事量が多いので多くの血液供給が必要であるから，冠動脈は左心に2枝，右心に1枝分布している．冠動脈は他の動脈と異なり心臓の拡張期に環流される．終末枝であり，他の枝からの吻合がないのが特徴で，狭窄や閉塞が起こればその先に栄養されている心筋領域には血流の遮断や減少がただちに生じる．高脂血症，とくに悪玉コレステロール（LDLコレステロール）が多いと，血管内壁に取り込まれ粥腫形成の原因となる．粥腫は血管内壁に突出した形でできる多数の"こぶ"で，動脈の内腔を狭くさせるほか，血管内皮表面がひび割れたようになるため，血小板の凝集による血栓の形成を招く結果となる．冠動脈の閉塞の結果，心筋の仕事量に対して相対的に冠動脈血流量が不足すれば狭心痛が出現し，血流が0になって不可逆性の変化，心筋の壊死が生じると心筋梗塞となる．

　冠動脈の狭窄度と虚血性心疾患の症状発現には一定の関係がある（図6, 7）．通常冠動脈は運動等の負荷がかかっても安静時の数倍に冠血流量を増加させうる予備力を有している．狭窄度が50〜90％の範囲では予備力の低下が起こり，運動時に心筋虚血となり狭心痛が発生するようになる．90％以下の狭窄度で生じる狭心症は普通労作性狭心症という．90％以上の狭窄があれば予備力はまったくなくなり，安静にしていても狭心痛発作を生じるようにな

るので不安定狭心症という．歯科治療時にこの不安定狭心症をうまく峻別しないと，歯科治療の刺激によって治療ユニット上で心筋梗塞を引き起こさせてしまうことになる．不安定狭心症は切迫梗塞状態であり，安静にしていても狭心痛が出現し心筋梗塞に移行しやすい状態である．

　心筋梗塞発症後でも，幸いにして救命された患者が来院した場合は，治療の時期と後遺症による不整脈や心不全の有無，また再発防止のために服用している抗血栓剤による易出血性の問題に注意が必要である．

　心筋梗塞後，壊死した心筋が修復されるのに6か月はかかるとされており，また6か月以内の手術施行例では再梗塞発生の割合が健常人に比べて有意に高く，発症した場合の死亡率も高くなるので，6か月以内の歯科治療は禁忌である．歯髄炎等による除痛のための緊急避難的処置も，心臓病治療の専門的施設において行うべきと考える．

高血圧症

　高血圧症は，原因の明らかな二次性高血圧症と原因不明の本態性高血圧症に分けられるが，ほとんど（90％程度）は高血圧になりやすい遺伝的体質を背景にして，これに肥満，ストレス，加齢，あるいは塩分の取りすぎなどの修飾因子が加担して発症する本態性高血圧である．高血圧症の予後は，付随して

図6　冠動脈狭窄度と虚血性心疾患

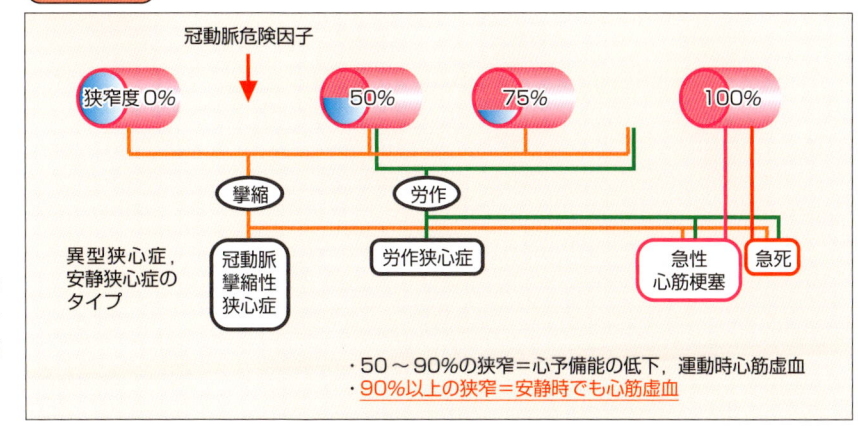

冠動脈の狭窄度が90％を超えると不安定狭心症となり，安静時でも胸痛発作を発症する危険性が高くなる．いわゆる切迫梗塞であり，いつ心筋梗塞を発症し，死に至っても不思議はない．

・50〜90％の狭窄＝心予備能の低下，運動時心筋虚血
・90％以上の狭窄＝安静時でも心筋虚血

図7　冠動脈狭窄を示す造影エックス線写真

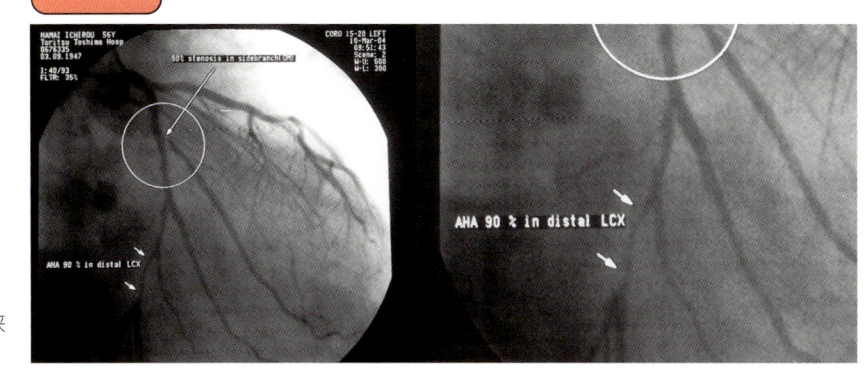

冠動脈造影像で，左冠動脈に90％の狭窄を認める．

発症する全身他臓器の合併症によって左右されるが，これに悪影響を与える因子にはとくに糖尿病が関与しており，また高脂血症や喫煙・飲酒といった生活習慣が重要な役割を果たす．高血圧症の定義は1999年に発表されたWHO/ISHの定義により，2回以上の外来診療で，安静座位で測定された値とされ，上限は140/90mmHgである．以前の数値よりも高血圧の定義の値が引き下げられたのは，以前の数値では全身の合併症が出現して亡くなる患者が減らないという，大規模な疫学的調査に基づいている．以前の境界値160/95mmHgに比べると，20mmHgも基準が引き下げられたことになる．

1960年代には「拡張期血圧が正常か低下していれば，収縮期高血圧は臓器障害の原因とはほとんどならない」とされてきた．しかし，米国マサチューセッツのFramingham市における心臓研究の20年間の追跡調査では，45歳までは収縮期高血圧の頻度は低いが，これを超えると増加し，同時に収縮期高血圧例の全死亡および心血管疾患死の危険度は正常血圧例の2〜5倍と高いとされ，一連のFramingham研究の成績は「拡張期血圧」重視の従来の見解に対する反証となった．また同じFramingham心臓研究における38年の追跡調査によると，血圧は高ければ高いほど（高血圧範囲になくとも），心血管事故の危険度が高いことが証明され，これらが高血圧の境界値が引き下げられた理由である．

またWHO/ISHガイドライン1999年度版によると（図8），高血圧はさらに軽症と中等症，重症の3段階も病期に分類定義されている．この分類は他臓器障害を併発しているかどうかに関連するので，歯科治療実施の可否を検討する際の参考になる．

Part 6　有病者歯科医療の周辺

図8　血圧レベルの定義と分類

分　類（mmHg）	収縮期	拡張期
至適血圧	＜120	＜80
正常血圧	＜130	＜85
正常高値血圧	130〜139	85〜89
グレード1（軽症）	140〜159	90〜99
サブグループ：境界域	140〜149	90〜94
グレード2（中等症）	160〜179	100〜109
グレード3（重症）	≧180	≧110
収縮期型高血圧	≧140	＜90
サブグループ：境界域	140〜149	＜90

WHO/ISHの定義による高血圧症の新分類．グレード3（重症高血圧）では心臓死の可能性が高くなる．

脳血管疾患

　脳卒中に代表される脳血管疾患は脳梗塞と脳出血が二大疾患である．脳卒中という言葉の意味は，中（主；あるじ＝意識）が卒（お隠れになる）するということで，急激に意識がなくなることを指す．脳梗塞はさらに脳塞栓と脳血栓に，脳出血はさらに脳（実質）出血とくも膜下出血に分類される．

　脳塞栓（図9a）は心内面にできた血栓が剥がれて血流に乗って脳に運ばれ，脳の血管に詰まって発症する．活動時に突然発症する特徴がある．心内面に血栓が生じやすい状態には，弁閉鎖不全や逆流，逸脱などのいわゆる心臓弁膜症，弁膜症の治療のために人工弁への置換術を受けている患者，また心房細動などの不整脈を有する患者，さらには先天的に中隔欠損などの心臓奇形がある患者などがある．これらの患者の歯科治療時には，血栓による塞栓のこと以外にも，抜歯による菌血症から血栓への嫌気性菌感染によって心内膜炎が誘発されることにも注意が必要である．

　脳血栓症（図9b）は，もともと脳血管にも動脈硬化による血管の狭窄があり，次第に内腔が狭小となって最終的に詰まってしまうことにより発症する．したがって，発症までに一過性脳虚血発作という短時間の意識障害を主徴とする前駆症状が何度か発生していることが多い（図9c）．脳血栓症の死亡率は8％程度，脳塞栓症の死亡率は12％程度である．

　脳実質を取り巻いている膜は外側から，硬膜，くも膜，軟膜であるが，脳を栄養している血管はくも膜下腔を走行して分布し脳内に入る．その間，動脈の分岐部に脳動脈瘤が発生すると循環動態の変動により破裂して，くも膜下出血（図9d）を招くことになる．くも膜下出血は女性に多い．

　脳内出血（図9e）は，動脈硬化によって脆くなった血管が破れて出血する．くも膜下出血よりも細い血管に生じやすい．ただ発生した場合の死亡率はどちらも50％近い．出血や梗塞で脳の機能が侵され，最悪死に至るのであるが，どのような障害がもたらされるかはどの領域が障害されたかによる．

　脳血管障害の既往のある患者の歯科治療にあたっては，発症の誘因となった高血圧症や心臓病などの基礎疾患についてまず注意する必要がある．また後遺症により嚥下や咳の反射が障害されており，小器具や液体などの誤嚥に十分注意する．さらに脳血管障害患者では種々の薬剤を服用しているので，歯科での投薬との相互作用について知らなければならない．もっとも重要なのは，やはり抗血栓剤を服用している点である．

おわりに

　高齢化社会の訪れは，有病者歯科医療がますます

図9 脳血管疾患

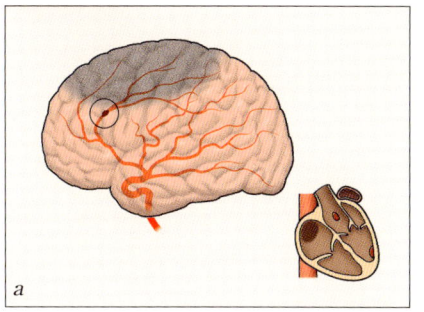

脳塞栓．心臓などにできた血栓が剥がれ，血流に乗って脳の血管につまる．

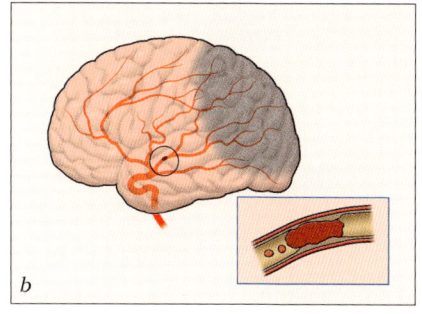

脳血栓症．動脈硬化により脳の血管が次第に狭窄し，最終的に詰まってしまう．

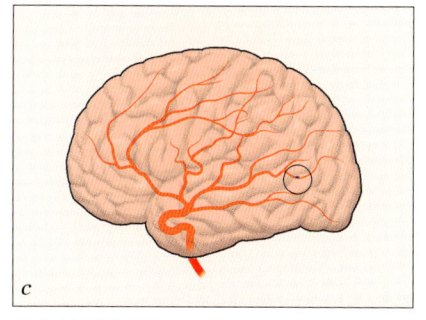

一過性脳虚血発作．頸動脈にできた血栓が剥がれ脳の血管が一時的に詰まるが，すぐに溶け，血流が再開する．

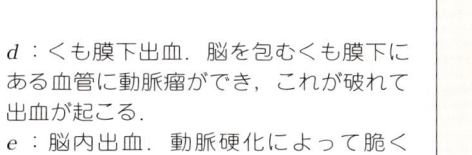

d：くも膜下出血．脳を包むくも膜下にある血管に動脈瘤ができ，これが破れて出血が起こる．
e：脳内出血．動脈硬化によって脆くなった血管が破れて出血する．細い血管に起こりやすい．

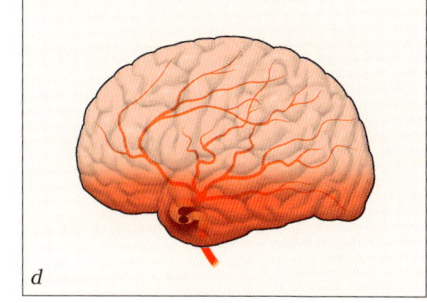

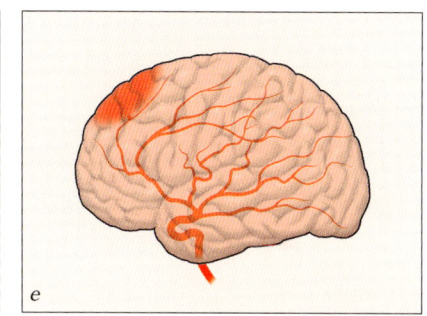

重要になることを意味している．有病者に対して歯科治療を行うことが，患者にどのようなストレスを与え，その結果いかなる生体反応が生じるかをあらかじめ熟知し，予測し，重篤な結果が生じないように回避し，あるいは予防することが，有病者歯科治療にもっとも求められるポイントである．心筋梗塞や脳卒中によって患者が歯科診療中に死亡する危険性はいつでも存在する．そのためには，

①既往歴と家族歴の問診
②治療前・中・後でのバイタルサインの計測
③治療中の医科への対診
④血圧，酸素飽和度，心電図のモニターを必要に応じて実施

等を日常的に行うことが歯科医療にこそ求められている．

参考文献
1. 嶋田淳，田草川徹，安井光彦，佐々木妥啓，阪本栄一．全身疾患患者への具体的対応法と注意点．日本歯科評論 2007；67（8）：45-62.
2. 西田百代．イラストで学ぶ有病高齢者の歯科治療の実例集．東京：クインテッセンス出版，1998．

有病者歯科医療の周辺

7. 有病者歯科患者の医療過誤に対する法的視点からの再検証と提言

永松法律事務所　永松榮司

はじめに

有病者の歯科患者に対する需要と供給の相関関係と問題点について

　有病者に対する歯科治療のあり方については，その医療学会も平成3年4月に設立され，すでに多方面からのケース研究を通じ，臨床手技と処方箋のガイドラインが策定されつつある．しかも，直近のメディカル・デンタルIQの著しい向上とともに目前に迫った団塊世代の超高齢化のもと，よりよきQOLを求めた需要と供給の市場が必然的に形成され，発展していくことは論じるまでもない．

　この市場の需要者は限りなく，インプラント，デンタルエステ，皮膚・骨移植による歯槽骨・歯肉再生，歯胚による再生歯（図1）等，よりよき口腔機能の維持・回復を求め，他方供給者もその要請に応えるべく限りなく，その研究・開発・臨床に努めているのが現状である．この需給関係は今後とも時間的・空間的・臨床的にもその境界を越え不即不離の関係で収斂されながら成長することは時代の趨勢である．しかし，これらの需要者はこれまでの一般歯科患者と異なって，当然その患者それ自身の先天（遺伝）的要因と後天的要因，加齢による細胞分裂・免疫力の経年劣化，現代病である飽食等によるメタボリックシンドローム（内臓脂肪症候群）を原因とした心臓病，糖尿病，高血圧等の疾患を潜在的に有した高齢者（有病歯科患者）であることが特徴的である．しかも，有病歯科患者が仮にQOLを求めた先端歯科治療ではなく，一般歯科治療を求めた場合でも，従前の歯科治療を漫然とした場合のリスクは多大であることを認識しておく必要がある．なぜなら，医科・歯科学の発展と過去の臨床例から「歯周病と全身の関連性に着目した研究」がすでに1997年に「口腔の感染が全身の健康状態や疾患（肺炎，糖尿病，動脈硬化，心臓病等）に対する影響」が指摘（図2）され，以来「歯科疾患は口腔内という狭い部野だけでなく全身疾患の治療と相関関係にある」ことは医学的な常識となっているからである．まして，先端歯科治療の場合は自由診療という対価

| 図1 | 歯胚による再生歯科 |

産経新聞（平成19年2月19日付）

| 図2 | 歯周病と全身の関係 |

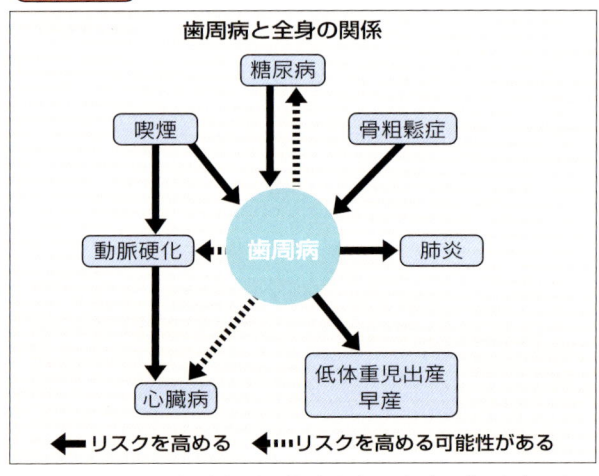

産経新聞「歯周病が生活習慣病を招く」（平成18年12月15日付）より引用改変．

図3 歯科治療の契約の構図

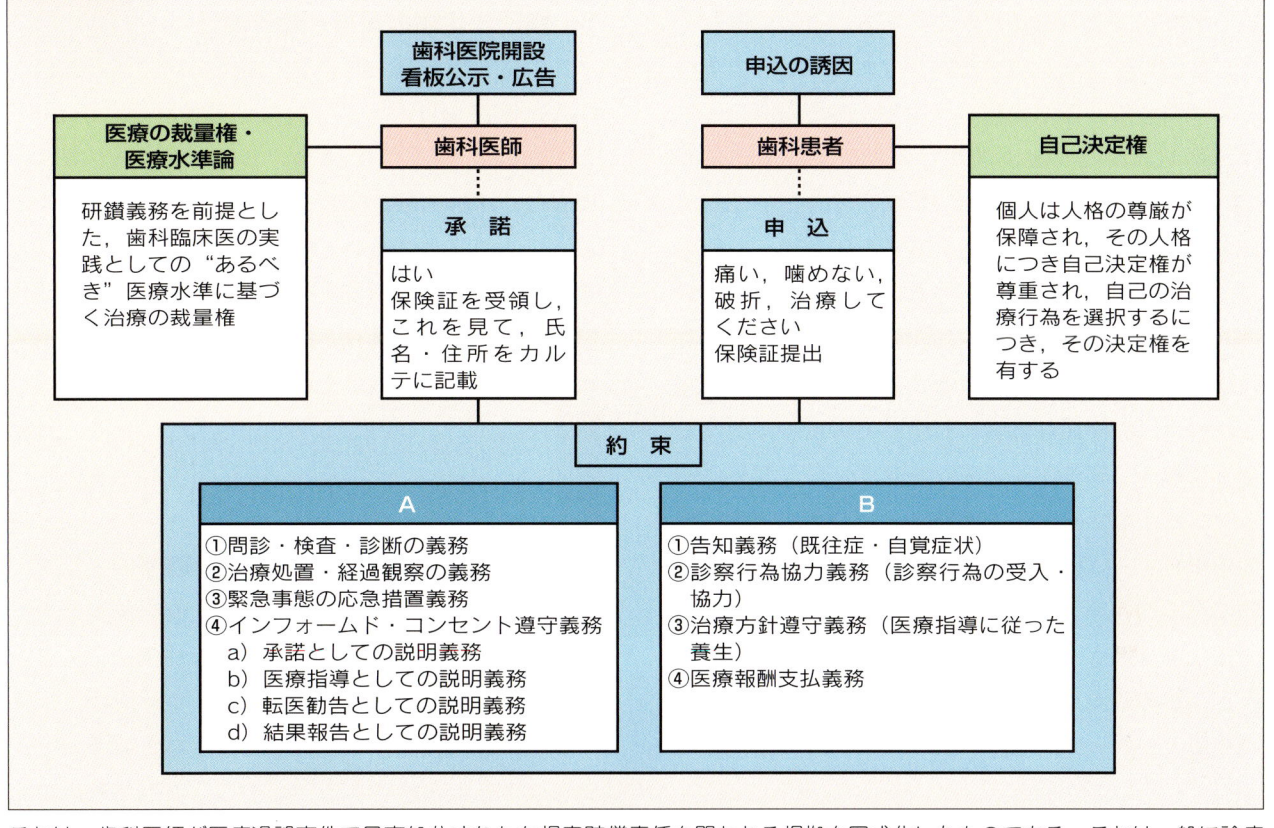

```
                    歯科医院開設              申込の誘因
                    看板公示・広告
  医療の裁量権・          ┌──────┐         ┌──────┐         自己決定権
  医療水準論      ──── 歯科医師            歯科患者 ────
┌──────────┐      ┌──────┐         ┌──────┐      ┌──────────┐
│研鑽義務を前提とし│      │ 承 諾 │         │ 申 込 │      │個人は人格の尊厳が│
│た，歯科臨床医の実│      ├──────┤         ├──────┤      │保障され，その人格│
│践としての"あるべ│      │はい      │         │痛い，噛めない，│      │につき自己決定権が│
│き"医療水準に基づ│      │保険証を受領し，│         │破折，治療して  │      │尊重され，自己の治│
│く治療の裁量権    │      │これを見て，氏│         │ください          │      │療行為を選択するに│
│                  │      │名・住所をカル│         │保険証提出        │      │つき，その決定権を│
│                  │      │テに記載      │         │                  │      │有する            │
└──────────┘      └──────┘         └──────┘      └──────────┘
                              └───────┬───────┘
                                      約 束
          ┌─────────────────────┬─────────────────────┐
          │              A                       │              B                       │
          ├─────────────────────┼─────────────────────┤
          │①問診・検査・診断の義務               │①告知義務（既往症・自覚症状）         │
          │②治療処置・経過観察の義務             │②診察行為協力義務（診察行為の受入・   │
          │③緊急事態の応急措置義務               │  協力）                               │
          │④インフォームド・コンセント遵守義務   │③治療方針遵守義務（医療指導に従った   │
          │  a) 承諾としての説明義務              │  養生）                               │
          │  b) 医療指導としての説明義務          │④医療報酬支払義務                     │
          │  c) 転医勧告としての説明義務          │                                       │
          │  d) 結果報告としての説明義務          │                                       │
          └─────────────────────┴─────────────────────┘
```

これは，歯科医師が医療過誤事件で民事処分すなわち損害賠償責任を問われる根拠を図式化したものである．これは一般に診療契約といわれているものであるが，医療の現場では必ずしもこのような契約書をとくに作成していない．しかし，歯科治療はつねに歯科医師と患者のこの図で記載した内容を当然の，また暗黙の合意のもとで成立している．

との相関関係が増幅され，より以上のリスクを覚悟する必要がある．逆に，有病歯科患者の多種多様なリクエストに対応できたとき，歯科医師も精神的・経済的なリターンも大きく，その需要と供給の円滑な循環によって歯科治療のますますの発展が期待できるところである．

有病歯科患者の医療過誤の法的責任の所在と内容について

1．医療水準と自己決定権

ところで，「有病歯科患者に対する医療水準」という論点でこれまで真正面から判示した判例はない．しかし，すでに現在確立されている判例では，この論点を視野に入れた判例はすでに確立されているといえる．その判例は，次のとおりである．

「医師には患者の疾患の治療のために手術を実施するにあたって，診療契約に基づき，特別の事情のない限り，患者に対し，疾患の診断（病名と病状），実施予定の手術の内容，手術に附随する危険性，他に選択可能な治療方法があれば，その内容と利害得失，予後などについて説明すべき義務がある（最高裁平成13年11月27日，民集55巻6号1154頁）．」

この確立された判例のなかで，有病歯科患者の有病者の加齢をはじめとした先天的・後天的疾患をどの時点で，どの範囲で歯科治療の医療水準，すなわち注意義務の内容に位置づけ，もって注意義務違反と結果（過誤）との間に相当因果関係を肯定または否定するのか，が問題となる．これがまさに有病歯科患者の医療過誤に関する歯科医師の責任論である．しかし，この責任を論じるにあたっては，治療の自己決定権を有する有病歯科患者の既往歴の有病に関する告知義務が診療契約の内容として当然論じられて然るべきである．これについては種々議論があるものの，筆者は診療契約の債務の内容の1つと

Part 6　有病者歯科医療の周辺

して位置づける必要があると思料する．なぜなら，現在の歯科治療が全身疾患の治療と相関関係にあることは現代医学の常識だからである．この位置づけを具体的に論じると次のとおりである．まず患者の有病に関する「告知義務」は診察・診断にあたっては「問診義務及び説明義務」のなかで，次に治療（手術）にあたっては，その際の手術内容・これにともなう危険性・予後に関する「説明義務」のなかで，その履行を必然的に求めることとなる（図3）．

　ところで，患者のこの告知義務はこれまであまり積極的に論じられることはなかった．問題となってきたのは，有病歯科患者に対する歯科治療における全身管理の必要性が論じられるようになってきたからである．しかし，この問題は必ずしも有病歯科患者に限らず，一般の歯科患者に対しても当然議論されて然るべき問題であった．ただ，これまで治療の主体は歯科医師で，その客体は歯科患者という視点から，この議論は問診義務のなかに埋没されていたからにすぎない．

2．疾患が治療の客体，患者は治療の主体

　医科・歯科にかかわらず，双方の共通の敵は「疾患」という「病気」である．患者は歯科医師の独善的な治療の対象ではなく，歯科医師は治療に関する専門家としての患者のパートナーである．治療の主体はあくまでも患者である．治療は，この共通の認識の下「医療に関する情報の双方向性の確保」に基づく信頼関係の構築による協働作業として，実施するものである．これらの認識に立つとき，患者は積極的に自己の先天的・後天的疾患・既往症等病歴を正直にいつでも告知すべき義務があり，歯科医師は具体的な問診と説明によって患者からいずれの段階でもこれを引き出すべき義務がある．患者のこの不作為・虚偽告知は患者自身の治療の放棄であり，歯科医師のこの不作為は実質的な治療の拒否（過誤）といえる．しかし，現在の歯科と医科の分化，開業医と病院の分離，治療の個別化・差別化・専門化によって，とくに有病者に潜在化している全身疾患を総合的に把握することは非常に困難な状況下にある．しかし，有病歯科患者はこれらの実態を不知またはこれを無視し，歯科医師によりよき歯科治療を要求してきているのである．

3．自己決定権の侵害と結果責任

　このような有病歯科患者の要請に対し歯科医師が収入の確保や自己の手技の向上等の誘惑にかられ，その結果が芳しくない場合，とくに有病歯科患者の場合は，その結果が死亡や高度の後遺障害を招くことは公知の事実である．もって，その結果責任は患者の基本的人権（自己決定権）の侵害として，当然刑事・民事・行政処分と，そのリスクは必然的に重大なものにならざるをえないのである．

有病歯科患者の処方箋と賠償額の裁判例について

1．治療体制の確立と全身管理の確保

　今後，ますます増加するであろう有病歯科患者に対する対応は，開業医・病院など医療機関による対費用効果も含めてそれぞれ大なり小なり異なる．また現在の歯科医師を取り巻く医療環境でもそれぞれ異なることは当然である．しかし，有病歯科患者の治療にあたっては，まず，最低限度メディカルに関する血液検査表等医療情報の提出と心電図，血圧，体温，脈拍などの検査は，問診・説明・治療のどの段階でも必要不可欠である．次に，AEDも含めたBLS・ACLS，歯科麻酔などにかかわる救命救急と院内感染などの人的・物的設備の確立とこれらの手技，スタッフの体制をもって全身管理による対処も必要不可欠といえる．

　現在の医療水準下で，自分の患者の具体的な病理的・精神的特徴も知らず，単なる問診のみでの有病歯科患者の治療は暴挙といっても過言ではない．これらの対処が不十分な場合は，いわゆる"病診連携"などの代替措置をもって対応すべきである．しかも，これらの対応が不可能な場合には正当な理由をもってその治療を拒否し，有病歯科患者に対処できる病院に転院を指示すべきである．なぜならその対応が不可能であるにもかかわらず，また可能であったとしても，それだけの準備が不十分のまま治療をすることは，法的には患者の人権侵害と評価されることになるからである．

図4　万能細胞と再生医療

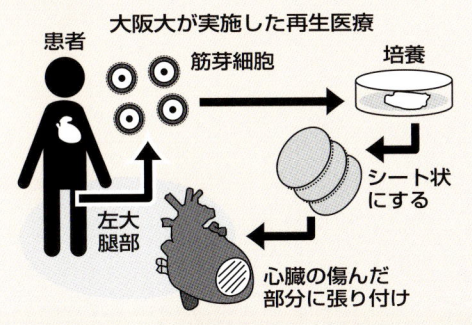

足の筋肉で再生
阪大　心臓病
移植なし治療

大阪大は14日、心臓が収縮する力が弱まる拡張型心筋症の男性患者（56）に、患者本人の足の筋肉細胞からつくったシートを心臓に張って心筋の働きを再生させる治療に成功し、20日に退院できる見通しになったことを明らかにした。男性は心臓移植が必要と判断され、当初は補助人工心臓を装着していた。現在では取り外して病院の周囲を散歩できるまでに回復したという。
こうした治療の成功例は世界初とみられ、再生医療の実現が本格化してきたことを示す画期的成果といえそうだ。主治医の藤田知之助教は「自らの細胞を使って重い心臓病を治療できる可能性を示せた」としている。
患者は大阪府松原市の男性で、去年2月22日に大阪大病院に入院。心臓を動かす機能が低下したため補助人工心臓を装着。8月には脳死移植の待機患者となった。
心臓血管外科の澤芳樹教授らは、筋肉が傷ついた時に修復する働きを持つ筋芽細胞を、男性の左大腿部から採取。培養して増やし、直径約3.5チセン、厚さ0.1㍉以下の円形のシートを20〜30枚つくった。今年5月30日に男性の左心室外側を覆うようにシートを張る手術を実施。3カ月後には心臓が収縮する力が回復。9月5日に人工心臓を外すことができた。
大阪大は同様のシートで、2年間で6人の患者を治療する計画。

産経新聞（平成19年12月15日付）

2. 告知義務の啓蒙と医療水準の研鑽

　有病歯科患者の告知義務に関し，裁判で直接争点となった例は現在のところない．しかし，下記の裁判例を参考のために紹介する．歯科医師の過失につき，①②④の事件はこれを否定し，③の事件はこれを肯定している．これらの裁判例を参考に，今後は有病歯科患者の治療にあたっては患者の告知義務を啓蒙し，自己の手技を含めた"あるべき"医療水準の見極めと研鑽そして人的・物的治療体制（スキーム）の担保の下，有病歯科患者のQOLにますます貢献することを期待してやまないところである．

記

　①重症筋無力症の既往患者に対する2％キシロカイン注射による抜髄による同症の増悪事件（東京地裁昭和58年11月10日判決，判例時報1134号109頁）．
　②SLE患者の既往患者に対する抜歯傷からの緑膿菌侵入による敗血症発症事件（横浜地裁平成元年3月24日判決，判例タイムズ707号216頁）．
　③アスピリン喘息の既往患者に対するロキソニン投与による同アスピリン喘息死亡事件（福岡地裁平成6年12月26日判決，判例時報1552号99頁）．
　④アレルギー反応の既往患者に対するキシロカイン投与によるアナフィラキシーショック死亡事件（青森地裁弘前支部平成15年10月16日〔平成12年（ワ）第227号〕）．

3. QOLの侵害と賠償額の高額化

　既往患者の過誤事件の賠償額に関し，慰謝料の算定が問題となる．従前の裁判例は既往症がその後の医療過誤で後遺障害に拡大寄与（因果関係）したか否かで算定していた．すなわち寄与度の割合に応じて判断し，寄与している場合はその分を減額し，寄与していない場合は従前の後遺障害の等級（例：14級75万円）と今回の事故の後遺障害（例：13級139万円）の差額に該当する金額（139－75＝64万円）を慰謝料と認定し，いずれも低額化の傾向にあった．
　しかし，直近の裁判例は下記のとおりQOLすなわち「個人の尊厳に基づく自己決定権」とくに延命利益損失（期待権の侵害）に視点から高額化の傾向にある．この裁判例は直接歯科についてのものではないが，当然に歯科の裁判にも適用されるものである．

記

　①延命利益損失の侵害に基づき，予後不良疾患とさ

Part 6　有病者歯科医療の周辺

れ3,600万円の慰謝料を認定（東京地裁昭和58年11月10日判決，判例時報1134号109頁）．
②統合失調症の患者に向精神薬大量投与でイレウス後敗血症死亡事件で3,500万円の慰謝料を認定（大阪地裁平成15年5月30日最高裁HP）．
③健康診断における肺癌見落とし事案で高度の蓋然性を肯定し約7,400万円の慰謝料を認定（仙台地裁平成18年1月26日最高裁HP）．
④OPCA（オリーブ橋小脳萎縮症）で寝たきり60代患者に対する永久気管瘻にサージカルドレープ貼布で植物人間事件で3,865万円の慰謝料を認定（東京地裁平成18年4月20日判例集未登載）．

おわりに

有病歯科患者のQOLの担保と歯科医療の進化の整合性について

　平成19年11月21日，突然"万能細胞の開発""世界初"との報道に接した．歯胚による再生歯科は胎児からの細胞使用の点で従前から医療倫理・拒絶反応がデットロックであった．ところが，ヒト成人の皮膚細胞からのips細胞の樹立はこのハードルを超え，歯科再生医療にも多大な影響を与えることは明白である．有病歯科患者に対する治療はインプラント，骨移植による移植歯，歯胚による再生歯，そして万能細胞による再生歯へと進化し，患者のますますのQOLを担保し，患者のますますの需要の増加は時代の趨勢である．しかし，これに対する供給者側の安全・確実な供給体制の確立がこれと同時進行でなければ有病歯科患者のQOLの担保どころか，逆に患者の人権侵害に直結し，その紛争は複雑化，高度化，長期化することは必然である．

　もって，この需要と供給の円滑な循環による健全な歯科医療の発展のためには，歯科・医科の基礎研究および相互の臨床の研鑽と連携，法制度の整備，医療現場の確立，医療経済（自由・保険等医療費）の再構築と治療費（コストとリターン）の明確化は早急に制度化されなければならない．これらの"後手・後手"は目前に迫った団塊世代の超高齢化社会の有病歯科患者のQOLを喪失させ，徒に法的紛争を増加させるだけである．この問題は歯科に限らず医科に携わる法曹界全体の緊急課題であり，医療界が一丸となってこれを迅速に乗り越える必要がある．

有病者歯科医療の周辺

8. 妊産婦への対応

町田市民病院口腔外科　小笠原健文

はじめに

　妊婦を治療する際は，本人と胎児の両者に影響を及ぼす可能性があることを考慮しなければならない．治療自体が侵襲となり，すなわち手術による肉体的侵襲，放射線などの物理的侵襲，薬物などの化学的侵襲，さらに不安などによる精神的侵襲などがある．このような侵襲を可及的に少なくし，治療は妊婦，胎児ともに許容できる範囲にとどめるべきである．

妊産婦に質問すること

①医療面接にて妊娠分娩歴を聴取する．過去の妊娠・分娩の有無とその回数を聴取する．現在の妊娠の経過をも聴取する．その際，母子手帳を参考にするとよい．
②既往歴を聴取し，検査値や投薬を把握する．
③心疾患，自己免疫疾患，糖尿病などの合併妊娠について治療内容を聴取する．
④安全な出産が第一に優先されるべきであり，そのため，歯科疾患を的確に把握し，応急処置で安定期あるいは産後を待つのか，あるいは直ちに治療が必要かを医科との連携を密にし，患者・産婦人科医との3者で決定する．

全身的変化

①つわり
　妊娠4～6週で発症する悪心，嘔吐，食欲不振，嗜好の変化などの消化器症状．通常16週までには消失する．
②仰臥位低血圧症候群
　妊娠末期に仰臥位を長時間とり続けると，増大した子宮が下大静脈を圧迫し，心臓への静脈環流量が減少するため，心拍出量が低下する．そのため低血圧，頻脈，悪心，嘔吐，呼吸困難を生じる．

図1　妊娠性エプーリス

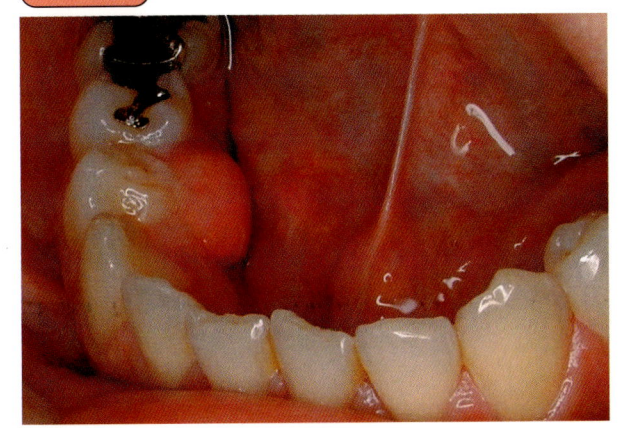

妊娠26週．下顎右側小臼歯舌側に生じた妊娠性エプーリス．

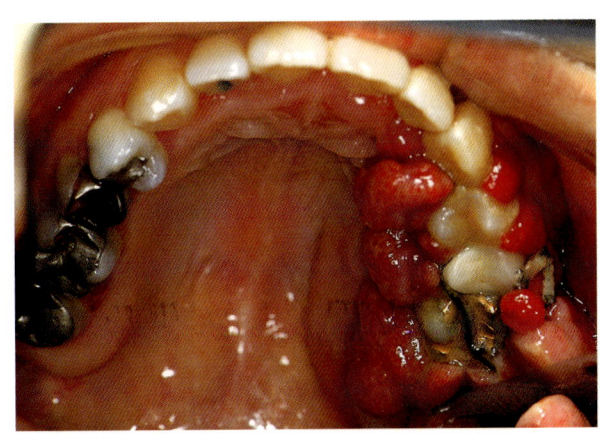

妊娠32週．上顎左側犬歯から第一大臼歯頰舌側にかけて広範囲に生じた妊娠性エプーリス．

口腔内の変化

妊娠性エプーリス

妊娠12週ごろから歯間乳頭部に好発する炎症性腫瘤で、卵胞ホルモン、黄体ホルモンなどと関係があるとされている。発生頻度は約1％であり、分娩後は徐々に縮小消失する。

口腔ケアについて

①妊娠4～8週ごろから歯肉炎を発症したり、妊娠12週ごろから妊娠性エプーリスが発現することがあるため、つねに口腔衛生状態を清潔に保つ必要がある。

②つわりによるプラークコントロールの低下のため、う蝕や歯周病が発生しやすい状態になるので、定期的な検診が必要となる。

③つわりによって口腔清掃ができない場合は、ヘッドの小さい歯ブラシを用いたり、できるときに何回かに分けて磨くことで衛生状態を保ち、なるべく甘いものは控えるほうがよい。あまり神経質にならず、洗口剤を使用し、調子のよいときに磨くようにする。

歯科治療を行ううえでの注意点

①妊娠5～7か月の妊娠中期は胎盤血行により胎児発育は安定し、流早産の危険性も少なく、歯科治療には適している。しかし、どんな治療であっても妊婦と胎児に与える影響を説明し、治療の内容、必要性について十分なインフォームド・コンセントが必要である。

②妊娠時の薬物服用は、薬物の胎児への直接作用、母体を介しての間接作用、催奇形性を留意し、必要最小限の薬剤を、必要量、短期間、できるだけ単剤で投与する。

抗菌剤：ペニシリン、セファム、マクロライド系は妊婦には比較的安全に使用できる。テトラサイクリン、アミノ配糖体系などは使用を避けたほうが安全である。

消炎鎮静剤：アセトアミノフェンが比較的安全といわれているが、連用ではなく頓用として使用したほうがよい。

③妊娠時のエックス線撮影は頭頸部領域の場合、胎児には影響がないといってよいが、撮影は最小限にとどめ、防護エプロンを必ず使用する。

④妊娠時の歯科用局所麻酔の使用は、キシロカインカートリッジではとくに問題なく、含有するエピネフリンの量も影響はないとされている。

おわりに

妊産婦への治療は、歯科疾患と同時に産婦人科的状況をも把握して行わなければならない。歯肉炎やエプーリスなどの口腔内の変化や、つわり、仰臥位低血圧症候群など母体の全身的な変化が生じ、また精神的に不安定なことも多く、これらを十分考慮に入れた対応が必要である。

参考文献

1. 白川正順，古屋英毅（監修）．有病者歯科治療ハンドブック．東京：クインテッセンス出版，2001．
2. 白川正順，伊東隆利，河村博（編）．有病者歯科診療．東京：医歯薬出版，2003．

有病者歯科医療の周辺

9. ビスフォスフォネート系薬剤と顎骨壊死，顎骨骨髄炎について

町田市民病院口腔外科　小笠原健文

はじめに

ビスフォスフォネート（BP）は石灰化抑制作用を有する生体内物質であるピロリン酸を安定な構造に変えたものの総称で，骨のハイドロキシアパタイトに親和性を示し，血中のBPのほとんどは骨に移行することが知られている．BP剤は悪性腫瘍の骨移転に関連する骨吸収の阻害，高カルシウム血症の治療ならびに骨粗鬆症の治療に用いられる薬剤である．また，骨Paget病，小児骨形成不全などの疾患にも有用である．しかし，国内では主に経口剤が骨粗鬆症に注射用製剤が癌の骨転移に使用されているが，BP投与中の患者に顎骨壊死例（BP系薬剤関連顎骨壊死，顎骨骨髄炎）が生じ，その発症原因として抜歯など侵襲的歯科治療があげられている．現在，BP系薬剤による顎骨壊死，顎骨骨髄炎については発症機序，予防法，対処法は明確なものがなく，歯科治療においては内科主治医との連携が必要である．

臨床症状

BP系薬剤関連顎骨壊死の診断は臨床所見によりなされているが，その特徴として重要なのは，下顎，上顎あるいはこの両者に認められる骨露出で，8週間以上持続し，以前に顎骨への放射線療法歴や，他部位からの悪性腫瘍の転移がないことである．多くの場合は，治癒傾向のみられない骨露出以外は顎骨壊死として他に何の徴候も現れない．

①典型的には疼痛，軟組織の腫張および感染，歯の動揺，排膿，骨露出である．
②歯や歯周疾患に類似した症状を訴えることがあるが，標準的な歯科治療では治癒しない．
③多くは過去の抜歯部位に生じているが，自然に発症する場合もある．

危険因子

BP系薬剤の投与を受けた患者における顎骨壊死，顎骨骨髄炎のリスク因子としては，悪性腫瘍，化学療法，ステロイド療法，放射線療法，口腔の不衛生，侵襲的歯科治療（抜歯，インプラントなど）が考えられている．

注射用剤では，累積発現頻度が0.8～12％，経口剤では10万人あたり年0.7件と推定される．また，BP系薬剤投与例全体としての発生頻度は0.05

図1　ビスフォスフォネート製剤による顎骨壊死

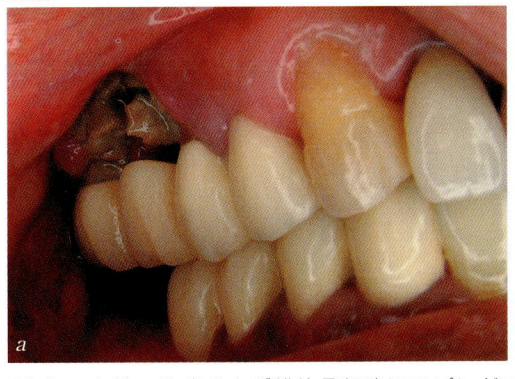

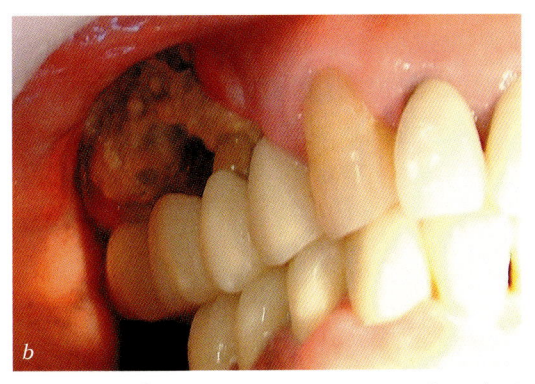

53歳，女性．乳癌および錐体骨転移にてゾレドロン酸水和物（ゾメタ®）内服中．a：初診時（平成19年3月）765|部に顎骨壊死を認める．b：約10か月後，壊死病変の進行を認める．

Part 6　有病者歯科医療の周辺

表1　現在国内で販売されているBP系薬剤一覧

注射剤

製品名（一般名）	適応症	製造販売
アレディア®（パミドロン酸二ナトリウム）	悪性腫瘍による高カルシウム血症／乳癌の溶骨性骨転移（化学療法，内分泌療法，あるいは放射線療法と併用すること）	ノバルティスファーマ
オンクラスト®／テイロック®（アレンドロン酸ナトリウム水和物）	悪性腫瘍による高カルシウム血症	万有製薬／帝人ファーマ
ビスフォナール®（インカドロン酸二ナトリウム）	悪性腫瘍による高カルシウム血症	アステラス製薬
ゾメタ®（ゾレドロン酸水和物）	悪性腫瘍による高カルシウム血症／多発性骨髄腫による骨病変および固形癌骨転移による骨病変	ノバルティスファーマ

経口剤

製品名（一般名）	適応症	製造販売
ダイドロネル®（エチドロン酸二ナトリウム）	骨粗鬆症／下記状態における初期および進行期の異所性骨化の抑制　脊髄損傷後，股関節形成術後／骨ページェット病	大日本住友製薬
フォサマック®／ボナロン®（アレンドロン酸ナトリウム水和物）	骨粗鬆症	万有製薬／帝人ファーマ
アクトネル®／ベネット®（リセドロン酸ナトリウム水和物）	骨粗鬆症	味の素（販売：エーザイ）／武田薬品工業（提携：ワイス）

～0.1％であるが，抜歯を行っていない例も含めたBP系薬剤投与例全体と比較して，抜歯を行った例では頻度が高くなっている．

BP投与患者が来院した場合

1．注射用製剤投与患者の場合

①BP系注射用製剤投与予定患者

内科主治医との連携のもとに，十分な口腔診査を行い，外科的歯科処置を必要とする場合は，可能な限り注射用BP製剤治療開始前に終了し，歯周組織の状態を良好にしておく．

②BP系注射用製剤投与中に抜歯などの外科的侵襲の歯科処置が必要な場合

抜歯などの侵襲的処置は避け，歯冠の削合や残根の歯内処置により治療する．糖尿病やステロイド剤を投与されているような場合は，観察を十分に行い，抗生剤や含嗽剤の使用を考慮する．

2．経口製剤投与患者の場合

①BP系経口製剤投与予定患者

口腔衛生状態を良好に保ち，定期的な歯科検診などを含めた口腔ケアを行う．

②BP系経口製剤投与中に抜歯などの外科的侵襲の歯科治療が必要な場合

経口製剤の場合，顎骨壊死，顎骨骨髄炎の発生リスクが低いとされているが，外科的処置を行う前に薬剤と顎骨壊死の関連について説明する．糖尿病やステロイド剤を投与されているような場合は，観察を十分に行い，抗生剤や含嗽剤の使用を考慮する．しかし，広範囲な骨への侵襲をともなう場合（抜歯，歯周外科処置，上顎洞底挙上術，インプラントなど）は，患者の状態，リスク因子を十分考慮しなければならない．

おわりに

BP系薬剤投与中患者における顎骨壊死，顎骨骨髄炎の発現は報告された症例のほとんどが抜歯などの外科的侵襲や局所感染に関連しており，注射用製剤投与だけでなく経口投与された患者においても報告されている．しかし，その発生機序，予防法，治療法は明確なものがない．したがって，潜在的リスクを有する患者には，口腔衛生状態を良好に保つことが重要であり，歯科治療計画の選択に関しては慎重に行うべきである．

参考文献

1. American Association of Oral and Maxillofacial Surgeons position paper on bisphosphonate-related osteonecrosis of the jaws. J Oral Maxillofac Surg 2007；65(3)：369-376．(米国口腔顎顔面外科学会による提言書)
2. American Dental Association Council on Scientific Affairs. Dental management of patients receiving oral bisphosphonate therapy: expert panel recommendations. J Am Dent Assoc 2006；137(8)：1144-1150.
3. ビスフォスフォネート系薬剤と顎骨壊死．理解を深めていただくために．社団法人 日本口腔外科学会（監修），2007．
4. 島原政司，有吉靖則，今井裕他．ビスフォスフォネート投与と関連性があると考えられた顎骨骨髄炎ならびに顎骨壊死に関する調査．日口外誌 2007；53(10)：16-24．

有病者歯科医療の周辺

10. ワルファリン服用患者の抜歯について

慶應義塾大学医学部歯科・口腔外科学教室　矢郷　香

はじめに

心房細動，脳梗塞や人工弁置換術後などで抗凝固薬であるワルファリン（ワーファリン®）を服用している患者の抜歯に際しては，抜歯時異常出血や後出血の危険性があると考え，一時中断して抜歯することが固定観念化されていた．しかし，近年では中断による脳梗塞などの血栓塞栓症イベント合併が問題視され，ワルファリンを継続したままの抜歯が推奨されている．

Wahl[1]はワルファリンを中断した493例，542回の抜歯のうち，5例（約1％）で血栓塞栓症が起こり，発症すると重篤で5例中4例（80％）が死亡したと報告している．歯科医師は患者の全身的リスクを考慮し，ワルファリン服用患者の抜歯を行うべきである．

抜歯時における抗凝固療法に関するガイドライン

2004年の日本循環器学会の「循環器疾患における抗凝固・抗血小板療法に関するガイドライン（2002-2003年度合同研究班報告）」では，抜歯はワルファリンを原疾患に対する至適治療域にコントロールしたうえで，継続下での施行が望ましい．また，アスピリンなどの抗血小板薬も継続下での抜歯が望ましいとされている[2]．ワルファリンの投与量を決定する際には，従来は，プロトロンビン時間（PT）やトロンボテスト（TT）が使用されていたが，近年は，国際的に評価を標準化する目的でPT-INR（Prothrombin Time-International Normalized Ratio）が用いられ，世界の主流となっている（表1）．

本邦でのワルファリンの推奨治療域は，医師のガイドラインでは，PT-INRが1.6～2.8となっている．ワルファリンは疾患や患者によってPT-INRの設定値が違う．人工弁をもつ患者では，血栓が弁に付着しやすいために血栓塞栓症のリスクが高いので，PT-INRが2～3以下にならないようにワルファリンの量がコントロールされ，心房細動のある高齢者（70歳以上）では，ワルファリンによる頭蓋内出血のリスクを回避するために，PT-INR1.6～2.6の範囲に調節することが推奨されている．そのためにガイドラインでは，「原疾患に対する適切なPT-INR値のまま」ワルファリン継続下での抜歯が望ましいとなっている．

2007年に発表された英国のガイドラインでも，ワルファリンを服用している患者では，PT-INRが2～4の治療域に安定していれば，重篤な出血を起こすリスクは非常に小さく，ワルファリンを一時中断すると血栓症のリスクが高くなる．よって，抜歯時に，ワルファリンは中止するべきではないとしている（表2）[3]．

適切な局所止血処置

本邦の最近の報告でも，PT-INRが3程度までならワルファリン継続下に普通抜歯可能との報告が多い．ワルファリン継続下に抜歯した症例の後出血の発生率は2.5～7.5％で，ワルファリンを継続しても，縫合や局所止血剤の使用により止血可能との見

表1 PT-INRと本邦での経口抗凝固療法の治療域

PT-INR ＝ ［患者血漿のPT（秒）/ 正常血漿のPT（秒）]^{ISI}
（ワルファリンの用量を示すプロトロンビン時間の国際標準比）

「循環器疾患における抗凝固療法に関するガイドライン」による推奨治療域：PT-INR1.6～2.8
血栓塞栓症のリスクの高い症例：INR2.2～2.8
リスクの比較的高くない症例，出血のリスクのより高い高齢者：INR1.6～2.2

Part 6　有病者歯科医療の周辺

表2　歯科外科処置を受ける経口抗凝固薬服用患者の管理ガイドライン（英国）

1. 抗凝固薬を服用している患者では，INRが2～4の治療域に安定していれば，重篤な出血を起こすリスクは非常に小さく，経口抗凝固薬を一時的に中断すると血栓症のリスクが高くなる．抜歯を含む歯科外科処置を行う大多数の外来患者では，経口抗凝固薬は中止するべきではない．
2. ワルファリンによる抗凝固療法が安定している患者（INR2～4）では，感染性心内膜炎の予防のために抗菌薬を1回投与しても，抗凝固薬のレジメンを変える必要はない．
3. 抗凝固療法患者における歯科外科処置の出血リスクは，以下の処置で少なくなる．
   ①酸化セルロース（サージセル）orコラーゲンスポンジ＋縫合
   ②5％トラネキサム酸溶液による洗口（1日4回，2日間）
4. ワルファリンによる抗凝固療法が安定している患者では，歯科外科処置の72時間前に，INRを測定することを推奨する．
5. ワルファリン服用患者では，歯科外科処置後に鎮痛剤として，Non-Steroidal anti-inflammatory drugs（NSAIDs）やCyclooxygenase-2（COX-2）阻害剤を処方するべきではない．

解である[4]．現時点では，後出血した症例も出血の程度は軽度で，輸血するような大出血はなく，局所止血処置やPT-INR値が治療域を逸脱している場合にはその適正化で対応可能と思われる．

ワルファリン継続下に抜歯を行う際には，慶應義塾大学病院歯科口腔外科では抜歯当日にPT-INRを測定し，PT-INRが至適治療域内であることを確認している．後出血を防ぐためには，抜歯窩に局所止血剤である吸収性ゼラチンスポンジ（スポンゼル®）を挿入後，縫合するなど局所止血処置を確実に行うことが重要である（図1）．症例によっては，止血床やパックなどが必要な場合もある．一般歯科医師がワルファリン継続下に抜歯する場合には，止血困難なことも想定し，総合病院や大学病院の口腔外科にすぐに患者を受け入れてもらえるような後方支援体制を整えておくことも重要である．

おわりに

ワルファリン服用患者の抜歯に際しては，医師と連携して，中断による全身的リスクを考慮し，適切な術前検査，適切な局所止血処置を行い，ワルファリン継続下の抜歯を行うべきである．

現在，歯科領域においても，日本有病者歯科医療学会などの関連学会が抜歯時のワルファリンの取り扱いに関するガイドライン作成に向けて委員会を設置し，検討を開始している．

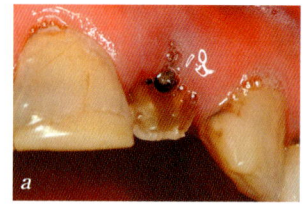

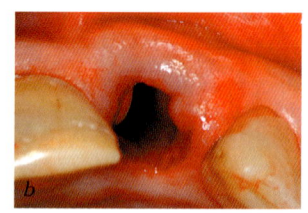

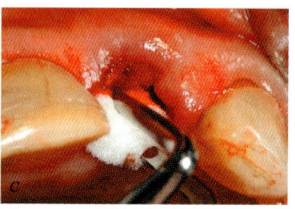

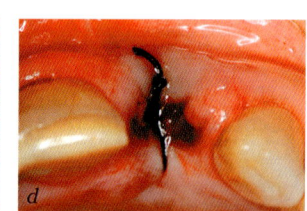

図1　症例

66歳，男性で，心房細動のため，ワルファリンを4mg/日，服用していた．抜歯当日のPT-INRは2.50であった．上顎左側中切歯が残根のため（a），ワルファリン継続下に抜歯を施行した．継続したまま抜歯を行ったが，抜歯直後の出血は軽度であった（b）．抜歯窩に吸収性ゼラチンスポンジを挿入し縫合した（c, d）．術中，異常出血もなく後出血もなかった．

参考文献

1. Wahl MJ. Dental surgery in anticoagulated patients. Arch Intern Med 1998. 158（152）：1610-1616.
2. 循環器疾患における抗凝固・抗血小板療法に関するガイドライン（2002-2003年度合同研究班報告）．Circulation Journal 68, Suppl 2004：1195-1196.
3. Perry DJ, Noakes TJC, Helliwell PS. Guideline for the management of patients on oral anticoagulants requiring dental surgery. Br Dent J 2007；203（7）：389-393.
4. 矢郷香，朝波惣一郎．抗血栓療法患者の抜歯（第1版）．東京：医学情報社，2008；33.

和文索引

【あ】

アクシデント　178，179
アズノールうがい液　62
アスピリン　54
アスピリン喘息　36
アテローム　146，148
アテローム血栓性梗塞　26
アトピー性疾患　58
アドレナリン　13，102
アナフィラキシーショック　59，102，104
アナフィラキシー様症状　58
アミロイドーシス　46
アルコール性肝炎　38
アルツハイマー型老年痴呆　68
アルブミン製剤　46
α・β受容体刺激作用　103
α受容体刺激作用　103
悪性貧血　163
亜硝酸剤　14
圧迫法　112
安定労作狭心症　14

【い】

イソジン　62
インシデント　178，179
インスリン　32
インスリン抵抗性　32
インターフェロン　40
胃・十二指腸疾患　44
易感染性　50，56，57
胃酸　44
易出血性　50
異常Q波　148
異常心電図　16
一次医療　170
一次救命処置　19
一時的止血法　112
一過性脳虚血発作　26
医療安全管理体制　107，180
医療安全対策　182
医療過誤　198
医療水準　199
医療品安全管理責任者　107
医療連携　182
院内感染　41，116

【う】

ウイルス性肝炎　40
植え込み型除細動器　18，97，154
うつ　68
うっ血性心不全　16
うつ病　70

【え】

エアウェイ　100
エピネフリン　115，168
永久的止血法　112，113
壊死性歯肉炎　133
円板状皮疹　137

【お】

オシロメトリック法　89
黄疸　40，42

【か】

ガウン　119
カテコールアミン　76
カフ　87
カポジ肉腫　64，143
カリニ肺炎　64
カルシウム拮抗薬　14，103，122，169
開口障害　56
介護福祉士　68
外膜　30
過換気症候群　76
拡張型心筋症　156
拡張期血圧　12，88，103
顎骨壊死　176，205
顎骨骨髄炎　205
肝炎　38，40，128
冠血管拡張薬　103
還元ヘモグロビン　91
肝硬変　42
冠状動脈スパズム　147
冠状動脈の器質的狭窄　147
感染性心内膜炎　22，24，30，31
感染防護具　99
顔面蝶形紅斑　60，137

【き】

期外収縮　18
気管支拡張薬　18
気管支喘息　58，104
気管挿管用チューブ　101
気道狭窄　36
気道閉塞　100
救急蘇生法　98
救急トレーニング　190
急性肝炎　38
急性骨髄性白血病　132
急性白血病　50，132
吸入鎮静法　169
救命救急処置　181
仰臥位低血圧症候群　203
凝固・線溶系検査　187
胸骨圧迫心マッサージ　99
狭心症　14，147，193
強心薬　24
頬部紅斑　137
局所止血剤　113，115，208
局所麻酔薬　168
局所止血　112
虚血性心疾患　26，32，164，193
筋ジストロフィー　78，135
緊縛法　112

【く】

クモ状血管腫　129
クモ膜下出血　28，196，197
クリニカルパス　182
空腹時血糖値　32，189
口対口人工呼吸　99
口対鼻人工呼吸　99

【け】

経口血糖降下薬　32
経皮的動脈血酸素飽和度　27，90
劇症肝炎　38，40
血圧　86
血圧変動　164
血液凝固因子　39，42
血液凝固第IX因子　52
血液凝固第VIII因子　52
血液検査　186
血液透析　48
血管拡張薬　169
血管性痴呆　68
結紮法　113
血小板　42，187
血小板減少　42
血栓形成　148，196
血中ウイルス量　64
血中カテコラミン　168
血中甲状腺ホルモン　34
血糖値　32，189
血友病　52，134
血友病A　52，134
血友病B　52
幻覚　72
原発性肝癌　42

【こ】

コリンエステラーゼ阻害薬　69
コロトコフ音　87
抗HIV薬　64
降圧薬　103
抗うつ薬　70
口渇　40
高カルシウム血症　205
後期高齢者　162
抗凝固薬　14, 24, 48, 122, 207
抗菌薬　31, 58
口腔カンジダ症　36, 50, 139, 142
口腔乾燥　72, 78, 80
口腔乾燥症　56, 125
口腔内潰瘍　137
抗血栓療法　22, 164
高血圧症　12, 28, 122, 164, 194
抗血小板薬　24, 48
抗血栓薬　16, 17
高血糖状態　32
抗原抗体反応　58
膠原病　56, 60
抗甲状腺薬　34, 125
高脂血症　46
甲状腺機能亢進症　34
甲状腺クリーゼ　35
甲状腺ホルモン　34, 125
口唇ヘルペス　142
硬性下疳　140
抗精神薬　18, 73
光線過敏症　60, 137
抗てんかん薬　66, 136
高度先進医療　176
抗不整脈薬　18
後方支援病院　170
抗リウマチ薬　139
呼吸性アルカローシス　76
告知義務　201
後出血　207
骨出血　114
骨髄性白血病　50
骨粗鬆症　205

【さ】

サージカルパック　112
挫滅法　114
酸化セルロース　39, 115
酸化ヘモグロビン　91
3極誘導法　93
三次医療　170
三尖弁　22
酸素解離曲線　90, 91
酸素ボンベ　102

【し】

ジアゼパム　104
シェーグレン症候群　56, 60, 163
ジフェニルヒダントイン　66
シャント　48
ショック　58, 164
指圧法　112
歯科診療報酬　165
歯科用包帯剤　39
色素沈着　34
刺激伝導系　18
止血鉗子　113, 114
止血床　43, 112, 208
止血パック　43, 208
自己決定権　199
自己免疫疾患　56, 60, 203
自己免疫性肝炎　38
歯周包帯　48
磁性アタッチメント　20
自然出血　50, 52
自動血圧計　88
歯肉縁下歯石除去　16, 40, 42, 48
歯肉増殖　12, 66, 122, 136
歯肉増殖症　14
紫斑病　54, 131
脂肪肝　38
収縮期血圧　12, 88, 103
手掌紅斑　128, 129
出血　164
出血傾向　38, 49, 129
術後感染　164
術後管理　111
術前管理　111
術中管理　111
昇圧薬　103
紹介状　182
照会状　182
消化性潰瘍　44
笑気吸入鎮静法　108, 167, 169
症候性てんかん　66
硝酸イソソルビド　103
静脈確保　108
静脈還流　99
上腕動脈　86
食道静脈瘤　42
除細動　94
徐脈　18, 86, 103
徐脈性不整脈　20
静脈内鎮静法　108, 167, 169
心筋壊死　16
心筋虚血性変化　92
心筋梗塞　16, 147, 148, 193
心筋症　156

神経症　74
神経麻痺　112
心原性ショック　148
心原性脳梗塞症　26
人工呼吸　98
人工透析　48, 130
人工弁置換術　30, 207
心室細動　18, 86, 94, 98, 153
心室性期外収縮　152
心室性脈拍　86
心室中隔欠損症　24, 30
心室頻拍　153
浸潤麻酔　53
新鮮凍結血漿　46
心臓カテーテル治療　18
心臓再同期療法　155
心臓弁膜症　18, 22
心電図　92, 151
心電図計　92
心内膜炎　30
心肺蘇生法　94, 98, 99, 190
心肺停止　98
心拍数　92
心不全　24, 148
腎不全　48
心房細動　18, 26, 86, 152, 207
心房中隔欠損症　24, 30
じんましん　104
診療情報提供料　183

【す】

スタンダードプリコーション　65, 116
ステロイドカバー　57
ステロイド薬　56, 104, 139
ステロイド療法　54
ストレス　167, 168
スプーンネイル　124
スポンジブラシ　40
垂直感染　40
水平感染　40
すくみ足　80

【せ】

セフェム系抗菌薬　41, 51
生化学検査　186, 188, 189
生活習慣病　190
性感染症　62
精神疾患　70, 72
精神鎮静法　169
生体モニター　89
全身性エリテマトーデス　46, 60, 163
全身的止血剤　115

全身麻酔　79
喘息　36
栓塞法　113
先天性心疾患　24，30
全般発作　66
せん妄　68

【そ】

躁鬱病　70
造影剤　58
創縁縫合法　114
双極誘導　93
総頸動脈　86
創傷治癒遅延　32，38，42，56，57
創傷治癒不全　164
僧帽弁　22

【た】

代謝性肝炎　38
代償性肝硬変　42
帯状疱疹　142
大動脈弁　22
大動脈縮窄症　24
多剤併用療法　64
単球性白血病　50
蛋白尿　46，60

【ち】

チアノーゼ　24，37
痴呆　68
中枢神経系用剤　58
中脳黒質　80
超高齢化　111，162

【つ】

つわり　203

【て】

テタニー　76
テトラサイクリン系抗菌薬　43
Δ波　152
手洗い　117
低アルブミン血症　46
低蛋白血症　46
鉄欠乏性貧血　124，163
電解質異常　92
てんかん　66
伝達麻酔　53
点滴セット　104

【と】

ドパミン　80
統合失調症　72
橈骨動脈　86

透析療法　48
糖尿病　26，32，126，127，203
糖尿病性腎症　46，48
糖尿病性網膜症　32，163
頭部後屈あご先挙上法　98，99
洞不全症候群　18，20
動脈管開存症　24
動脈硬化　46，146
動脈壁　87
特発性てんかん　66
突進現象　80

【な】

内皮細胞　146
内膜　30

【に】

ニトログリセリン　103，148
ニューキノロン系抗菌薬　41
二次医療　170
二次感染　164
二次救命処置　97，100
二次性高血圧症　12
尿中ケトン体　32
尿糖　32
尿毒症　48
妊産婦　203
妊娠時のエックス線撮影　204
妊娠時の歯科用局所麻酔　204
妊娠時の薬物服用　204
妊娠性エプーリス　204

【ね】

ネフローゼ症候群　46，60

【の】

ノルエピネフリン　169
脳血管疾患　196
脳血栓症　26，158，196，197
脳梗塞　26，32，158，196，197，207
脳出血　28，159，196，197
脳塞栓症　26，159，196，197

【は】

パーキンソン症候群　26
パーキンソン病　80
ハイガード　174
バイタルサイン　89
ハイムリック法　100
パルスオキシメータ　90
バルプロ酸　66
肺動脈狭窄症　24
肺動脈弁　22

梅毒　62，140
白衣性高血圧症　12，164
白内障　32
橋本病　34
播種性血管内凝固症候群　42
バセドウ病　125
パターナリズム　174
白血球　50，187
白血球減少　50
白血病　50，132
抜歯時異常出血　207

【ひ】

ヒステリー　74
ビスフォスフォネート系薬剤　176，205
ヒダントイン　66，136
ヒト免疫不全ウイルス　64
ピロリ菌　44
ヒヤリ・ハットの事例　174
非ウイルス性肝炎　38
非ステロイド系消炎鎮痛薬　54，56，59
非ステロイド性抗炎症薬　44
肥大型心筋症　30，157
非代償性肝硬変　42
非ヌクレオシド系逆転写酵素阻害剤　65
皮膚テスト　59
病診連携　200
日和見感染　50，142
頻脈　86
頻脈性心房細動　18

【ふ】

ファロー四徴症　24，30
フィブリノーゲン　42
プロスタグランジン製剤　45
プロテアーゼ阻害剤　65
プロドラック　45
プロトロンビン　42
プロトロンビン時間　42，187
プロトンポンプ阻害薬　45
不安神経症　74
不安定狭心症　14
腹膜透析　48
浮腫　47
不随意運動　81
不整脈　16，18，24，86，92，151
部分発作　66

【へ】

ペーシング　154
ペースメーカー　18，20，24，97，

109, 154
ペースメーカーカード　20
ペースメーカー手帳　20
ベーチェット病　163
ペーパーバック法　76
ペニシリンアレルギー　31
ペニシリン系抗菌薬　41
ペプシン　44
ヘモグロビン　90, 124, 186
ヘモグロビンA1c値　32
βブロッカー　14, 169
β-ラクタム薬　43
変形性関節炎　139
弁膜疾患　26

【ほ】

ボーンワックス　115
ポケットマクス　99
ポピドンヨード　26, 30
ホルター型長時間心電図検査　18
防御因子増強剤　45
防護用具　117
房室ブロック　18, 153
本態性高血圧症　12

【ま】

マクロファージ　146
マクロライド系抗菌薬　43
マスク　119
マンシェット　87
慢性肝炎　38, 40
慢性関節リウマチ　56, 138
慢性白血病　50

【み】

脈拍　86

【め】

免疫抑制剤　56

【も】

モニタリング　23, 25, 49, 89,
　　108, 169
モヤモヤ病　28
妄想　72

【や】

薬剤性肝炎　38
薬剤による止血法　112
薬疹　104
薬物アレルギー　58

【ゆ】

誘発テスト　59

有病歯科患者　162, 199
有病者　162, 193
輸液製剤　104

【ら】

ラクナ梗塞　26
ラリンゲアルマスクエアウェイ
　　101

【り】

リウマチ性心内膜炎　22
リウマチ熱　30
リキャップ　116, 120
リンパ性白血病　50
硫酸アトロピン　103

【る】

ループス腎炎　46, 60

【わ】

ワルファリン　176, 207
ワンショット静注　103

欧文索引

【A】

ACLS 97, 100
AED 94, 100, 191
AIDS 64, 142
ALT 38, 189
ASD 24
AST 38, 189

【B】

Basedow 病 34, 125
B 型肝炎 40

【C】

CD4 陽性リンパ球 64
CD4 リンパ球数 142
CoARC 24
CPR 191
C 型肝炎 40, 128

【H】

H2 ブロッカー 45
Helicobacter pylori 44
HIV 感染患者 142
HIV 感染症 62, 64

【I】

ICD 18, 97, 154

【M】

morning stiffness 56

【N】

NSAIDs 潰瘍 44
NYHA 24

【P】

PDA 24
Plummer-Vinson 症候群 124
PS 24
PT-INR 207
P 波 93, 151

【Q】

QOL 174
QRS 波 93, 151

【R】

RPP 89

【S】

SLE 137
ST 部分 147, 151

【T】

T/F 24
T3 34
T4 34
Treponema pallidum 62
TSH 34
T 波 93, 151
T 波増高 148
T 波平坦化 147

【U】

U 波 93

【V】

VSD 24

【W】

WPW 症候群 152

ピンポイントで読む　チームのための有病者歯科医療

2008年7月10日　第1版第1刷発行
2013年3月10日　第1版第2刷発行

監　　著　白川　正順

編　　著　石垣　佳希／小笠原　健文／武内　佳依

発 行 人　佐々木　一高

発 行 所　クインテッセンス出版株式会社
　　　　　東京都文京区本郷3丁目2番6号　〒113-0033
　　　　　クイントハウスビル　電話（03）5842-2270（代表）
　　　　　　　　　　　　　　　　（03）5842-2272（営業部）
　　　　　　　　　　　　　　　　（03）5842-2275（ザ・クインテッセンス編集部）
　　　　　web page address　　http://www.quint-j.co.jp/

印刷・製本　横山印刷株式会社

Ⓒ2008　クインテッセンス出版株式会社　　　　禁無断転載・複写
Printed in Japan　　　　　　　　　　　落丁本・乱丁本はお取り替えします
　　　　　　　　　　　　　　　　ISBN978-4-7812-0026-2　C3047

定価は表紙に表示してあります